人人伽利略系列 22

藥物科學

藥物機制及深奧的
新藥研發世界

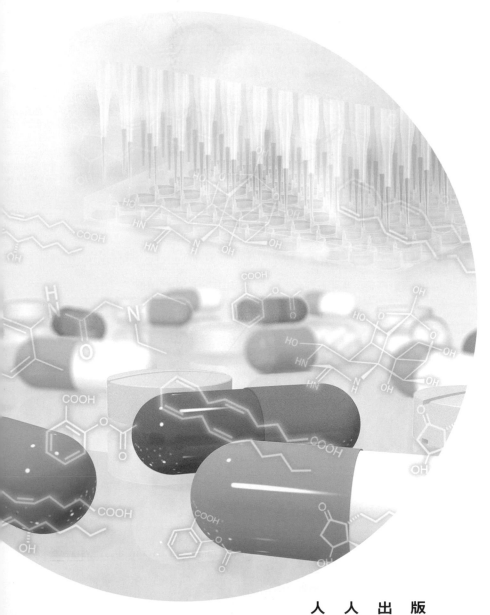

人人出版

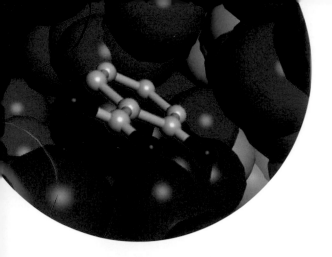

人人伽利略系列 22

藥物機制及深奧的新藥研發世界

藥物科學

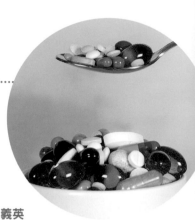

1 藥物的基礎知識

監修 掛谷秀昭　　協助 船山信次／菅野 純／越前宏俊／岩田健太郎／
吉田耕一郎／中島惠美／崔翼龍／高田龍平／山梨義英

6	何謂藥物？	28	Topics 危險的藥物併用
8	藥物輸往患部的過程	36	Topics 正確的抗生素知識
10	藥物發揮功效的機制	44	Column1 胃腸藥
12	產生副作用的原因	46	Column2 偽藥（安慰劑效應）的機制
14	與藥物相關的切身問題	48	Column3 壞膽固醇在體內具有運送藥物的功能!?
20	Topics 毒與藥的奇妙關係		

2 新藥的研發世界

監修 掛谷秀昭　　協助 奧野恭史／片岡一則／小林 修／杉山雄一／中畑龍俊／
後藤功一／山本 昇／藤堂具紀／野村 洋／岡田純一

52	了解疾病的原因
54	尋找「藥的種子」
56	減少副作用 ①～②
60	新藥開發流程
64	抗體醫藥品
66	精準化醫療
68	使用iPS細胞的新藥研發科學
70	未來的新藥研發科學
74	開發中的新藥
76	Topics 癌症基因組醫療
84	Column4 癌症病毒療法接近實用化
86	Column5 利用藥物喚起沉睡的記憶
88	Column6 利用「虛擬心臟」預測藥物的副作用

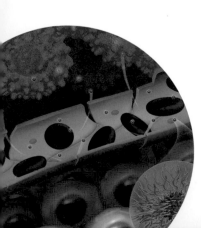

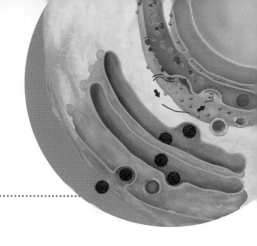

3 劃時代的藥物

協助 掛谷秀昭／遠藤 章／小俁政男／河上 裕／前田 浩／松村保廣／片岡一則

92	Topics 感染病的特效藥	122	Topics 攻擊癌細胞的藥物
98	Topics 降低膽固醇的藥物	126	專訪 前田 浩博士
102	專訪 遠藤 章博士	128	專訪 松村保廣博士
106	Topics C型肝炎的新藥	130	Topics 將藥物送到目標器官！
114	Topics 藉助免疫力消滅癌細胞	134	專訪 片岡一則博士

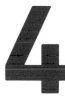

4 186種藥物彙典

監修 中島惠美／西村友宏

140	解熱鎮痛藥物	154	眼科用藥
141	偏頭痛藥物／肩膀僵硬、腰痛、肌肉痛藥物	155	白內障／青光眼藥物
142	感冒藥物／強心劑	156	點鼻液、點耳液／抗寄生蟲及原蟲藥
143	抗心律不整藥物／降血壓藥物	157	泌尿系統用藥
144	胃炎、消化性潰瘍藥物	158	免疫抑制劑
145	便祕藥物／整腸劑、止瀉藥物／潰瘍性大腸炎藥物／痔瘡藥物	159	抗病毒藥
146	肝臟藥物	160	抗生素
147	胰臟、膽道藥物／甲狀腺藥物	161	抗結核藥
148	女性激素藥物	162	抗癌藥
149	骨質疏鬆症藥物	167	抗高血脂藥／抗風濕病藥
150	抗憂鬱症藥物／抗失智症藥物	168	漢方藥
151	糖尿病治療藥物		
152	皮膚藥物		

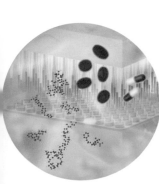

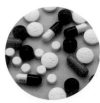

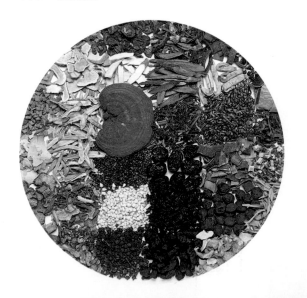

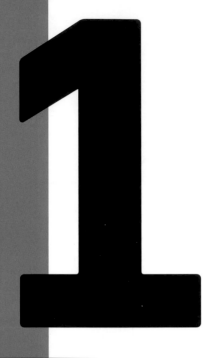

1 藥物的基礎知識

我們到藥房或藥妝店買藥時，常可看到狹窄的空間中陳列著琳琅滿目的藥品。這些守護我們身體健康的藥品究竟是如何在體內運行，又是如何顯現出效用？藥物通常會有「副作用」，為什麼藥不能避免副作用呢？第1章將以深入淺出的方式，解說與我們切身相關的藥物問題，也能了解毒與藥之間的奇妙關係以及藥物併用的危險。

6. 何謂藥物？

8. 藥物輸往患部的過程

10. 藥物發揮功效的機制

12. 產生副作用的原因

14. 與藥物相關的切身問題

20. Topics 毒與藥的奇妙關係

28. Topics 危險的藥物併用

36. Topics 正確的抗生素知識

44. Column1 胃腸藥

46. Column2 偽藥（安慰劑效應）的機制

48. Column3 壞膽固醇在體內具有運送藥物的功能!?

監修　掛谷秀昭　協助　船山信次／菅野 純／越前宏俊／岩田健太郎／吉田耕一郎／
中島惠美／崔翼龍／高田龍平／山梨義英

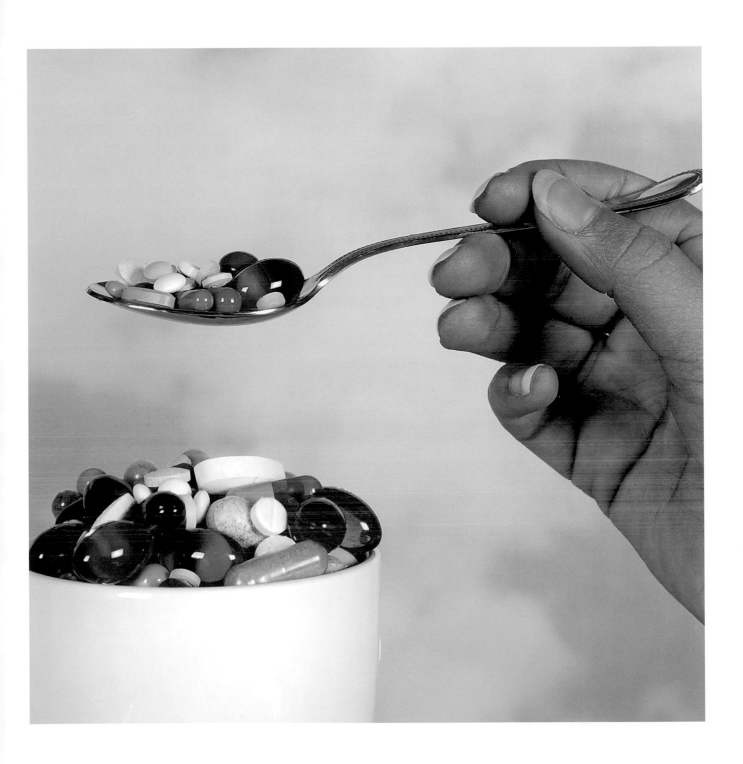

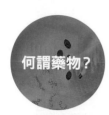

毒和藥有什麼不同？

美國於2005年開始銷售治療糖尿病（血液中血糖值異常高的一種代謝性疾病）的「Byetta®」（中文名降爾糖），因為對以往其他糖尿病治療藥不能發揮效用的患者也非常有效，引起很多討論（台灣於2010年列入健保給付）。

因為它是使用棲息在美國南部與墨西哥北部的「希拉毒蜥」（也稱之為美國毒蜥，*Heloderma suspectum*）的「毒」所製造出來的。希拉毒蜥從其下顎部位所分泌出來的「Exendin-4」（Exenatide）

毒素，具有降低血糖的功能，因此被這種毒蜥蜴咬到的人會陷入低血糖狀態，甚至可能導致死亡。

「糖尿病患者一直處於高血糖狀態，是否有可能利用這種毒來降低血糖呢？」這個想法啟動了新藥的研發。經過闡明Exendin-4降低血糖之機制（右圖），以及適當投藥量調查研究之後，從Exendin-4發展出糖尿病治療藥「降爾糖」。從這裡，我們可以深刻體會到「毒與藥兩者之間的緊密關係」。

毒和藥到底是什麼呢？對生物（包括人在內）會產生某些影響的東西稱為「生物活性物質」（bioactive substance）。我們只能說，**當生物活性物質對人體有益時，就是藥；如果對人體有不良影響，那就是毒**。因此無法明確區分某種物質究竟是藥還是毒（有關毒與藥的關係請參考第20～27頁的詳細介紹）。

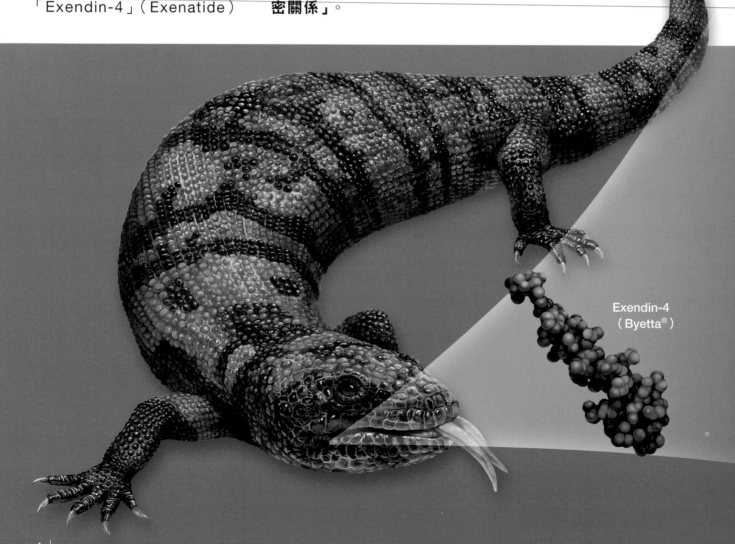

Exendin-4
（Byetta®）

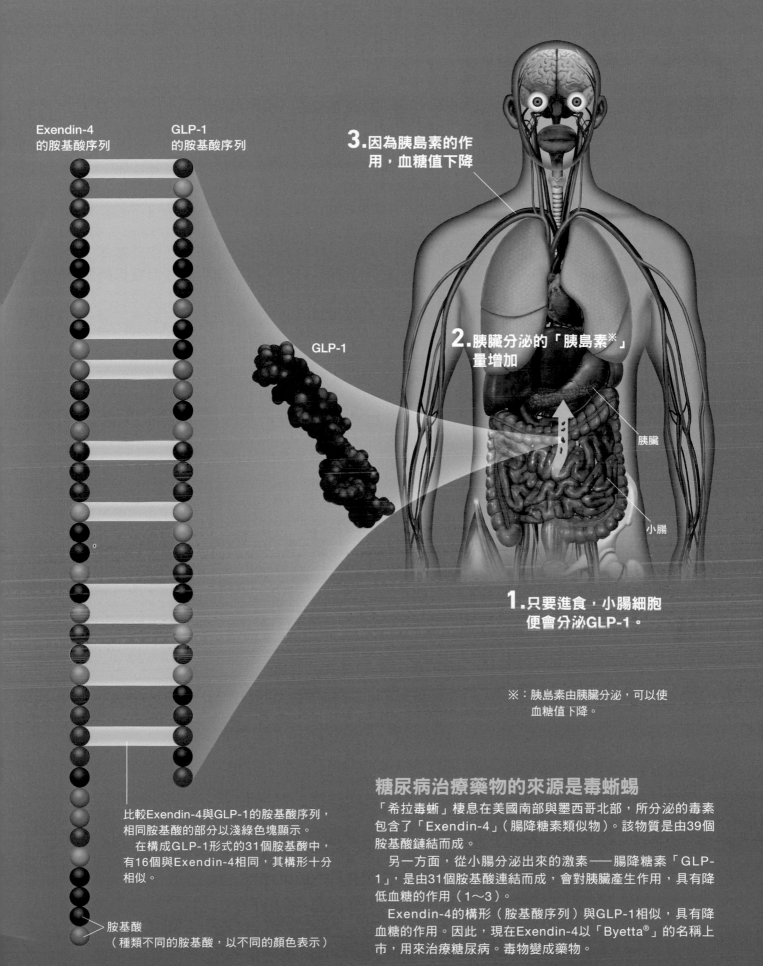

Exendin-4
的胺基酸序列

GLP-1
的胺基酸序列

GLP-1

3. 因為胰島素的作
用，血糖值下降

2. 胰臟分泌的「胰島素※」
量增加

胰臟

小腸

1. 只要進食，小腸細胞
便會分泌GLP-1。

※：胰島素由胰臟分泌，可以使
血糖值下降。

比較Exendin-4與GLP-1的胺基酸序列，
相同胺基酸的部分以淺綠色塊顯示。

在構成GLP-1形式的31個胺基酸中，
有16個與Exendin-4相同，其構形十分
相似。

胺基酸
（種類不同的胺基酸，以不同的顏色表示）

糖尿病治療藥物的來源是毒蜥蜴

「希拉毒蜥」棲息在美國南部與墨西哥北部，所分泌的毒素
包含了「Exendin-4」（腸降糖素類似物）。該物質是由39個
胺基酸鏈結而成。

另一方面，從小腸分泌出來的激素——腸降糖素「GLP-
1」，是由31個胺基酸連結而成，會對胰臟產生作用，具有降
低血糖的作用（1～3）。

Exendin-4的構形（胺基酸序列）與GLP-1相似，具有降
血糖的作用。因此，現在Exendin-4以「Byetta®」的名稱上
市，用來治療糖尿病。毒物變成藥物。

藥經小腸吸收後，隨著血液運送到全身

當我們服用「頭痛藥」後，頭就不痛了。倘若腸胃不舒服，吃了「胃腸藥」之後就能獲得緩解。**同樣都是把藥吃進肚子，為什麼發生功效的部位會因藥物而有所不同呢？**接下來讓我們來認識藥物如何輸送至患部。

事實上，藥物中在體內可顯現效果的物質（有效成分）含量非常少。舉例來說，與失智症相關的藥物「愛憶欣（Aricept®）膜衣錠3mg」中，有效部分donepezil只有3mg，其餘大部分都是所謂的「賦形劑」，包括保持錠劑形狀的「澱粉」和「乳糖」、著色料、防腐劑等添加物。

我們所服下的藥錠首先經由胃分解，釋出有效成分。此時，**有效成分基本上是不會被消化的，而會保持原有的形式到小腸才被吸收（1）**，然後隨著血液聚集到肝臟。肝臟會改

口服藥在人體內的漫長旅程

圖中所示為口服藥在體內的擴散情形（1～4），藥的所在位置以粉紅色表示。小腸會以較長的時間慢慢吸收口服藥的成分，因此需要比較久的時間才會擴散至全身。換句話說，沒有即效性，但藥效持續的時間長。

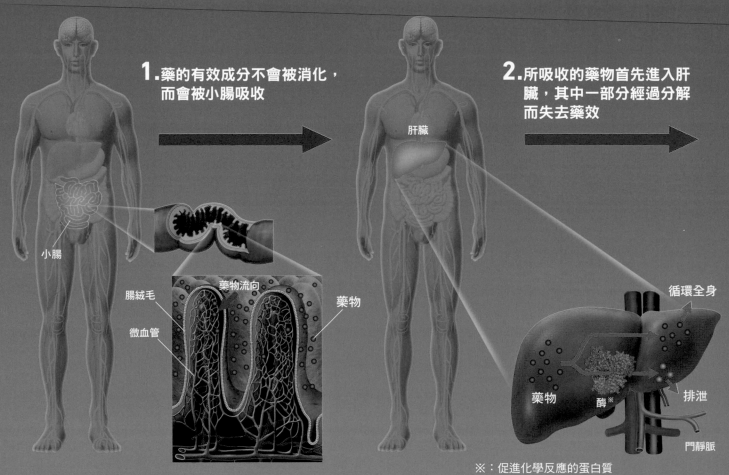

1. 藥的有效成分不會被消化，而會被小腸吸收

小腸

腸絨毛
微血管
藥物流向
藥物

2. 所吸收的藥物首先進入肝臟，其中一部分經過分解而失去藥效

肝臟

循環全身
藥物　酶※　排泄
門靜脈

※：促進化學反應的蛋白質

小腸中有無數的突起（腸絨毛），表面積因此增加許多。藥物分子（以紅色球體表示）從形成腸絨毛的細胞（上皮細胞）進入微血管，最後匯聚到稱為「肝門靜脈」（hepatic portal vein）的血管，朝肝臟前進。

肝臟有種功能，就是能將進入體內之物質的分子構形改變（代謝）。未經代謝的藥物分子（紅色球）會循環全身。反之，經過代謝的藥物分子（藍色球）則失去藥效而排出體外。

變外界進來物質的分子形狀，具有「解毒」的功能。如同第6頁所述，有些物質對人體來說可以是藥也可以是毒。因此，有一部分藥的分子構形遭到改變，會失去效用（2）。

未經肝臟改變分子構形的藥，會從心臟運送到全身（3）。然後，藥透過微血管壁交換至全身細胞。其中，輸送至患部細胞的藥就會顯現出效用（4）。小腸吸收藥物的速度非常緩慢，所以需要比較長的時間才能顯現藥效。

換句話說，藥並非只是輸往患部，而是遍及全身。**吃了頭痛藥之後，頭痛症狀消失，但這並不代表藥物只輸送至頭部而已。**

那麼，注射劑（靜脈注射）在體內又是如何運作的呢？注射劑跟口服藥不同，它是立即進入靜脈並循環全身。所以，**體內的藥物濃度會快速提高，藥效便立即顯現。**不過，藥物具有短時間就為肝臟改變分子

構形，急速失去效用的特徵。另一方面，貼劑的藥物是經由靠近貼劑的微血管所吸收，然後擴及全身，具有容易調整吸收速度的特徵，所以能夠長時間保持藥效。倘若能靈活運用這些藥物的特徵來選擇投藥方法，便能更有效率地用藥。

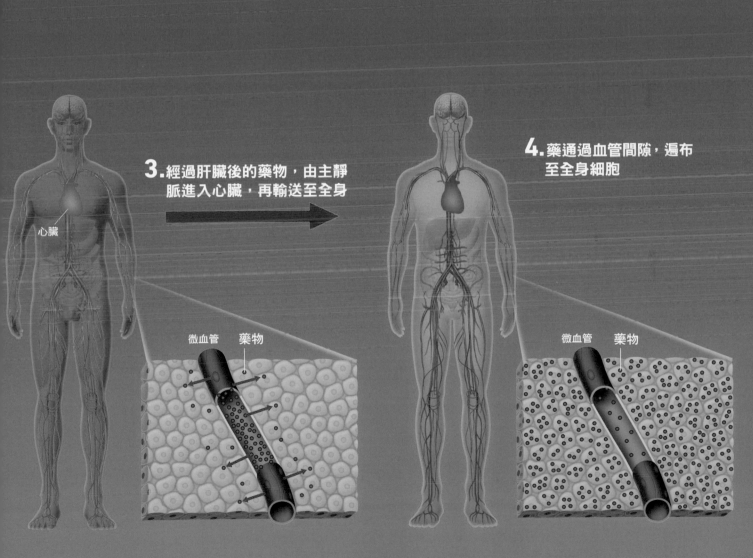

3. 經過肝臟後的藥物，由主靜脈進入心臟，再輸送至全身

心臟

微血管　藥物

4. 藥通過血管間隙，遍布至全身細胞

微血管　藥物

離開肝臟的藥物分子進入心臟，展開巡迴全身的旅程。藥物分子從粗血管流到微血管。因為微血管的管壁很薄，所以藥物可以滲過管壁。

藥物分子透過微血管滲入細胞，先在此發揮藥效，然後再回到微血管，在循環全身的過程中，經過肝臟、腎臟然後排出體外。

藥與蛋白質嵌合
以顯示藥效

用來止痛的「阿斯匹靈」（Aspirin）是全世界銷售量最大的藥物，根據2006年的統計，全世界每年生產高達5萬公噸。我們就以阿斯匹靈為例，來認識藥是如何發揮功效。

一般而言，藥藉由嵌合在「**蛋白質**」上，讓蛋白質的功能發生變化以表現藥效。一提到蛋白質，大家或許會想到肉類、蛋類中所含的養分，然而這只是其中一面而已，事實上，**蛋白質是構成我們身體的「萬能材料」。**

像是肌肉、心臟、毛髮等構成人體的「零件」，幾乎全部都由蛋白質製成。蛋白質也在

用阿斯匹靈止痛時，體內發生什麼情況？

圖中所示為產生痛的機制（**1**）以及利用阿斯匹靈緩和痛楚的機制（**2**）。具有止痛效果的阿斯匹靈會使「環氧合酶」這種蛋白質停止作用，以緩和疼痛。

1.發生疼痛的狀態

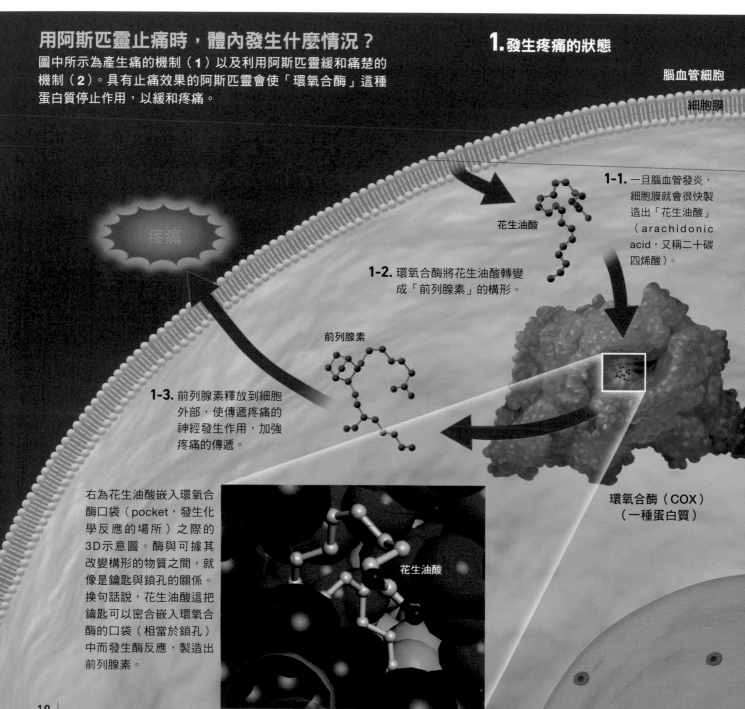

腦血管細胞

細胞膜

1-1. 一旦腦血管發炎，細胞膜就會很快製造出「花生油酸」（arachidonic acid，又稱二十碳四烯酸）。

花生油酸

1-2. 環氧合酶將花生油酸轉變成「前列腺素」的構形。

前列腺素

疼痛

1-3. 前列腺素釋放到細胞外部，使傳遞疼痛的神經發生作用，加強疼痛的傳遞。

環氧合酶（COX）（一種蛋白質）

右為花生油酸嵌入環氧合酶口袋（pocket，發生化學反應的場所）之際的3D示意圖。酶與可據其改變構形的物質之間，就像是鑰匙與鎖孔的關係。換句話說，花生油酸這把鑰匙可以密合嵌入環氧合酶的口袋（相當於鎖孔）中而發生酶反應，製造出前列腺素。

花生油酸

體內負責「訊息傳遞」的工作。此外，還有一種蛋白質擔任「催化劑」（catalyst）的作用，讓體內必要的化學反應能夠更容易發生，稱之為「酶」［酵素］（enzyme）。換句話說，**蛋白質是生命活動所必需的物質。**

就讓我們以阿斯匹靈如何治療偏頭痛為例來認識藥物的作用吧！一般認為發生偏頭痛的原因之一是由腦血管發炎※所引起的。一旦出現發炎，腦血管細胞中稱為「環氧合酶」（cyclooxygenase，COX）的蛋白質會製造稱為「前列腺素」（prostaglandin）的物質（**1**），讓附近傳遞痛覺的神經發揮作用，具有加強痛感傳遞的功能，便會引發頭痛。

阿斯匹靈黏附在COX上，具有干擾作用。使前列腺素的分泌量減少，因此頭痛的感覺就消失了（**2**）。

事實上，我們體內有多達10萬種的蛋白質。藥就是在這大量的蛋白質中，只會與目標蛋白質嵌合的成分。

※：發炎就是因為受到某種刺激，免疫細胞發生反應，導致該部位紅腫發熱的現象。

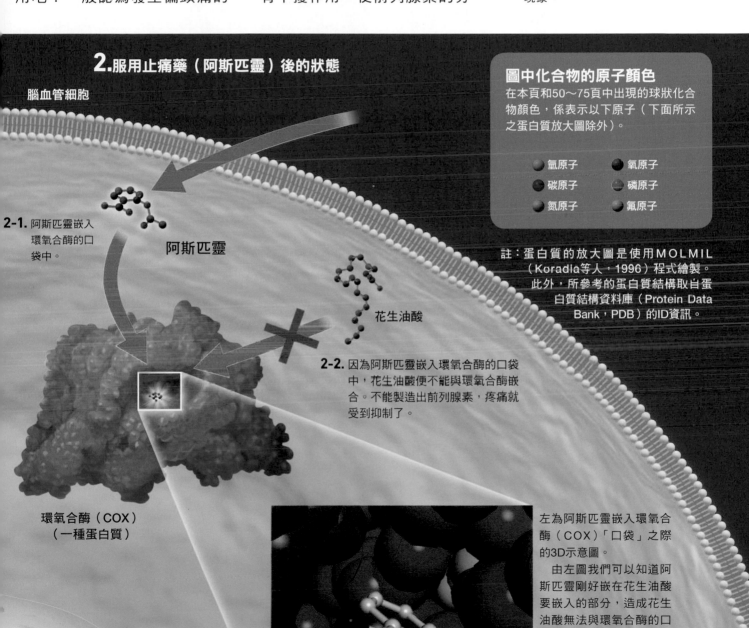

2. 服用止痛藥（阿斯匹靈）後的狀態

腦血管細胞

2-1. 阿斯匹靈嵌入環氧合酶的口袋中。

阿斯匹靈

花生油酸

2-2. 因為阿斯匹靈嵌入環氧合酶的口袋中，花生油酸便不能與環氧合酶嵌合。不能製造出前列腺素，疼痛就受到抑制了。

環氧合酶（COX）（一種蛋白質）

阿斯匹靈

圖中化合物的原子顏色
在本頁和50~75頁中出現的球狀化合物顏色，係表示以下原子（下面所示之蛋白質放大圖除外）。

● 氫原子　　● 氧原子
● 碳原子　　● 磷原子
● 氮原子　　● 氟原子

註：蛋白質的放大圖是使用MOLMIL（Koradia等人，1996）程式繪製。此外，所參考的蛋白質結構取自蛋白質結構資料庫（Protein Data Bank，PDB）的ID資訊。

左為阿斯匹靈嵌入環氧合酶（COX）「口袋」之際的3D示意圖。

由左圖我們可以知道阿斯匹靈剛好嵌在花生油酸要嵌入的部分，造成花生油酸無法與環氧合酶的口袋嵌合。結果，無法製造出前列腺素，疼痛便受到抑制。

治療花粉症的藥為什麼會讓人嗜睡？

曾 在第 6 頁介紹過「以毒為藥」的例子。反過來說，藥也有可能變成毒。**我們不希望產生的「副作用」，可說就是藥造成的毒。**

產生副作用的原因之一（參照第8頁），是藥物隨著血液在身體內部循環之故。 以花粉症、過敏症最常使用的「抗組織胺」（antihistamine）為例，來認識「嗜睡」的副作用。

倘若花粉等引發過敏的物質進入體內，對該物質產生反應的免疫細胞會釋出稱為「組織胺」（histamine）的物質（**1-1**）。組織胺便會與鼻黏膜細胞表面的「組織胺受體」（histamine receptor）結合，流出大量鼻水，這就是過敏反應的機制（**1-2**）。而**抗組織胺藥物因為與組織胺受體結合，阻擾組織胺黏附在組織胺受體上的作用，鼻水就不會再流（1-3）。**

不過，腦內的神經細胞也有這種組織胺受體。在腦內，組織胺與過敏症狀毫無關係（**2-1**），而與注意力、判斷力、維持清醒狀態有關（**2-2**）。**到達腦部的抗組織胺藥物也會封鎖位在神經細胞的組織胺受體。因此，會產生注意力不集中、嗜睡等副作用（2-3）。** 因這樣的機制而引發睡意的抗組織胺藥物有「Clemastine」（商品名Tavegil®，中文名克敏達錠）」等，臨床上稱為第一代抗組織胺藥物[※1]。

▌改變藥物分子構形以抑制副作用

因此，最近有經過設計讓抗組織胺不會侵入腦部的藥物上市，這些藥物包括「Fexofenadine」（商品名Allegra®，中文名艾來錠）和「Loratadine」（商品名Claritin®，中文名樂雷塔定）等等（**1-4**，**2-4**）。

抗組織胺藥物為什麼會有「嗜睡」的副作用呢？

圖中所示為抗組織胺藥物來到鼻黏膜，抑制流鼻水的機制（**1**），以及來到腦部產生睡意的機制（**2**）。

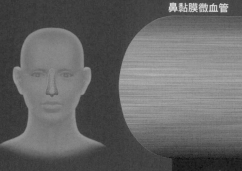

鼻黏膜微血管

1. 在鼻黏膜的作用
微血管有可讓各種物質透過的小孔（因為孔很小，圖中並未畫出）。藥物透過小孔到達鼻子的黏膜細胞。

組織胺

組織胺受體

鼻子的黏膜細胞

1-1. 當過敏物質進入體內，組織胺的分泌量就會增加。

腦內微血管

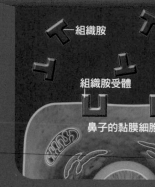

2. 在腦內的作用
跟其他地方的微血管相較，延伸到腦內的微血管小孔不僅小且非常少。再者，在微血管外圍還貼附著「星狀細胞」（astrocyte）形成血腦障壁[※2]，讓血液中的物質很難穿透過微血管滲出去。

科學家認為上述結構可防止血液中的各種物質進入對生物而言特別重要的腦部。

星狀細胞

組織胺

組織胺受體

腦神經細胞

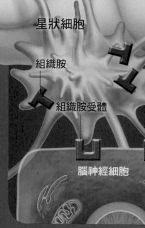

2-1. 在清醒的時候，腦部一直都有組織胺。

※1：本文描述之組織胺受體為「第一型組織胺受體」（histamine receptor type 1，H1 receptor），幾乎分布全身：如皮膚內皮細胞、中樞神經、血管平滑肌、支氣管平滑肌、外分泌腺、感覺神經末梢、腸平滑肌等。第一代抗組織胺藥物因親脂性較強，因此較容易通過大腦的血腦障壁進入大腦中樞，具有較明顯嗜睡副作用；第二代抗組織胺因水溶性較強，較難以通過大腦血腦障壁，因此副作用較少。

※2：「血腦障壁」為血液與腦脊髓液之間的障壁，腦內的毛細血管內皮細胞緊密相連、沒有任何間隙，毛細血管外表面則被星狀細胞包圍，形成特殊結構。血腦障壁可以幫助隔離細菌、病毒進入腦部，其他大分子物質或水溶性藥物也難以通過，只有脂溶性高的藥物才能以簡單擴散的方式由血液進入腦部。

| 未服用任何藥物的狀態 | 服下抗組織胺的狀態
出現睡意 | 服下抗組織胺的狀態
未出現睡意 |

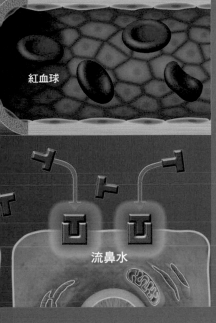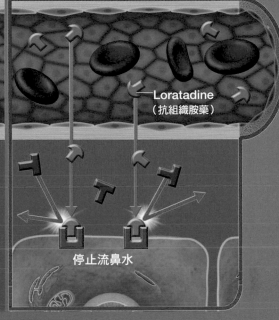

1-2. 組織胺與組織胺受體結合，使刺激的信號傳遞到細胞內，就會流出鼻水。

1-3. Clemastine透過微血管壁與組織胺受體結合。如此一來，便能阻止組織胺的刺激進入細胞，進而抑制流鼻水。

1-4. Loratadine也會透過微血管壁與組織胺受體結合。這樣一來，便能阻止組織胺的刺激進入細胞內，進而抑制流鼻水。

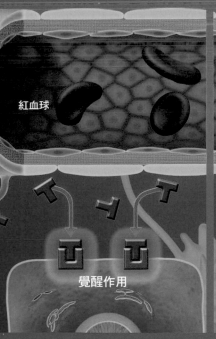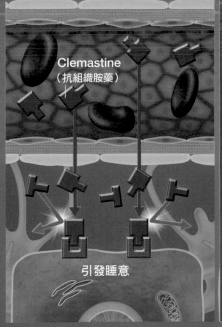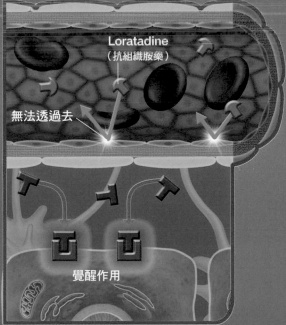

2-2. 組織胺與組織胺受體結合，使刺激傳遞到大腦，引發覺醒作用。

2-3. Clemastine透過微血管壁與組織胺受體結合。如此一來，傳遞到細胞內的組織胺刺激受到抑制，就會產生睡意。

2-4. Loratadine無法穿過腦微血管壁，因此組織胺的刺激可以傳遞到神經細胞，就不會產生睡意。

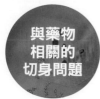

Q. 併用多種藥物時，應該注意哪些重點？

A. 當同時服用多種藥物，有時候會出現意想不到的副作用。舉例來說，**同時服用抗生素和胃藥時，抗生素會失去藥效**。「新奎諾酮類」（new quinolone）抗生素和以「氫氧化鎂」（magnesium hydroxide）為主要成分，用來抑制胸口悶熱感的制酸劑一起服用時，在消化道中，抗生素和鎂離子結合，會導致抗生素很難被小腸吸收。

為了防止這類處方箋藥品併用所產生的副作用，現在各國都在推行**「醫藥分業」**制度，**可以拿著醫師開的處方箋，自行到藥局取藥**。就算同時看了內科、皮膚科等，也能在取藥的藥局確認能否併用，防止副作用。

若是在不同藥局取藥，就必須要將**「藥物履歷」**交給藥局審視，讓他們判斷是否會有副作用。

此外，服藥方式也必須注意。例如，雖然大部分的藥物都能隨茶、果汁一起服用，但也有**絕對不能跟著葡萄柚汁一起服用的藥品**。例如藥效成分中含「dihydropyridine」化合物的高血壓藥（降壓藥）。

再如第8頁所言，大多數藥物在肝臟由特定的酶代謝（CYP450 3A4等等）。但是葡萄柚中含有大量的黃酮類（Flavonoids）「呋喃香豆素」（furanocoumarin）及類黃酮類（naringin）物質，會抑制肝臟酶CYP450 3A4的功能，使降壓劑遭代謝掉的量會減少，導致本來應該排出體外的藥持續在血液中循環。結果**因為藥效過強，就會出現血壓急速下降的副作用**。此外還有其他不能跟果汁一起服用的藥，所以最好先跟藥師確認藥物的服用方法※（有關藥物併用，請參照28～35頁）。

※：常見會因葡萄柚汁而抑制正常代謝的藥品包含：部分抗組織胺、部分血壓藥、部分抗癲癇藥物、部分膽固醇藥物、部分心律不整藥物、抗凝血劑及部分抗血栓藥物、及部分免疫抑制劑。

危險的併用藥物、併用食物例子

藥的種類與成分	食物和藥	併用造成的副作用
高血壓治療藥（dihydropyridine類鈣離子通道阻斷劑）	葡萄柚汁	增強血壓下降的作用
安眠藥	酒精	藥效增強
氣喘病治療藥（theophylline）	香菸	沒有藥效
抗凝血藥（Warfarin）	納豆	藥效減弱
含金屬的制酸劑（抑制胸口灼熱感的藥物）	四環黴素類抗生素	藥效減弱
止痛藥	綜合感冒藥	解熱鎮痛成分重疊，藥效過強

一般來說，併用會產生副作用的情況都會明確記載於藥品使用說明書中，請仔細閱讀。如果有不明白的地方，務必諮詢藥師。

Q. 如果醫師開的藥還沒吃完，症狀已經大幅改善，可以自行停止用藥嗎？

A. 就算身體已經逐漸好轉，但如果擅自停止用藥，病情也可能再度惡化，最好三思。

以感染細菌時醫師所開的抗生素來說，服用抗生素之後，由於大部分細菌都已滅除，數量減少，症狀便會緩解許多。而一旦停藥，殘存的細菌就會再度繁殖。這時細菌極有可能產生抗藥性，就算再度服藥，效果也會打折扣，導致症狀加重。

另外，過敏性皮膚炎所使用的類固醇藥物，如果在症狀消失之後就突然停藥，很有可能症狀會再度惡化，稱為「反彈效應」（rebound phenomenon）。醫師為了預防反彈效應，會觀察症狀的改善情形，減少藥量和服用次數，或是減少藥效強度，採取慢慢停藥的方式。**如果要儘快恢復健康，一定要嚴格遵守醫生的指示，正確服藥，正確停藥。**

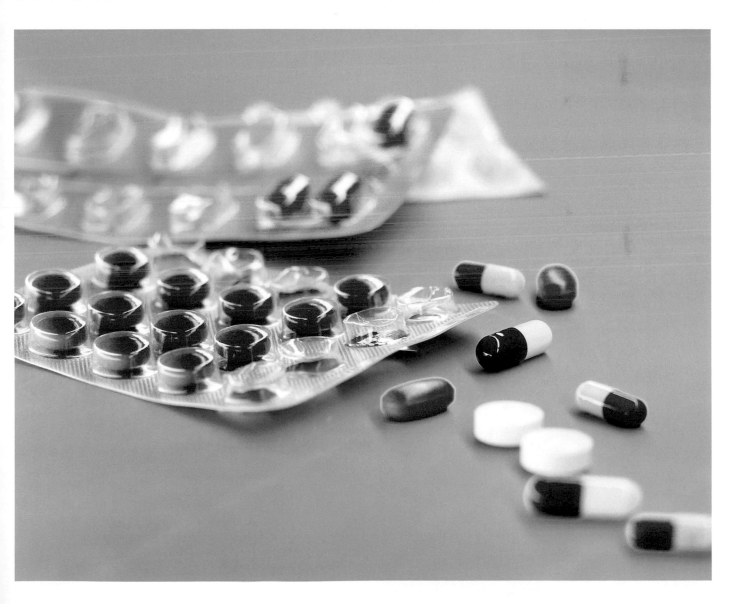

Q. 孕婦、孩童和高齡者在服藥時 應注意哪些事項？

A. 藥物在體內的效用，會因服藥者是孩童、成人還是高齡者而有所變化。藥物主要在肝臟遭致分解而失去藥效，經由腎臟排出體外。年齡不同，肝臟和腎臟的處理能力也會有所差異。一般而言，孩童的處理能力強，高齡者的處理能力弱。人過了70歲，腎臟的過濾功能大概會衰退到成人的70％，因此，藥物就無法隨著尿液排出。經過一段時間之後，許多藥物滯留在體內，很有可能會出現藥效過強的現象（參考下表）。

另外，我們知道**女性懷孕時，各種生理作用會出現變化，因此藥物在體內的作用也會發生變化**。有例子顯示，懷孕時胃酸的分泌量減少，小腸蠕動也會減弱，導致藥物吸收變差。再者，還必須考量到**母體服藥，可能會影響胎兒**。雖然母體與胎兒之間的血液並非直接互通，但是母體所吃的藥大部分都會通過胎盤傳給胎兒。

有些藥物在懷孕初期有可能會抑制胎兒發育，必須格外注意。

但是，如果有氣喘、癲癇等病症必須服藥，**在懷孕後突然停止用藥，其實也有危險**。因為母體的健康崩潰，最後也可能危及胎兒。所以包括市售藥品在內，一定要遵照醫囑，嚴守指定的用法和用量。

體質隨著年齡增長產生變化

出處：《藥物地圖集》（講談社）

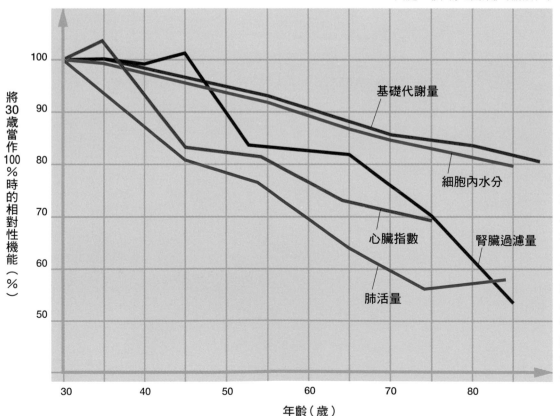

左表係顯示年齡增加與生理機能的變化。細胞內的水分隨著年齡增長而減少，相對地，體內的藥物濃度就上升。或是因為腎臟的過濾量減少，藥物無法適當排泄，使體內的藥物濃度上升。所謂的心臟指數是指心臟泵出的血容量（升／分鐘）除以體表面積（平方公尺）得出的數值。這個數值越小，藥物從體內排出所需的時間越長。年齡會造成生理機能發生變化，因此投藥量必須視年齡而定。

Q. 忘了服藥怎麼辦？

A. 若是市面上販售的藥物，一般是「發現忘了服用之後儘快服用」，或是「在距離下次服用時間很近時，再服用1次的量」。另一方面，如果是醫院開的處方藥，會根據藥物或疾病種類不同，因應方式也有所不同，因此務必要請教醫師。

另外，不管是**市售藥品或是處方藥，一次都不能服用2次的量**，因為體內的藥物濃度過度上升，會有副作用，是相當危險的事情。再者，應該在飯前吃的藥，卻在飯後才服用，或是應該飯後吃的藥卻提前在飯前服用，都應儘量避免。例如，有一部分骨質疏鬆症的治療藥物必須在飯前服用，如果在飯後才服用，食物中所含的鐵、鈣等金屬離子與藥物結合，會造成藥物幾乎完全無法吸收。有些藥則是透過進食，由膽囊分泌的膽汁酸（bile acid）來幫助藥物吸收，必須在飯後服用，否則無法全部吸收，影響藥效。由於**藥物的性質差異，在飯前還是飯後吃都是固定的**。因此，絕對不能擅自作主，隨意變更用藥時間。

那剩下的藥品該如何處理呢？藥局所給的藥都是醫師根據患者當時的症狀所開出的處方，因此**絕對不要儲存藥物，等到日後出現相同症狀時再吃，或是把藥交給有相同症狀的人服用。**

Q. 若長期服用相同藥物，真的會逐漸喪失藥效嗎？

A. 因為藥物種類不同，有些藥的確可能逐漸喪失藥效，這樣的狀態稱為「抗藥性」。產生抗藥性的機制是什麼呢？

原因大致有兩個，**第一個是藥物的標的——蛋白質本身的數量減少之故**。例如，「嗎啡」（morphine）這種鎮痛的麻醉劑就是容易產生抗藥性（drug resistance）的藥品。嗎啡會作用於腦神經細胞的「類鴉片受體」（opioid receptor），帶來鎮痛作用。但若持續使用，類鴉片受體一直處於受刺激狀態，數量就會慢慢減少，即使施予相同劑量的嗎啡，也仍然無法得到同樣的鎮痛效果。

第二個原因是排泄藥物的速率發生變化。如第8頁所言，基本上，肝臟酶會改變（代謝）藥物的分子構形，使之喪失藥效。但如果長期服用相同藥物的話，代謝該藥物的酶數量會增加，於是當藥進入體內，馬上就會被代謝掉，結果當然沒有任何藥效。

另一方面，對於具有抗生素抗性，藥物對它無效的細菌，也可以使用「抗藥性」這樣的字眼。我們將這樣的細菌稱為「抗藥性細菌」。

已知**「多重抗藥性細菌」**（multi-drug resistant bacteria，MDR bacteria）對許多藥劑都有抗藥性，因為少有對這種細菌有效的抗生素，所以很難將之排除。很多人都看過「醫院內多重抗藥性細菌感染擴大」的新聞，所以製藥公司和大學研究機構必須不斷開發新的抗生素（有關抗生素，請參照36～43頁）。

Q. 處方藥、成藥、醫藥部外品、健康食品究竟有何不同？

A. 台灣藥品分為處方藥（醫師處方藥品）、指示藥（醫師、藥師、藥劑生指示藥品）及成藥三種。而在日本，一般所說的「藥」是根據「藥機法」（2014年，從「藥事法」更名而來）來制定。**藥機法把會對身體產生影響的藥物分為「醫藥品」、「醫藥部外品」、「化妝品」三類**（請參考右頁上分類）。

「醫藥品」主要分為「醫療用（處方藥）」和「一般用（成藥）」兩大類。前者要有醫師處方箋，後者則容易在藥局買到。而在便利超商就能買

到的，屬於一般用醫藥品中的「第二類醫藥品」及「第三類醫藥品」。此外，日本從2013年開始，一般用的醫藥品都可以在網路上面販售，台灣則尚未核准。

在一般醫藥品中，也有和醫療用醫藥品一樣含有效成分的藥品，但有效成分都會減量，以減少副作用的風險。**作用比醫療品還要溫和者歸類為「醫藥部外品」**（quasi drug）或是「化妝品」，例如藥化妝品和藥皂。

藥機法中沒有分類的食物，只要能食用的都歸於「食

品」。換句話說，舉凡健康食品、膳食補充品（dietary supplement）都算是食品，不是藥。因此，不能標示療效和機能。經國家認定是健康食品的，都只是算「特定保健用藥品」和「機能性營養食品」而已。

2015年4月，日本開始實施新的**「機能性表示食品制度」**，即安全性和機能性方面若能通過一定的條件，企業和生產者有責任標示出「對身體的什麼地方有益處」、「具有何種機能」。

Q. 漢方藥與西藥究竟有何不同？

A. 提到漢方藥，一般人就會自動聯想到中醫。其實，日本的漢方藥是以中國傳統醫學（中醫）為基礎，再獨自發展而出的。

漢方藥將植物、動物、礦物經過乾燥、蒸煮或泡製，由多種生藥組合而成。而因為生藥各自具藥效，**所以漢方藥具有多種效用**。根據患者體質和當時狀態，並配合生物系統（免疫系統、神經系統、內分泌系統等）來開處方，因此即使是不同的疾

病，只要體質和症狀類似，也可能會使用相同的漢方藥來療治。

另一方面，**西藥的特徵是以單一成分針對身體差的部分發生作用**。例如，罹患感染病的話，就會給予「抗生素」；發熱就會使用「解熱劑」；若血壓變高就會服用「降壓劑」（右頁下所列的是日本開發且全世界使用的西藥）。西方醫學首先會闡明疾病的原因，然後對症下藥，所以如果診斷出相同疾病，

就會開立相同的處方藥。

因為漢方藥組合了各種生藥，若想要了解「為什麼有效？」「有效的機轉為何？」會相當困難。不過現在已經有部分漢方藥的藥效陸續得到闡明，截至2019年7月止，日本已經有148種漢方藥處方得到許可，認定可以作為醫療用藥品。

醫藥品、醫藥部外品、化妝品的分類

醫藥品

醫療用醫藥品（處方藥）

醫療用醫藥品的特徵是對身體的作用非常強，原則上如果沒有醫生的診斷，就不能開立處方。藥劑師則根據醫生所開立的處方箋配藥。

例如：抗流感藥物「克流感」「Tamiflu®」、高血脂症治療藥物「立普妥」「Lipitor®」等。

學名藥

學名藥就是和新藥具相同有效成分、相同藥效的醫藥品。不過因為開發費用少，價格較為低廉。在63頁中將會詳細解說。

氣喘病製藥「Hokunalin Tape®」貼劑的學名藥為「Tulobuterol tape」等。

指示藥

在日本是指從處方藥移轉到成藥過程中的醫藥品，3年內完成成藥之安全性相關調查後，即可轉為成藥。在台灣是指作用緩和、耐久儲存、使用簡便，通常可在一般藥局購買，不需醫師指示，但仍需依照藥劑師的說明和藥品仿單的使用說明、用法、用量等指示服用。

例如：過敏性鼻炎專用藥「Allegra®FX」、抗發炎藥物「Lumifen®」等。

一般用醫藥品（成藥、OTC藥品）

一般用醫藥品〔也稱為成藥、over-the-counter（OTC）藥品〕不需處方箋，在藥局、便利商店、藥妝店等都可買到。日本根據副作用的風險，分為「第一、二、三類」。台灣分成「乙類成藥」和「甲類成藥」，百貨公司、雜貨店或餐飲業可以販賣的僅限於「乙類成藥」。

第一類 一般用醫藥品中風險特別高，只能從藥劑師之處買到。

例如：感冒藥「Loxonin®S」、胃腸藥「蓋舒泰10散」「Gaster 10®」、生髮劑「RiUP®」等。

第二類 一般用醫藥品中，風險比較高的，可從藥劑師和註冊銷售業者處買到。

感冒藥「百服寧®A」、「Bufferin®A」、「Pabron®S」、胃腸藥「正露丸」、外傷治療藥「Oronine®H軟膏」等。

第三類 一般用醫藥品中，風險比第二類低的，可從藥劑師和註冊銷售業者處買到。

皮膚乾燥治療藥「Chocola®BB plus」、滋養強壯劑「合利他命®A」、「A linamia®A」、漱口藥水「isodine®」等。

醫藥部外品

一般來說，醫藥部外品雖然含有功效已獲認可的成分，但是跟醫藥品相較，對身體的作用較為溫和，例如能量飲料、漱口藥水、養髮液、沐浴劑等。藥妝品、藥皂也都包括在這個分類之中。

機能性飲料「力保美達」、「Lipovitan®」、藥用入浴劑「Babu®」、整腸劑「新表飛鳴®S」、「新Biofermin®」、殺蟲劑「金鳥®」、「KINCHO®」、藥皂「Muse®」、藥用化妝品「雪肌精®」等。

化妝品

以清潔身體、讓外觀看起來變得美麗為目的，塗抹在皮膚等部位的東西，包括牙膏、牙粉、香皂、洗髮精、潤絲精等，成分效果比藥化妝品更為穩定溫和。

日本開發的主要醫藥品

藥物名（商品名）	針對病症	機轉
Pravastatin（Mevalotin®，中文名美百樂鎮錠）	高血脂症	「HMG-CoA還原酶抑制劑（statins）具有抑制體內膽固醇合成之作用的物質。1989年由三共製藥（現在的第一三共）推出上市。
Pioglitazone（Actos®，中文名愛妥糖）	第二型糖尿病	皮利酮（Pioglitazone）不會對胰臟造成負擔，且能降低血糖值。1999年由武田藥品工業推出上市。
Candesartan（Blopress®，中文名博脈舒錠）	高血壓	激素「血管收縮素 II」（angiotensin II）結合在受體上，會使血壓上升。此藥便黏附在受體上以防止血壓上升。1999年由武田藥品工業推出上市。
Leuprorelin（Leuplin®，中文名柳菩林）	前列腺癌	具有抑制性激素分泌，防止前列腺癌增殖的功能。1985年由武田藥品工業推出上市。其後，又推出藥物會在體內逐漸釋出的微膠囊，只要6個月投藥一次即可。
Tacrolimus（Prograf®中文名普樂可復）	手術時的排斥反應	此抑制免疫藥物可有效並安全抑制器官移植後所發生的排斥反應。這是從在筑波山土壤中放線菌（Actinomycetes）發現的化合物，後來做成藥。1993年由藤澤藥品工業（現在的Astellas Pharma Inc.）推出上市。
Donepezil（Aricept®中文名愛憶欣）	失智症	藉由增加腦內與神經傳遞物相關的物質「乙醯膽鹼」（acetylcholine）的量，以延緩阿茲海默型失智症進程的藥。1997年由衛采公司（Eisai Co.,Ltd）推出上市。

毒與藥之間的奇妙關係

藥是由毒所製成的？
毒與藥有何不同？

俗話說「毒與藥乃一紙之隔」、「是藥三分毒」、「適量是藥、過量是毒」。但一般而言，「藥」是增進身體健康之物，「毒」則會危害健康，為什麼毒與藥僅是一紙之隔呢？如果能了解毒和藥在體內的作用，就可理解這句話。毒可以為藥，相反地，藥也可以成毒。明白其間的來龍去脈，就能理解毒與藥之間的奇妙關係。

協助　**船山信次**
日本藥科大學特聘教授

菅野 純
日本勞動者健康安全機構　日本生物測定研究中心所長

一般聽到「毒」，會聯想到什麼呢？毒蛇、毒菇、河豚、烏頭草、砷化物……，我們身邊充斥著各式各樣的毒。

毒與人類打交道的歷史悠久。日本藥科大學藥學部的船山信次特聘教授對毒與人類之間的關係相當了解，他指出：「飲食是人類賴以生存中最基本的條件。因此，自古以來，對於有毒無毒之區分和記錄，即成為攸關生死的重要課題。在古埃及的莎草紙上，以及美索不達米亞文明時代用楔形文字刻畫的泥板中，已經有毒的相關記述。

生活中潛藏著許多毒，會對身體造成什麼影響呢？26頁中列有毒對身體造成影響的例子。專門研究各種醫藥品、化學物質毒性及其安全性的日本生物測定研究中心菅野純所長表示：「說到毒，一般人可能會想到立即有損人體健康的蛇毒等。但像具致癌性的化學物質長期侵蝕人體，也是一種毒。有很多例子顯示，這類物質對身體造成的傷害很難發現，通常察覺身體狀況有異時，已經為時已晚，這時要治療也較為困難。所以對於這類的化學物質，最好能先詳細調查其毒性，以防範未然。」

最厲害的劇毒只要1公克即可殺死5500萬人

如何將毒性的強度量化呢？服

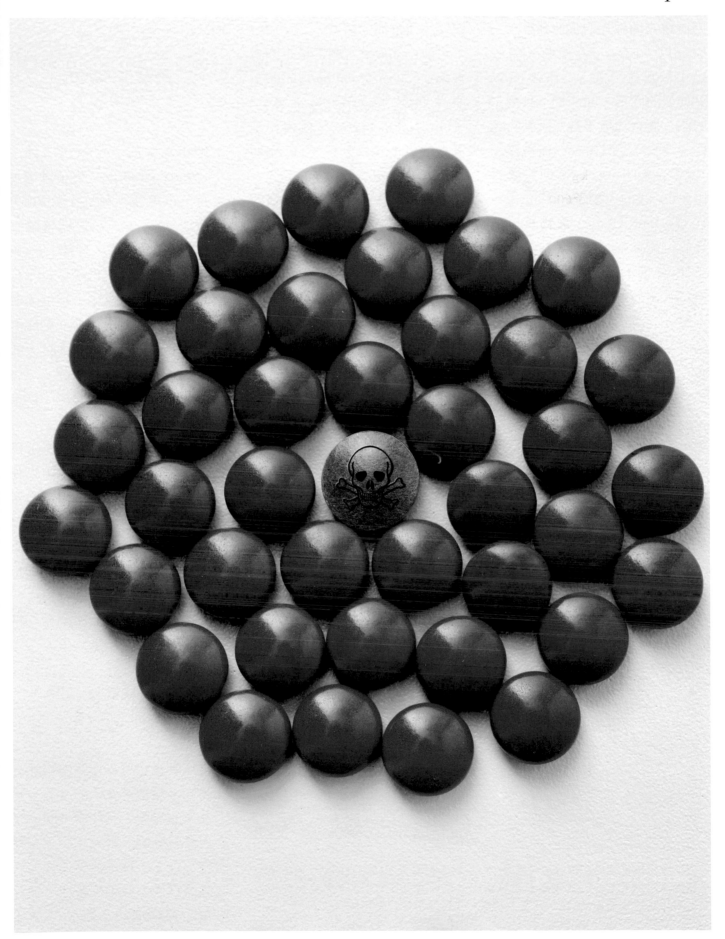

用後會立即致死的毒性強度，一般是以「LD$_{50}$」為標準。LD$_{50}$是半數致死劑量（Lethal Dose 50%）的簡稱，亦即投予該劑量的話，將會造成半數受試動物死亡（下圖）。例如有一種物質，其LD$_{50}$＝10 mg/kg，則只要對體重60 kg的人投予600 mg（＝10 mg/kg×60 kg）該物質，致死的可能性就有50%。

下表列有毒性較強物質的LD$_{50}$。由於無法以人體進行毒性實驗，因此這些數值係利用小鼠、大鼠等動物實驗計算出LD$_{50}$，所推測的結果。

目前已知最厲害劇毒是「肉毒桿菌」（*Clostridium botulinum*）產生的「肉毒桿菌毒素」（botulinum toxin）。肉毒桿菌毒素的毒性極強，只要1公克即可殺死約5500萬名成人。

肉毒桿菌棲息於土中，食物若是殺菌處理不完全時，就會因肉毒桿菌毒素而引起食物中毒。此毒素屬神經毒，可讓肌肉活動的神經麻痺，所以因肉毒桿菌毒素引起的食物中毒會造成手腳麻痺，嚴重時甚至會引發呼吸困難而死亡。

是毒也是藥的「砷化物」

砷化物中的「三氧化二砷」（arsenic trioxide，俗稱砒霜）是有名的劇毒。砷（arsenic）與構成DNA（去氧核糖核酸）和細胞膜等組成之元素──磷（phosphorus）的化學性質十分類似，因此當三氧化二砷進入體內，砷就會取代磷，進而造成體內代謝活動等無法正常進行。如果在短時間內攝取大量的三氧化二砷，會引起嘔吐、腹瀉，甚至死亡。

日本在1955年發生「森永砷奶粉中毒事件」（超過130人死亡），以及1998年的「和歌山毒咖哩事件」（4人死亡）等悲慘中毒事件，都是三氧化二砷所引起。但另一方面，三氧化二砷也可治療急性前骨髓性細胞白血病復發，正說明了「毒與藥乃一紙之隔」。

蛋白質負責細胞間的訊息傳遞

為什麼毒也可以作為藥物呢？我們先來釐清「健康的身體」和「罹病的身體」有什麼不同。

人體有肝臟、腎臟和腦等各種器官，少了一種都無法運作。而這些器官由大量細胞組成，並利用蛋白質構成的「酶」、「離子

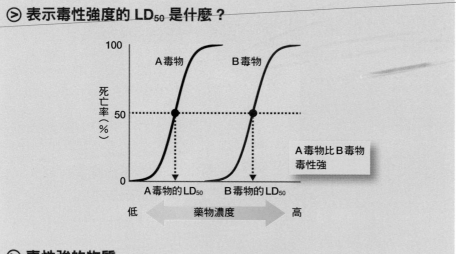

⊙ 表示毒性強度的 LD$_{50}$ 是什麼？

A毒物比B毒物毒性強

⊙ 毒性強的物質

毒的名稱	LD$_{50}$（μg/kg）	毒的由來
肉毒桿菌毒素	0.0003※	肉毒桿菌
破傷風毒素	0.0017※	破傷風桿菌
刺尾魚毒素	0.05	海生微生物
河豚毒素	10	河豚、微生物
戴奧辛	22	化學合成
沙林	420	化學合成
氰化鉀	10000	化學合成
三氧化二砷	20000	化學合成

（1 μg是0.001mg）　※最低致死濃度

（上）表示毒性強度指標LD$_{50}$的圖表，LD$_{50}$表示假設投予該劑量的話，將會造成半數受試動物死亡。A毒物跟B毒物相比，在低濃度就會造成半數受試動物死亡，因此A毒物的毒性較強。（下）目前所知急性毒性較強物質的例子。

⊙ 從作用於細胞的方式來看，毒與藥具共通性，無法精確區分

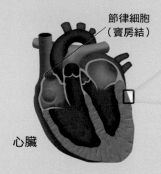

心臟

節律細胞（竇房結）

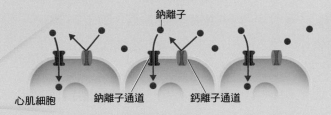

鈉離子

心肌細胞　鈉離子通道　鈣離子通道

鈉離子通過鈉離子通道流入細胞內，引起心肌細胞收縮。鈉離子只能通過鈉離子通道，無法通過鈣離子通道。

心肌細胞有鈉離子通道（Na^+通道）和鈣離子通道（Ca^{2+}通道）等蛋白質。前者只能讓鈉離子通過，後者只能讓鈣離子通過，這稱為蛋白質的「選擇性」。正由於各離子分別流入這些通道，才能使心臟有規律地收縮。

抗心律不整藥——利多卡因和河豚的河豚毒素，都會阻斷鈉離子通道，因此才會導致藥效或毒性發生。

抗心律不整藥（利多卡因）進入體內時

利多卡因

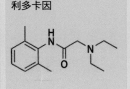

利多卡因

利多卡因會阻斷鈉離子通道，抑制異常的心肌細胞收縮，因此可用來治療心律不整。

河豚毒素進入體內時

河豚毒素

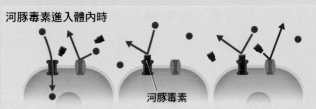

河豚毒素

河豚毒素會阻斷鈉離子通道，造成心肌細胞無法收縮，便不能正常運送血液（心臟衰竭），情況嚴重時甚至會致死。

通道」（ion channel）以及各種受體等傳達訊息，人體才能順利運作。

心臟為了把血液送至全身，反覆搏動，24小時分分秒秒都無休，構成心臟的心肌細胞就必須規律收縮。因此特化的心肌細胞「節律細胞」（pacemaker cell）便會產生起搏電流傳遍心臟，使心臟產生規律性收縮。

起搏電流是透過位於心肌細胞之細胞膜上的「鈉離子通道」（Na^+ channel）蛋白質作用，進行傳導。該種蛋白質具有只使鈉離子從細胞外流入細胞內的作用（上圖）。鈉離子通道打開後，造成鈉離子流入細胞，引起細胞

內的電位差（電壓）發生變化。這種電壓變化使心肌細胞活化，才會產生收縮反應。

一旦細胞之間的訊息無法正確傳遞，身體就會出現不適。例如「心律不整」就是指心臟無法按照一定節律運作，導致血液無法在體內正常流動的疾病。

毒與藥具有共通性質

而「利多卡因」（Lidocaine）被廣泛用來治療心律不整的藥物，具有阻斷鈉離子通道的作用。

心律不整是因為節律細胞等功能異常，無法適當傳達收縮指令

給心肌細胞，造成心肌細胞異常活化。由於利多卡因可以阻斷鈉離子通道作用，抑制這種異常活化，因此可調節心律不整。

另外以河豚毒而聞名的「河豚毒素」（tetrodotoxin），也和利多卡因一樣具有阻斷鈉離子通道的功能，這正是河豚毒的毒性所在。當河豚毒素進入體內後，全身的鈉離子通道因受到阻斷，以致於心肌和呼吸肌（respiratory muscle）無法收縮，造成呼吸麻痺和心臟衰竭而亡，這就是河豚毒素的發作機制。

從藥與毒在體內的運作模式，即可了解兩者有共通性質，亦即只要阻斷某種特定蛋白質，即可

使另一種蛋白質無法運作，稱為「選擇性」（selectivity）。

對於生物體會造成某種影響的物質即為「生物活性物質」。只要對人體有益的生活活性物質即為「藥」，反之就是「毒」，因此藥與毒很難精確區分。

為什麼藥一定有副作用呢？

毒可以當作藥物，相反地，藥也可能會變成毒。不希望出現的藥物作用就是「副作用」，也可以說是藥物所帶來的「毒」作用。為什麼會產生副作用呢？原因大致有兩個，亦即「濃度」和「選擇性」。

通常「濃度」帶來的副作用是因一次大量服藥所引起。

以「糖尿病」為例，這是一種血糖長期處於偏高的疾病，時日一久可能會引起神經病變、腎衰竭、失明等併發症，一般使用「胰島素」（insulin）來治療。胰島素是胰臟所分泌的一種激素，具有降低血糖的作用。透過投予胰島素，可以使血糖下降到正常範圍內。

但是如果誤投大量胰島素，就會使血糖下降過多，引發意識障礙，嚴重時可能出現昏睡現象，甚至導致死亡。

像這樣服用超過藥效濃度範圍時，將導致藥的主作用過強，結果反而會引發藥物的另一面——毒副作用的產生（左圖）。

如同毒物有LD$_{50}$一樣，藥物也訂定了半數有效劑量（ED$_{50}$：Effective Dose 50%），這是對50%受試對象有效的藥物劑量。但是如果再提高濃度，就會有副作用產生。而投予該劑量，造成50%受試動物產生毒性的劑量，則稱之為半數中毒量（TD$_{50}$：Toxic Dose 50%）。如果濃度再提高的話，則可能會致死。

藥物的ED$_{50}$和TD$_{50}$的值相差越大，則該藥物因過量投藥所產生的副作用就越小；反之，相差越小，則在投藥時就必須特別注意該藥物的用量。因為只要用量稍有差錯，就會導致藥效過強而引起副作用，嚴重時甚至會危及生命。

因作用於意料之外的蛋白質而產生副作用

第二個原因是「選擇性」。就像鈉離子通道只讓鈉通過一樣，蛋白質具有識別特定對象的機制，就像鑰匙和鎖孔之間的關係

⊙ 比較不會產生副作用的藥，與需要注意用量的藥

比較不會因過量投藥而產生副作用的藥

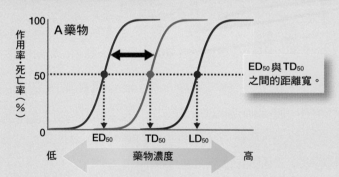

A藥物

作用率・死亡率（%）

ED$_{50}$與TD$_{50}$之間的距離寬。

ED$_{50}$　　TD$_{50}$　　LD$_{50}$

低　　　藥物濃度　　　高

需要注意用量的藥

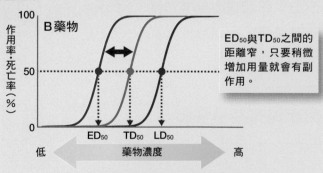

B藥物

作用率・死亡率（%）

ED$_{50}$與TD$_{50}$之間的距離窄，只要稍微增加用量就會有副作用。

ED$_{50}$　TD$_{50}$　LD$_{50}$

低　　　藥物濃度　　　高

對50%受試對象有效的藥物劑量，稱為ED$_{50}$（半數有效劑量）。但如果再提高濃度，就會產生毒性；引起50%受試動物產生毒性的劑量，則稱為TD$_{50}$（半數中毒量）。如果提高藥物濃度，則可能會致死。會造成致死的濃度係與毒物一樣，都是用LD$_{50}$值推定。A藥物的這3條曲線之間距離很寬，因此即使在體內的藥物濃度稍微提高，也不太會產生副作用。但是3條曲線之間距離較窄的B藥物，則只要濃度稍微提高就會產生副作用，因此要特別注意用量。

> 服用阿斯匹靈為何胃會不舒服？

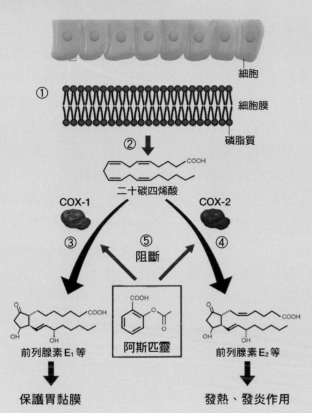

細胞

① 細胞膜

② 磷脂質

二十碳四烯酸

COX-1　　　COX-2

③　　⑤　　④
阻斷

阿斯匹靈

前列腺素 E₁ 等　　　前列腺素 E₂ 等

保護胃黏膜　　　發熱、發炎作用

①包裹著細胞的細胞膜，是由「磷脂質」（phospholipid）組成。

②磷脂質會產生二十碳四烯酸（又名花生油酸），而在環氧合酶（COX）的作用下，會演變成增強發炎反應的前列腺素（PG）。

③COX主要分成COX-1和COX-2兩種。其中，COX-1作用於全身各處，尤其與調節胃、腎臟功能的前列腺素之產生有關。

④另一方面，當感冒或受傷產生發炎反應時，COX-2便會存在於發炎部位，且只有在發炎情況下才會產生作用，是與發熱、發炎有關的前列腺素之產生有關。

⑤由於阿斯匹靈可阻斷COX-2的作用，因此會降低與發炎有關的前列腺素量，從而抑制疼痛。但是阿斯匹靈不只抑制COX-2的作用，同時也抑制了COX-1的功能，結果導致胃部功能失調，造成胃不舒服。

一樣。

蛋白質就是鎖孔，只有合於鎖孔的物質才會與該蛋白質發生反應。即使其他的物質想要與該蛋白質結合，也會因為形態不合而沒有反應。

然而這種選擇性並不像現實中的鑰匙和鎖孔般會如此完美吻合，因為人體內有多達10萬種蛋白質。在這麼多蛋白質的情況之下，要製造出僅能與其中一種蛋白質結合的物質極為困難，必然會有與其他蛋白質結合的情況發生。

為什麼阿斯匹靈會引起胃痛？

服用止痛藥「阿斯匹靈」可能會出現「胃痛」的副作用，其原因也與「選擇性」有關。

阿斯匹靈由於可以抑制「環氧合酶」（COX）的活性，所以具有抗發炎、止痛的效果，環氧合酶主要分為COX-1和COX-2，分別具有不同的作用。COX-1與胃和腎臟的功能調節有關，而COX-2則與發炎有關。

如果要抑制發炎的話，只要抑制COX-2的作用即可，但阿斯

匹靈卻並非只針對COX-2，而是連COX-1都同時阻斷，因此也連帶抑制了COX-1所具有的胃黏膜保護作用，進而引起胃痛。而目前已經有選擇性針對COX-2阻斷之非類固醇消炎藥物，如主要有celecoxib、etoricoxib等等。

菅野博士表示：「研究顯示，一種藥物平均會作用於約5～6處的訊息傳遞路徑。換句話說，除了原本希望的作用，也會在數處產生不希望出現的訊息傳遞，就可能讓身體出現副作用。目前，藉由全面分析體內的訊息傳遞，正在發展追蹤毒性、藥效在

體內行經路徑的研究，如果能應用該項研究，或許就可開發出副作用極小的藥物。」

毒是藥物的 最佳「來源」之一

毒和藥其實是一體的兩面，「毒」也可用來當作藥的「來源」，也有以毒為來源製造新藥的研究正在進行中，以下將介紹法國團隊所進行的最新研究。

非洲有一種「黑曼巴蛇」（*Dendroaspis polylepis*）具有劇烈的神經毒，其LD_{50}約為0.185 mg/kg。毒性極強，成人只要被咬一口就會致死。由於這種蛇毒屬於神經毒，會阻斷肌肉收縮和鬆弛的指令，引發手腳麻痺、呼吸困難等現象。遭受這種毒蛇咬後，不到10分鐘就會身體麻痺，有時甚至死亡。在蛇毒之中，這是最具即效性的毒。

但是進一步分析這種蛇毒的毒性成分時，竟然發現它有一種具鎮痛作用的物質。研究團隊將之命名為「mambalgins」。

現在一般使用嗎啡為癌症末期患者減痛，而mambalgins具有與嗎啡同等程度的止痛效果，但又不像嗎啡一樣有噁心嘔吐和抑制呼吸等副作用，且成癮風險也較低。

雖然這種止痛成分還需要進一步的研究，才能作為臨床藥物，但可望研發出截然不同的止痛藥，而該項成果已經發表在2012年10月25日的英國科學期刊《nature》上了。

以此為例，動物和植物的毒開發成重要藥品的可能性極高，今後還會出現從毒物開發出新藥的研究。

⊙ 潛藏於周遭的各種毒

短時間內毒性即會顯現

需經較長時間毒性才會顯現

作用於神經系統

蛇毒（日本原矛頭蝮、日本蝮等）
因作用在神經到肌肉之間傳遞訊息的相關部位，會造成身體麻痺。由於橫膈膜功能受損，會使人陷於呼吸困難，嚴重時可能導致死亡。
另外，也有多種蛇毒會阻斷凝血物質，引發出血。

作用於各種器官

蕈類毒素（月夜茸等）
一旦食用就會引起急性腸胃炎，出現嘔吐、腹瀉和腹痛等症狀。由於毒性會累積在肝臟、腎臟等器官，引起器官功能衰竭，嚴重時可能會導致死亡。有很多菌類毒素亦會造成神經系統麻痺。

黴菌毒素
麴菌屬（aspergillus）等黴菌產生的物質——黃麴毒素B1（aflatoxin B1）具有損傷基因的作用，是一種會強烈致癌的毒素。即使是微量，經過數年至數十年的長期攝取，仍然會引起肝癌。

作用於血液

氰化鉀（potassium cyanide）
攝取了氰化鉀後，與胃酸反應所產生的氰化氫（hydrogen cyanide）會與紅血球緊密的結合，剝奪紅血球攜氧的能力。
結果導致各器官處於缺氧狀態，最後引發頭痛、頭暈甚至死亡。

沙利多邁（thalidomide）
曾經因安全性高而廣泛使用的安眠藥，但由於孕婦服用後會產下畸形等先天異常的嬰兒而遭到禁售。但之後經研究發現，沙利多邁對某些難治的疾病具有療效，因此在慎重管理下，重新開放使用。

作用於神經系統

有機汞（organomercury）
會引起水俁病（汞中毒症）的物質。甲基汞（methylmercury）等有機汞的毒性會危害神經系統，引起手腳麻痺和語言障礙。有機汞的毒性還會侵入胎盤之中，對胎兒的神經系統造成影響。

━━ 主要神經
━━ 動脈
━━ 靜脈

⊙ 由毒所製成的各種藥物（包含研究中的藥物）

毒的來源	青黴菌	芋螺	毒蜥 （亞利桑那州毒蜥）	防己科植物	芥子氣 （人工毒氣）	黑曼巴蛇 （非洲毒蛇）
毒性	毒性會破壞細菌的細胞壁	具神經毒，會麻痺使肌肉收縮的神經	毒性會破壞胰臟細胞，引起胰臟炎	具神經毒，會麻痺使肌肉收縮的神經	氣體含有的硫具毒性，會傷害基因，有致癌之虞	具神經毒，可麻痺痛覺神經
藥物名稱	青黴素 （盤尼西林）	conotoxin	艾塞那肽 （exenatide）	筒箭毒鹼 （*d*-tubocurarine）	環磷醯胺 （cyclophosphamide，CPA）	mambalgins
藥物作用	抗生素	止痛劑	抗糖尿病藥	肌肉鬆弛劑	抗癌劑	止痛劑

專欄 「毒理學」與文明社會

假設回到自給自足的原始生活，必須從山野或海裡獵捕動物、採集植物，所累積「哪些能吃？」「哪些能觸碰？」「哪些能吸入？」等知識就是「毒物」之「學」的起點。現在的「毒物學」除了制定毒物清單，還會從分子生物學的角度闡明出現該症狀的原因，並開發多種測試方法。

什麼是「毒理學」？在文明社會中，人們創造出新的事物，是為了讓生活變得更好（即使目的是「製作暢銷產品」，也「必須是買方想要的產品」，因此廣義上可認為是「產生比以前更好的作用或效果為目的」的產品）。當新的產品進入消費者口中，接觸皮膚，或者吸入身體時，有可能會出現製造者預期之外的不良作用。

像這種利用毒物學的知識和經驗來闡明「非意圖性不良作用」（在醫藥品則稱為「副作用」），且向製造方提供「從這些量會產生像這樣的不良作用，所以請注意產品的設計和製造」等資訊，並向消費者提供「從這些量會產生像這樣的不良作用，所以請注意用法」的訊息，從而預防傷害危及文明社會的學問就是「毒理學」。

這裡提到的毒性是指非意圖性的不良作用，而毒理學則是文明社會中，預防製造者和消費者「認為有益而創造出的事物」帶來的不良作用危害到文明社會的學問，這是雙方要達到「雙贏局面」的必要學問。

不論是毒物引起的不良作用，或是文明社會認為有益而創造出具有非意圖性的不良作用，「毒物學」和「毒理學」皆是以「毒性」來表現，因此有時會遭致混淆。伴隨文明產生的「毒理學」和從原始時代即存在的「毒物學」，是維持文明生活的兩根重要支柱，亦如車之兩輪一般，兩者相輔相成，缺一不可。

（菅野 純）

無需過度害怕，但也不可掉以輕心

我們周遭的環境中其實充滿了各種各樣的毒。例如，在銀杏中也含有「4-O-甲基吡哆醇」（4-O-methylpyridoxine）的物質，若攝取過量，可能會引起痙攣。之前也曾發生過因食用銀杏過量而死亡的例子。

那麼，該如何與周遭的化學物質相處呢？船山教授表示：「沒有一樣東西是只對身體完全有益而無害的。在小鼠的實驗中可以發現，一般認為對身體有益的茶中，所含的咖啡因也具有$LD_{50}=130\,mg/kg$的致死量。因此最重要的是去了解各種物質的適當劑量，不要過度害怕，但也不可掉以輕心。」

危險的藥物併用

感冒藥、胃藥、抗生素……
您服藥的方式正確嗎？

身體不舒服需要服藥時，您是否會留意服用的注意事項呢？
近年來，把藥效強的醫療藥物當作一般藥物使用的例子不斷
增加，因此我們須多加留意服藥的方法。本篇將探討藥物的
併服及併食問題，並介紹正確的服用方式。

協助 ┊ **越前宏俊**
日本明治藥科大學特聘客座教授

您對於藥物的「服用方式」有多注意？藥物混用或藥物與食物的合併服食，有時會讓藥效抵消或加倍，只會增加對身體的危害。

A 先生因高燒及喉嚨痛到醫院看診，經醫師診斷為細菌感染，開了抗生素。抗生素會抑制體內細菌的活動。回家後，腸胃不好的 A 先生心想：「吃藥會傷胃。」因此在服用抗生素時，也一起吃了市售的胃藥。雖然 A 先生都有按時服藥，但幾天後，不僅開始頭痛，燒也沒有退。

A 先生覺得不對勁，再次就診後，才發現問題在於抗生素與市售胃藥一起服用時，藥效會被抵消（後文會說明其中機制）。

藥物是如何產生作用的？

要探討藥物的混用，首先需要了解藥物在體內是如何產生作用的。以口服藥為例，藥物進入體內後先為胃腸吸收，再隨著血液到了肝臟。一部分的藥會在肝臟分解，沒有分解而留下的藥（也有少數藥物是需經分解才能產生功效）則會通過心臟再輸送到全身（第30～31頁圖之**1**～**2**）。

之後，藥物會與細胞表面的「受體」結合以活化細胞的運作，或對細胞的酶等蛋白質產生作用，以刺激或抑制其功能，進而使藥物發生作用（圖之**3**）。血液中的藥物最後會在肝臟分解，以尿液的形式排出體外（圖之**4**）。

考量到腸胃對於藥物的吸收量、進入血液前在肝臟的分解量以及作用的部位等因素，會再計算出可產生適當藥效的劑量。因此過程中若受到「抑制」，就會產生和原本藥效不同的結果。

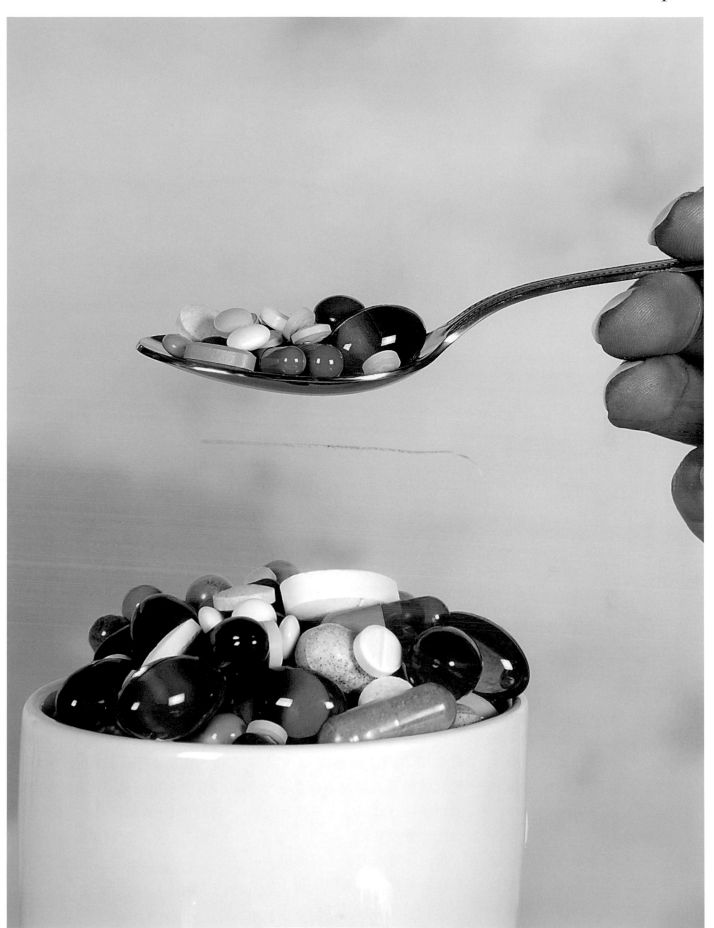

1. 服藥

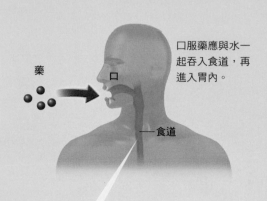

藥 —→ 口 —— 食道

口服藥應與水一起吞入食道,再進入胃內。

危險的服用實例:
若是沒喝水就吞藥,或是躺著服用,有數千分之一的機會,藥物可能會停留在食道。若是刺激性強的藥物,則溶解的藥物直接接觸食道,可能會引起食道潰瘍。

危險的併用實例:
治療高血脂症的「史他汀類藥物(statin)」(HMG-CoA 還原酶抑制劑),多數會在肝臟分解。若同時服用了會抑制此類藥物分解酶的藥物(例如治療香港腳的口服藥等),會使此類藥物過量殘留在體內而引起肌肉障礙。

2. 藥物被吸收,並運送至全身

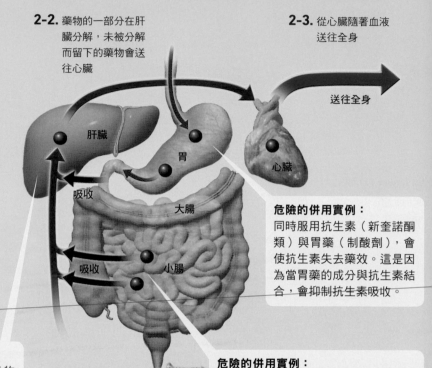

2-2. 藥物的一部分在肝臟分解,未被分解而留下的藥物會送往心臟

2-3. 從心臟隨著血液送往全身

送往全身

肝臟　　胃　　心臟

吸收　　大腸

吸收　　小腸

危險的併用實例:
同時服用抗生素(新奎諾酮類)與胃藥(制酸劑),會使抗生素失去藥效。這是因為當胃藥的成分與抗生素結合,會抑制抗生素吸收。

2-1. 藥物為胃及小腸吸收後,會先送往肝臟

危險的併用實例:
同時服用降壓藥(含DHP的鈣離子通道阻斷劑)與葡萄柚汁,會增強降壓劑的藥效,致使血壓過度降低。此類降壓藥在小腸吸收的過程中,會部分分解。而由於葡萄柚所含的「呋喃香豆素(furanocoumarin)」會抑制分解藥物的酶,導致更多劑量累積在體內,進而引起副作用。

通稱「口服藥」的藥物大致分成兩種。一種是需要醫師處方箋的「處方藥」,另一種則是不需處方箋,可直接在藥局購買的「成藥」〔也稱為非處方藥或OTC藥(over-the counter drugs)〕。

處方藥的特徵是藥效比成藥強,即使成分相同,使用的劑量也較高。此外,由於醫師會針對患者症狀來評估用藥,因此多數處方藥能更有效治療特定症狀。

相對於此,多數成藥則是如同常見廣告詞「緩解頭痛、流鼻水、咳嗽等各種感冒症狀」,會使用多種有效成分,並具有較廣泛的治療效果。

最近,將處方藥(醫療用藥)當作成藥使用的案例正在逐漸增加中。例如胃潰瘍藥(H$_2$-blocker,H$_2$受體拮抗劑)與改善睡眠的藥物等。這些藥效強的成藥已經充斥市面,民眾更容易取得。這麼一來,比起處方藥,消費者更有可能隨意服用可在藥局購買的成藥,因此注意藥物的「服用方式」就顯得越發重要。

可以用茶服藥嗎?

3. 藥物在細胞運作並產生藥效

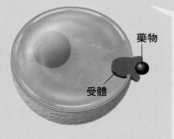

作用劑
藥物與細胞的受體結合而產生藥效。

右：受體、藥物

拮抗藥
藉由與細胞受體結合，干擾其他的物質與受體的結合，進而能抑制其功效。

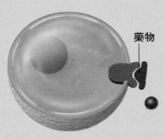

右：藥物

通道作用劑
藥物對細胞的運輸通道（離子通道）產生作用，抑制物質的運輸。

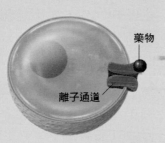

右：藥物、離子通道

危險的併用實例：
納豆中的維生素K會製造出具有凝血作用的蛋白質，進而抑制抗凝血藥物（Warfarin，華法林）的效果。

危險的併用實例：
同時服用支氣管炎治療藥（Procaterol）與咖啡（咖啡因），可能會引起心律不整。由於會增強對交感神經相關受體的作用，因此極有可能導致心跳異常。

危險的併用實例：
酒（含有酒精）與安眠藥都具有抑制腦部機能的作用。若同時服用，則會出現加成的強勁抑制效果。有時甚至會因腦部所發出的呼吸指令減弱而因呼吸衰竭致命。

4. 藥物經過代謝並排出體外

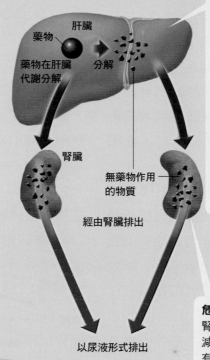

標示：肝臟、藥物、藥物在肝臟代謝分解、分解、腎臟、無藥物作用的物質、經由腎臟排出、以尿液形式排出

危險的服用實例：
吸菸會導致氣喘常用治療藥「茶鹼」（theophylline）藥效減弱。這是因為香菸的成分會提高肝臟中特定酶的分解能力，造成茶鹼的分解速度變快，使茶鹼在血液中的含量迅速減少，因而難以發揮藥效。

危險的服用實例：
腎臟功能會隨年齡減弱，到了70歲只有正常人的70%。因此在腎臟代謝的藥物較容易產生副作用。

　　熟知藥學的日本明治藥科大學越前宏俊特聘客座教授表示：「大部分藥物和茶一起服用，不會有大問題。」以往認為，治療貧血的鐵劑若是和茶一起服用，茶中略帶澀味的「單寧」（tannin，又稱鞣質）會與鐵結合而抑制鐵的吸收，因此不可同時服用。但之後有項研究顯示，將含鐵量高出食物許多的藥錠與茶一起服用，並不會影響藥物的效用。因此，雖然藥品仿單依然會記載不可用茶服藥，但一般已認為沒什麼大問題。

可以用葡萄柚汁服藥嗎？

　　相對於茶，有些藥物則不可和葡萄柚汁一起服用，例如治療高血壓的降壓藥。在降壓藥中，特別需要留意的是成分中含有「二氫吡啶」（dihydropyridine，DHP）這種化學結構的「鈣離子通道阻斷劑」（calcium channel blocker，CCB）。此類藥物會藉由與血管細胞結合，防止鈣離子進入細胞內，進而達到血管擴張的作用而降低血壓。

　　以 B 先生為例。由於 B 先生患

有高血壓，因此每天要服用 2 次醫師處方的降壓藥（含有DHP的鈣離子通道阻斷劑）。服藥後，B先生的血壓都能控制在收縮壓約130mmHg（以下省略單位），舒張壓約80的正常範圍。某天，B先生早餐喝了葡萄柚汁，之後像平常一樣吃了藥，卻感到身體不太對勁。測量血壓後發現收縮壓剩下120，舒張壓只有75，血壓竟然突然降低。

這是由於葡萄柚汁中所含的「呋喃香豆素」使然。鈣離子通道阻斷劑的一部分會在小腸的吸收過程中，為蛋白質（酶）所分解。呋喃香豆素卻會抑制酶的作用。

因此，原本應該分解掉的藥物卻被吸收，導致過多的藥量在血液中循環，造成血壓急劇下降。

有時會引起走路不穩或頭暈等症狀，甚至造成跌倒受傷，需要特別留意。

生活中容易發生的食物併用

葡萄柚汁的例子，是果汁與處方藥的併用組合。如果不是像降壓藥這類的處方藥，而是任何人都可購買的成藥，是否也不能與食物併用呢？確實有這種組合，這裡就舉感冒藥與止痛藥為例。

感冒藥與高麗菜一起食用的話，藥效會減弱。感冒藥中含有的解熱鎮痛成分「乙醯胺酚」（acetaminophen），部分會在肝臟分解後進入血液中循環並發揮藥效。由於高麗菜中含的成分會促進乙醯胺酚在肝臟分解，造成

更多的乙醯胺酚遭致分解，結果進入血液中的劑量減少，導致退燒止痛的效果減低。

此外，也有說法認為，碳烤牛排及燻製食品的成分，會促進感冒藥中解熱止痛成分「非那西汀」（phenacetin）在肝臟的分解作用，或用可樂吞服鎮痛劑（阿斯匹靈）會讓吸收變慢，導致藥效發揮較慢等。

不過，越前教授表示：「像這類食物與成藥的併用，其實並不需要過度在意。」感冒藥與高麗菜的例子，是根據20年前的報告而來。事實上，因同時服用高麗菜而造成感冒藥在體內的濃度變化僅約20%，並不是臨床上需注意的藥效變化。

其他例子大多是即使藥效改變，在臨床上也不會造成問題。真正需要注意的事項，都會記載在藥品的仿單。

某些食物、飲料和藥物的併用關係目前不了解，或許有讀者會擔心。越前教授說明：「當然並不是所有飲食都經過驗證。」調查新藥效果及副作用的「臨床試驗」，都是以白開水服藥為前提進行的。這就是為什麼藥品仿單幾乎都會記載應以白開水送服。

葡萄柚汁與降壓藥的關係，是在臨床試驗中偶然發現的。在某個探討鈣離子通道阻斷劑與酒類交互作用的臨床試驗中，為了掩蓋酒精的氣味及味道，便選擇用葡萄柚汁服藥，結果卻出現了超乎預測的強勁藥效。這個試驗帶

⊙ 併用多種藥物的風險

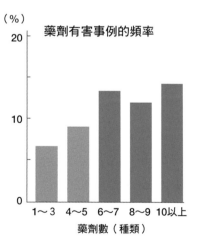

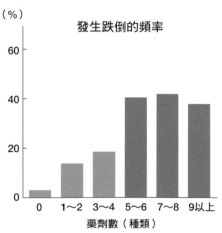

上左表是高齡住院者服用的藥劑數量與藥物有害事例（不考慮藥物的因果關係下，使用藥物後產生有害症狀及跡象）之間關係的調查結果。可知併服超過 6 種藥物時，藥害事例的風險會增加。上右表是門診患者服用藥劑數量與跌倒發生頻率之間關係的調查結果。可知併用超過 5 種藥物時，跌倒的頻率會提高。〔根據《高齡者安全藥物療法指南2015》（日本老年醫學會）資料製成〕

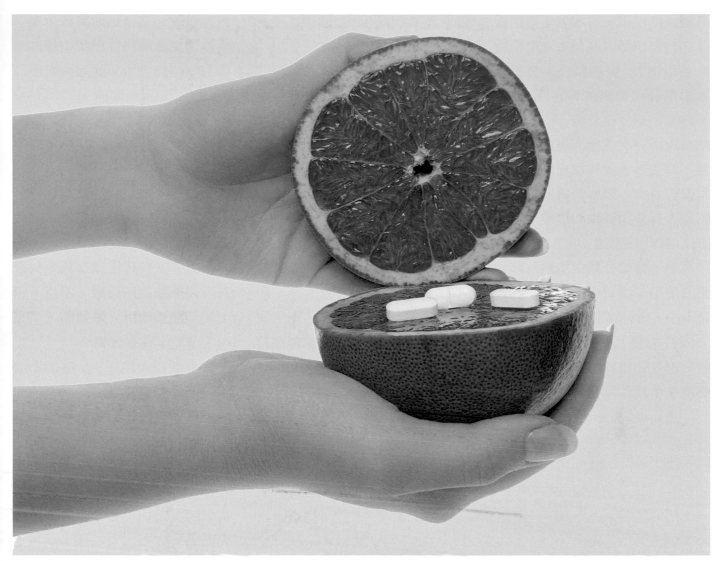

葡萄柚汁與治療高血壓的降壓藥（含DHP的鈣離子通道阻斷劑）是需要注意的併用組合，因為葡萄柚汁中含有呋喃香豆素會增強藥效。

來了意想不到的發現。

越前教授說道：「臨床試驗是以數百人、最多一千人左右的患者為服藥對象來進行。但是數千人中只有1人會發生的副作用，並無法只靠臨床試驗測試出來。因此後續做法是在新藥上市後，也繼續蒐集資訊以掌握副作用的情況。」

市售的感冒藥已有數百萬人服用，也就是說，已經有與多樣飲食習慣一起服用的紀錄，應該不會因特定的飲食出現嚴重副作用。當然，若有新發現的注意事項，就會記載在仿單上。

藥物的副作用可能遭誤認為失智症

藥物的併服，比藥物與食物的併食更容易帶來副作用。特別是強效處方藥的併用，有時甚至會產生嚴重副作用。

作用於腦部的精神安定劑與特殊的高血壓治療藥、中樞神經作用劑等併用，會產生嚴重的副作用。同時服用這些藥物，有時會引起精神恍惚及思緒不清等症狀。發生在長輩身上，會容易誤認成失智症。

分開服用沒問題的藥物，但若併用兩種甚至三種，就可能產生影響生活的嚴重副作用。但是只要調整藥物的種類，就能夠改善狀況。

為了防止這類因併用處方藥而

產生的副作用，日本老年醫學會在2015年出版《高齡者安全藥物療法指南》，提高醫療人員對多重藥劑併用的關注。另外，「醫藥分業」制度確立後，使病患可以拿醫師開立的處方箋到藥局領藥，即使再去內科及皮膚科等數家醫院看病，領藥的藥局也能確認是否有藥物併用的情形，進而防止副作用的產生。

不過，醫藥分業只能顧及處方藥的併用。購買成藥時，應該沒有多少人會仔細諮詢藥劑師吧！

或許有些人會非常小心。例如，因為知道同時服用兩種頭痛藥會產生副作用，不論再怎麼頭痛也選擇不服用。這個作法當然是正確的。

那麼，本文開頭提到併服抗生素與市售胃藥的例子又是怎麼回事呢？這也屬於與成藥的併用，為什麼會造成危險？

同時併服「新奎諾酮類」這種抗生素與以「氫氧化鎂」為主要成分的制酸劑（胃酸中和劑），會讓抗生素難以被胃部吸收。特別為了對抗細菌而服用的抗生素，也會因此失去效果。

即使同樣都是頭痛藥，藥效成分也不盡相同。因此和哪種藥物一起服用會造成問題，也是因藥而異。若是不了解藥物成分是如何被吸收，又是如何發揮效果，就無法想像藥物併用所引起的副作用。因此，用藥前諮詢醫師及藥劑師是相當重要的。

藥效強弱因人而異

前面舉了幾個藥物併用的例子，但其實藥效受個體差異的影響很大。一般往往認為藥效只是有效或無效兩種情形。不過，也不是某種藥物對「無效的人」來說，就完全沒有效果。

越前教授說明：「在藥物開發試驗階段中，會決定一個數值作為界線，以超過這個數值與否來判斷有效或無效。但事實上，即使判斷為『無效』的人，有時依然會受到藥效影響。」此外，在有效的人當中，效果強弱也是因人而異。

造成藥效受個體影響的因素有很多。例如，當某種藥物的效果不明顯時，可能是肝臟分解該藥物的能力較佳，或是與藥物作用有關的受體數量較少等因素所致。這類影響藥效的原因，大多跟遺傳有關。

不過，像這樣的藥效個體特徵也不適用於所有藥物，而是每種成分都會有個體差異。因此，副作用也有個體差異。以「其他人沒問題的話，我也應該沒問題」的想法併用藥物是很危險的。

再者，有些藥物會因服藥對象是兒童、成人或年長者而出現不

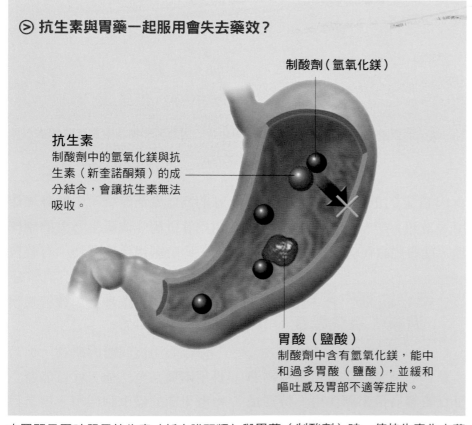

⊘ 抗生素與胃藥一起服用會失去藥效？

制酸劑（氫氧化鎂）

抗生素
制酸劑中的氫氧化鎂與抗生素（新奎諾酮類）的成分結合，會讓抗生素無法吸收。

胃酸（鹽酸）
制酸劑中含有氫氧化鎂，能中和過多胃酸（鹽酸），並緩和嘔吐感及胃部不適等症狀。

本圖顯示同時服用抗生素（新奎諾酮類）與胃藥（制酸劑）時，使抗生素失去藥效的機制。如圖所示，胃藥成分會與抗生素結合而抑制抗生素的吸收，造成血液中的抗生素量減少，以至於無法發揮原本藥效。

⊙ 藥物與食品的併用實例

藥物種類與成分	食物或飲料等	併用引起的副作用
貧血治療藥 （鐵劑）	茶 （單寧）	沒有太大問題 （抑制藥物吸收）
降壓劑 （DHP類鈣離子通道阻斷劑）	葡萄柚汁 （呋喃香豆素）	增強降血壓作用
感冒藥 （乙醯胺酚）	高麗菜	沒有什麼問題 （也有會讓藥效減低的說法）
感冒藥 （非那西汀）	碳烤牛排及燻製食品	沒有什麼問題 （也有會讓藥效減低的說法）
止痛藥 （阿斯匹靈）	可樂	沒有什麼問題 （也有會讓藥物吸收減緩的說法）
支氣管炎治療藥	咖啡	可能會引起心律不整
安眠藥	酒（酒精）	抑制腦部機能的作用變強， 最嚴重可能致命
氣喘治療藥 （茶鹼）	香菸	藥效難以發揮
抗凝血藥 （華法林）	納豆 （維生素K）	藥效減弱

本表列出藥物與食品的併用組合。若需要特別注意且會引發副作用的組合，會記載在藥品說明書上。無法判斷的話，請務必諮詢醫師或藥劑師。

同反應。藥物分為在肝臟分解後失去藥效，以及維持原本狀態在腎臟以尿液形式排出體外兩種。肝臟分解藥物的能力雖不會因年紀而有太大變化，但腎臟代謝藥物的能力卻會隨年紀減弱。到了70歲，會減弱到正常人的70%。由於無法把藥物排到尿液中，長期下來造成過多藥物成分殘留體內，可能會進而引起藥效過強的情形。

因此，當新藥上市並開始供許多病患使用時，就會有藥物副作用集中發生在高齡者身上的情形。這是由於不會對70、80歲的高齡者進行臨床試驗，所以有時不會發現副作用。

服用藥物的正確方式

最後來看看除了併用之外，還有哪些服藥時應注意的重點。

越前特聘客座教授表示，服藥時坐起身並配一杯開水，這是最安全的服藥方式。若不喝水就服藥，或是倒臥著服藥，藥物有可能會停留在食道內並開始溶解。若是刺激性強的藥物，直接接觸食道可能會引起食道潰瘍。

這個情形稱為「藥物性食道炎」。具體案例出現在治療骨質疏鬆症的藥物「阿侖磷酸」（alendronic acid）以及抗生素「四環黴素」（tetracycline）上。骨質疏鬆症的藥物上市後，在服用人數到達約48萬人時，約有200名患者表示食道出現了副作用。其中部分患者還因食道發炎或潰瘍而住院。

您的服藥方式正確嗎？原本是為了治病才吃藥，若是因此傷身就適得其反了！越前特聘客座教授建議：「當病況為需要同時服用多種藥物時，務必先諮詢醫師或藥劑師。」

正確的抗生素知識

對感冒幾乎沒有作用！
濫用抗生素也會造成抗藥性細菌的蔓延

應該有不少人因感冒赴診就醫時，會拿到「抗生素」處方，然而感冒大多是病毒感染引起的，而抗生素是殺細菌的藥物，對病毒無效，使用抗生素幾乎沒有意義。不只這樣，如果不當濫用抗生素，就會導致對抗生素無效的抗藥性細菌增加。難以治療且可能威脅生命的抗藥性細菌蔓延，已經成為世界性的問題。

協助：岩田健太郎
日本神戶大學醫學研究科研究所教授

吉田耕一郎
日本近畿大學醫院教授

我們到醫院看病時，有時醫生會開立「抗生素（也稱抗菌藥）」的處方。所謂抗生素是指「由微生物產生，且可阻止其他微生物和癌細胞增殖的物質。」嚴格來說，化學合成的抗菌藥並不是抗生素，但在本文中我們將這些統一為「抗生素」。就現代醫療而言，抗生素是治療肺結核、肺炎、腦膜炎、敗血症以及梅毒等攸關性命的細菌感染症的重要藥物。

使用抗生素是為了清除侵入的細菌，但若是連人體細胞都殺死，就得不償失了！因此，抗生素是針對細菌有而人體細胞沒有的部分進行狙擊，形成「對細菌而言是猛毒，但對人體卻沒有嚴重不良影響」的機制（不過有一定的副作用）。例如，「β-內醯胺類」（β-lactam）抗生素具有抑制細菌製造細胞壁時所需酶的作用，因此可以阻止細菌的增殖。而人體細胞不具細胞壁，因此不受影響。

除此之外，抗生素有效的機制還有很多種，但基本上都是針對細菌的特定部分。因此，若是感染跟細菌完全不同生物形態的病毒，無法使用抗生素治療。

抗生素是從青黴菌中發現的

最早的抗生素是在1928年由英國微生物學家弗萊明（Sir Alexander Fleming，1881～1955）於偶然間發現的。他在培養金黃色葡萄球菌時，培養皿中不小心混入青黴菌，結果青黴菌周圍產生了細菌無法生存的區域。弗萊明注意到這種現象，並認為應該是青黴菌產生的物質抑制了細菌生成的緣故。該物質便命名為「青黴素」（penicillin，

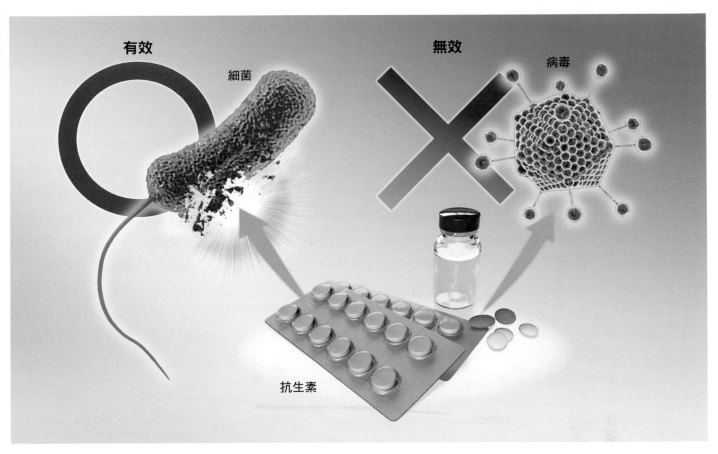

有效　細菌　　無效　病毒

抗生素

上方為抗生素抑制細菌合成細胞壁的效用示意圖。抗生素的種類很多，還有可阻止細菌合成蛋白質的類型等，但它們都對病毒無效。此外，一般病毒的實際大小約是細菌的數百分之1～10左右。

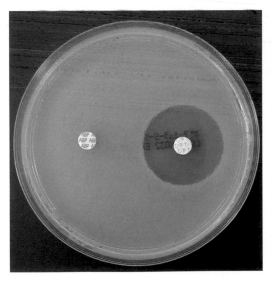

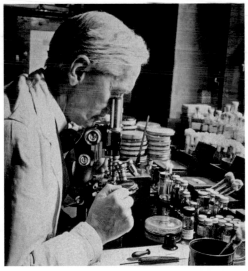

左邊是將兩個浸有抗生素的圓碟放在塗有細菌（大腸桿菌：ESBL菌株）的培養皿上，置放18小時後的樣子。培養皿直徑約9公分。由於右側的藥劑（Tazobactam / Piperacillin）對該細菌有效，所以圓碟周圍會產生細菌無法生存的區域（抑制圈）。而該細菌對左側的藥劑（Ampicillin）具有抗性，周圍不會產生變化。

右邊是發現青黴素（盤尼西林）的微生物學家弗萊明。

也稱盤尼西林）。到了1943年，青黴素才開始當作藥物使用，用來治療以往束手無策的細菌感染症，得名「奇蹟之藥」，拯救了無數人的生命。順帶一提，前面提及的 β-內醯胺類藥物就是抗生素的一種。

青黴素可說是20世紀最偉大的發現之一。過去曾經奪去無數人命的「致死疾病」——細菌感染症，現在則因抗生素的出現，成為可以救治的疾病。

自發現青黴素以來，從其他微生物中也發現了不同類型的抗生素，再經過化學改良和完全人工

合成後，進而開發出各種抗生素。目前日本使用的抗生素有100多種。

根據藥效機制的不同，抗生素大致可以分為三種。第一種是在細菌分裂之際，阻止細胞壁形成的類型，這一類型的種類較多，前文所述 β-內醯胺類抗生素藥物中所包含的青黴素類、頭孢菌素類（cephem），碳青黴烯類（carbapenem）等都是屬於此類型。第二種類型是讓細菌無法合成蛋白質，例如四環黴素類（tetracycline）、巨環內酯類（macrolide）等。第三種類型是細菌在分裂時，抑制DNA複製的類型，例如奎諾酮類（quinolone）等。

根據抗生素類型不同，可作用的細菌種類也會有所不同，有的對多種細菌有效，有的僅對特定細菌具有強效。並不是說哪種抗生素藥物的效果較好，而是要根據情況來區分使用。

⊚ 抗生素的主要作用

抑制細菌合成細胞壁	・β-內醯胺類藥物 青黴素類抗生素、頭孢菌素類抗生素、碳青黴烯類抗生素等 ・糖肽類抗生素
抑制細菌合成蛋白質	・四環黴類抗生素 ・巨環內酯類抗生素 ・胺基糖苷類抗生素等
抑制細菌複製 DNA	・奎諾酮類抗生素等

⊚ 細菌與病毒大不同

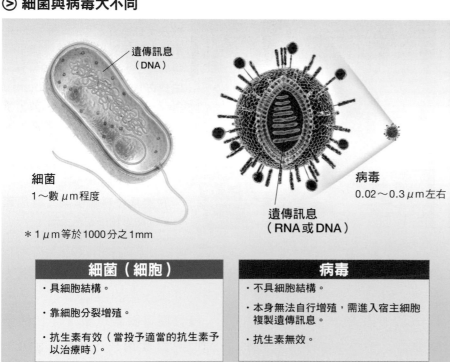

遺傳訊息（DNA）

細菌
1～數 μm程度

＊1 μm等於1000分之1mm

病毒
0.02～0.3 μm左右

遺傳訊息（RNA 或 DNA）

細菌（細胞）	病毒
・具細胞結構。 ・靠細胞分裂增殖。 ・抗生素有效（當投予適當的抗生素予以治療時）。	・不具細胞結構。 ・本身無法自行增殖，需進入宿主細胞複製遺傳訊息。 ・抗生素無效。

感冒大多是病毒引起的

當感冒去醫院就診時，有的醫生會開抗生素處方，有的患者會主動要求醫生開抗生素。然而八～九成的感冒其實是病毒所引起，此時服用殺細菌的抗生素基本上是無效的。感冒是一種感染症，可引發打噴嚏、流鼻涕、鼻塞、咽喉痛、頭痛、咳嗽、發燒等症狀。會引起感冒的病毒超過200種，其中包括冠狀病毒（coronavirus）和鼻病毒（rhinovirus）等。後文會談到的「抗病毒藥」，也都對它們無效。除了抑制咳嗽、流鼻水這種根據「對症療法」的藥物，可以說根本沒有感冒藥的存在。

大部分的感冒只需數天就能痊癒，不過有時也可能會發生鼻腔或喉嚨等細菌感染。日本神戶大學醫學研究科研究所岩田健太郎教授專門研究感染症，表示感冒大部分都會自然痊癒，不需要抗生素。當然也有「認為是感冒，其實是肺炎」的情形，這時根據醫生的判斷，可能就需要給予抗生素治療。感冒不應抱有「總之就先吃抗生素」、「以防萬一」的心態。

雖然細菌和病毒都是肉眼無法看見的微小病原體，但它們的結構和性質卻有極大差異。細菌是一種屬於「原核生物」的單細胞生物，具有由細胞壁和細胞膜所包裹的結構。與人類這樣的「真

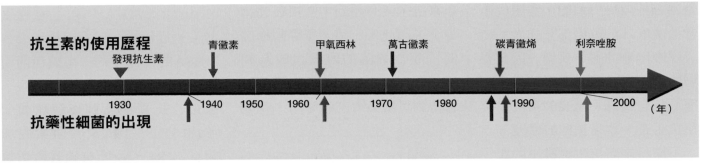

上排箭頭是主要抗生素在醫療現場開始使用的時期。下排則是以同色箭頭顯示對該抗生素具有抗性的細菌出現時期。1940年青黴素使用於醫療現場前，就已經出現對青黴素有抗性的細菌了！

核生物」不同，細菌沒有細胞核和粒線體（產生能量的小胞器），可透過細胞自我分裂繁殖。另外，細菌可從周圍環境中攝取營養以產生能量，也能根據DNA訊息合成蛋白質。大部分的細菌都只有幾個微米（1微米是1000分之1毫米）而已，可透過光學顯微鏡觀察。

反觀病毒並不具有細胞結構，只是一種由蛋白質形成的套膜包裹著紀錄有遺傳訊息的DNA和RNA的粒子。它無法自行繁殖和代謝，必須進入其他細胞（宿主細胞），借用該細胞複製DNA的機制來大量複製自身的遺傳訊息。另外，病毒也會讓宿主細胞製造形成病毒所需的「零件」，並且再次離開宿主細胞，繼續繁殖。一般病毒的大小約只有細菌的數百分之1到10分之1左右，通常用光學顯微鏡是觀察不到的。由於病毒具有這些特性，所以通常不認為是生物。

抗生素是透過抑制細胞分裂等方式來發揮作用。但是病毒並沒有細胞的基本機制，所以抗生素對其無效。

另外有稱之為「抗病毒藥」的藥物，針對各種病毒特有的組織進行狙擊。廣為人知的流感藥「克流感」（Tamiflu®）就是其中之一。

還有分別針對愛滋病毒、肝炎病毒等的有效藥物。由於病毒是借用宿主細胞的機制進行繁殖，很難只攻擊病毒而不會對人體細胞產生不良影響。到目前為止，雖已開發了各種抗生素，但相較之下，有效的抗病毒藥還很少。

再者，每種病毒之間的差異很大，因此並不存在可對廣泛病毒發揮作用的抗病毒藥物，基本上，對不同的病毒使用不同的藥物。此外，由於某些病毒容易發生突變，這也是讓防控病毒的對策更加困難的原因之一。

遭到濫用的抗生素

讀者到這裡應可了解，如果抗生素使用不當將毫無意義。不必要的濫用反而會導致「抗藥性細菌」蔓延，甚至有時會出現嚴重的副作用，後面還會對此詳細說

明。儘管如此，長久以來抗生素在醫療現場遭到濫用也是不爭的事實，代表例子就是「感冒使用抗生素」。

如前所述，八、九成的感冒是病毒引起的，或許有人會認為「那表示有一到兩成的機率是細菌引起的，先服用抗生素不是會比較好嗎？」對於這個疑問，岩田教授說明道：「幾乎沒有資料顯示，在未確定病因是病毒或細菌之前，使用抗生素可以改善感冒症狀或預防感冒惡化成肺炎。在幾乎沒有任何成效之下，反而會有腹瀉、腹痛、過敏等等副作用的風險。」

那麼，如果「實際上是肺炎呢？」岩田教授表示：「確實對醫生而言，要清楚分辨是感冒、支氣管炎或是肺炎，並非易事。可是他們會知道患者是不是需要立即使用抗生素。因此最好還是謹慎觀察狀況後再決定。」若能在次日和後天再次進行判斷，即可避免不必要的抗生素使用。

另外，如果一開始出現的是與感冒症狀類似的「急性會厭炎」（acute epiglottitis）※，則多數

※會厭（epiglottis）為一軟骨組織，位於舌頭後方與舌根相連，功能是在進食時蓋住呼吸道，防止食物和液體進入氣管。

是由細菌感染引起的。會厭炎是會造成喉部的會厭部分腫大，造成呼吸困難的嚴重疾病，因此要由醫生判斷是否立即用抗生素治療。只有在真正需要的情況下使用抗生素，才是正確的態度。

不僅日本有抗生素濫用問題，全世界也都面臨此嚴重問題。據岩田教授表示，歐美國家過去也常「使用抗生素治療感冒」，近年來已大幅改善。但在許多亞洲國家，即使沒有處方箋，也能輕易取得抗生素。

此外，現在全世界的農牧業也出現了大量使用抗生素的現象，數量甚至超過醫療用量。日本近年來抗生素有超過半數用在動物身上，因此牛、豬、雞等動物之間抗藥性細菌的傳播也成為問題。有人指出這些抗藥性很可能會傳到可感染人的病原菌。

不斷出現抗藥性細菌

抗藥性（耐藥性）細菌一如其名，能對藥物產生抗藥性（又稱耐藥性），是某些抗生素也無法對付的棘手病原體。例如「耐甲氧西林金黃色葡萄球菌」（MRSA）曾在日本造成嚴重的院內感染問題〔甲氧西林（methicillin）是一種抗生素〕。近年來在日本醫療現場，MRSA的檢出率約占金黃色葡萄球菌的一半。此外也陸續出現了像是「抗青黴素肺炎鏈球菌」（PRSP）、「抗萬古黴素腸球菌」（VRE）及「抗碳青黴烯類腸道菌」（CRE）等抗藥菌。

這種抗藥菌株造成的感染症無法以一般藥效的抗生素治療，必須使用其他藥物。近年也出現了不少對多種抗生素具有抗藥性的「多重抗藥性」細菌，例如「多重抗藥性鮑氏不動桿菌」（MDRA）、「廣泛性抗藥結核菌」（XDR-TB）等。

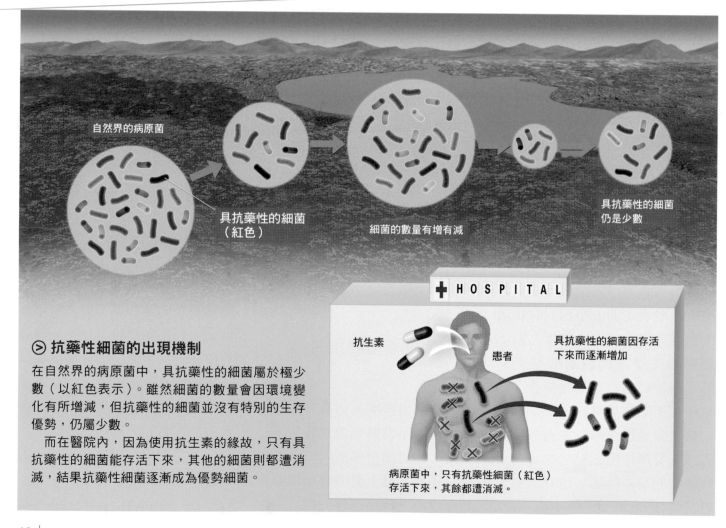

自然界的病原菌

具抗藥性的細菌（紅色）

細菌的數量有增有減

具抗藥性的細菌仍是少數

+ HOSPITAL

抗生素

患者

具抗藥性的細菌因存活下來而逐漸增加

病原菌中，只有抗藥性細菌（紅色）存活下來，其餘都遭消滅。

⊘ 抗藥性細菌的出現機制

在自然界的病原菌中，具抗藥性的細菌屬於極少數（以紅色表示）。雖然細菌的數量會因環境變化有所增減，但抗藥性的細菌並沒有特別的生存優勢，仍屬少數。

而在醫院內，因為使用抗生素的緣故，只有具抗藥性的細菌能存活下來，其他的細菌則都遭消滅，結果抗藥性細菌逐漸成為優勢細菌。

日本近畿大學醫院安全管理部感染對策室室長吉田耕一郎教授表示：「細菌的抗藥性機制大致分為三種。」第一種是產生可分解抗生素的酶。令人害怕的「NDM-1細菌」是一種大部分抗生素都對它無效的多重抗藥性細菌（MDROs），就屬於這類型；第二種是藉由自身改變被抗生素視為目標的蛋白質構形，來逃避藥物攻擊。日本常見的MRSA就是這類；第三種機制是阻止抗生素進入細菌內部，或將進入細胞內的抗生素排出。例如會引發免疫力低下患者罹患感染症的綠膿桿菌（*Pseudomonas aeruginosa*）就具有這種功能，所以抗生素對它幾乎沒作用。

細菌以極快的速度演化

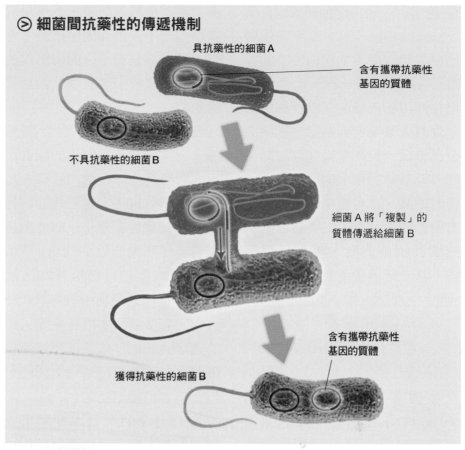

⊙ 細菌間抗藥性的傳遞機制

具抗藥性的細菌 A

含有攜帶抗藥性基因的質體

不具抗藥性的細菌 B

細菌 A 將「複製」的質體傳遞給細菌 B

含有攜帶抗藥性基因的質體

獲得抗藥性的細菌 B

人類和動物體內，當細菌彼此相遇時，會有「質體轉移」（環狀DNA）的現象（圖示將機制簡略）。此時若轉移的質體中攜帶抗藥性基因，則接受質體的細菌就會獲得抗藥性。

　為什麼會出現抗藥性細菌呢？
　細菌會因個體不同而有不同「個性」，所擁有的DNA遺傳訊息也會有些微差異，其中原本就有某些抗生素無法對其產生作用的細菌。細胞分裂之際，也會有一定機率發生DNA複製錯誤（突變），因此一直都有可能產生具有新「個性」的個體。不過這些都與抗生素的使用沒有直接關係。

　在自然界中，就算有具抗藥性的個體，但在沒有抗生素的環境中，它並不具有生存優勢，屬於少數。不過像在醫院這種頻繁使用抗生素的環境中，抗藥菌比起

一般個體具有壓倒性的優勢，變成只有抗藥菌生長，隨著一般個體的消失，抗藥菌的增殖將更為活躍。

　雖然上述原理與天擇（又稱自我選擇、自然淘汰）而造成的生物演化原理相同，但由於抗生素所存在的特殊環境及細菌世代交替週期快速等原因，也讓細菌能以難以置信的速度發展。因此，醫學現場在使用某些抗生素時，該藥物的抗藥菌也會很快出現。

　目前雖然已經開發出各種抗生素，但大多在開始使用後數年內，就會出現有抗藥性的抗藥菌。此外，醫院等場所會大量使

用多種抗生素，導致上述機制不斷重複，便出現了對多種藥物具有抗藥性的多重抗藥性細菌。

　抗藥性細菌的可怕之處，在於它們會將本身的特性擴散出去。大部分的細菌都含有稱為質體（plasmid）的小型環狀DNA，質體DNA可自我複製並在細菌間互相轉移傳遞。如果質體中含有會引起抗藥性的基因，就會在個體間不斷擴散，這種現象稱為「基因水平轉移」（horizontal gene transfer）。不同種類的細菌之間也會發生這種現象。

　不過即使是多重抗藥性細菌，致病力仍與原來的細菌相同，沒

有差別。金黃色葡萄球菌（Staphylococcus）是平常就棲息在人體皮膚的常居菌，不動桿菌（Acinetobacter）也是常出現在河川和土壤的弱毒性細菌。健康的人很少會因為這些細菌而罹患重病，但如果像住院這類免疫力低落的病患，即使致病力很弱的細菌，也可能會引發重病。吉田教授指出：「如果該細菌為抗藥性細菌的話，不但治療困難，甚至可能會危及性命。」

抗藥性細菌引發可怕的院內感染

英國著名經濟學家歐尼爾（Jim O'Neill，1957～）所彙整的報告指出，2013年因抗藥性細菌而死亡的人數約有70萬人。如果不能有妥善的因應措施，估計到2050年時，可能會飆升到1000萬人，超越現在的癌症死亡人數。日本有鑑於1980年代因MRSA的院內感染引發嚴重的社會問題，近年來許多醫院都不斷加強因應措施。然而，最近還是有不少因新出現的抗藥性細菌而引發嚴重院內感染的新聞。

根據2018年2月的新聞報導，日本福島縣郡山市的綜合南東北醫院發生一起院內感染，是由幾乎所有抗生素都無效的一種多重性抗藥性細菌——KPC型抗碳青黴烯類腸道菌（CRE）所引起。2017年12月已約有20人感染，其中因感染而引發肺炎的5人中，有2名原本因癌症等入院的老年人死亡。儘管這類抗藥性細菌在美國等地已是一大問題，但在日本仍屬罕見。

2018年8月，日本靜岡市立靜岡醫院及鹿兒島大學醫院相繼發生院內集體感染多重抗藥性鮑氏不動桿菌（MDRA）。MDRA是一種許多抗生素都無效的細菌，一旦感染發病，就不易治療。靜岡醫院中有4名住院患者感染MDRA，造成其中2位年長患者死亡。而鹿兒島大學醫院也有15名病患在院內感染MDRA或類似的細菌，包含未發病的病患在內，有8名病患死亡，其中3人的死亡應與感染抗藥性細菌有關。這15名病患幾乎都是在加護病房受到感染的。

除了歐美之外，MDRA在中國、東南亞等地也有越來越嚴重的趨勢，日本國內並不多見。只是一旦發生院內感染，就容易造成嚴重的問題。2009年到2010年，日本帝京大學醫院有62位病患感染了MDRA，造成39人死亡，其中12人可歸因於院內感染。

專門研擬院內感染對策的吉田教授說明：「在日本國內新發現的多重抗藥性細菌，很可能是從國外帶進來的，所以出現來自國外的新型多重抗藥性細菌，並不足為奇。不過最重要的是必須預先研擬因應對策。」若有在當地醫療機構住院接受治療的患者，返回國內並直接住院的情況，就必須評估抗藥性細菌的可能性，須小心應對。另外，一般健康的人即使感染抗藥性細菌，大多也不會發病，因此在不知不覺中可能就將抗藥性細菌帶進社區。

有鑑於這些情況，日本開始提出具體對策，並於2016年提出「抗藥性細菌對策行動計畫」，設立具體的數值目標（參見左表）。連畜產領域也設有目標值。例如在2014年，牛、羊、雞體內的大腸桿菌對於四環黴素的平均抗藥性為45％，到了

⊙ 日本公布的抗藥性細菌對策數值目標（節錄）

醫療用抗生素整體使用量	到2020年為止，削減至3分之2（相對於2013年）
口服抗生素的頭孢菌素類抗生素、奎諾酮類抗生素及巨環內酯抗生素的使用量	到2020年為止要減少一半（相對於2013年）
用於點滴和注射的抗生素使用量	到2020年為止要減少20%（相對於2013年）
肺炎球菌對青黴素的抗藥性比例	2014年：48%　→　2020年：15%以下
金黃色葡萄球菌對甲氧西林的抗藥性比例	2014年：51%　→　2020年：20%以下
大腸桿菌對奎諾酮類抗生素的抗藥性比例	2014年：45%　→　2020年：25%以下

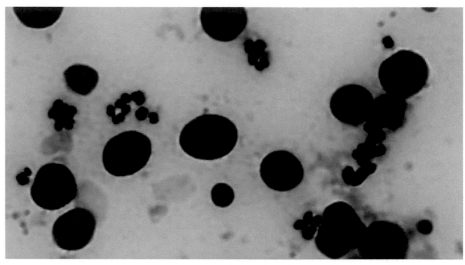

2020年要降到33％以下。

如前所述，到20世紀中期抗生素出現為止，細菌感染症已經奪去許多人的生命。如果所有抗生素都不起作用的抗藥性細菌蔓延的話，就表示我們又回到那個年代！再者，如果具有強烈致病力的細菌有了抗藥性，後果真是不堪設想！吉田教授擔心：「如果不採取積極的對應措施，最壞的情況也有可能發生。」

抗生素是與細菌對戰的王牌

圖中黑色小細胞就是「耐甲氧西林金黃色葡萄球菌」（MRSA），外觀上看來與一般細胞相同，較大的紅色細胞就是人體的紅血球。MRSA不只對甲氧西林在內的青黴素類抗生素，也對頭孢菌素類抗生素及碳青黴烯類抗生素等多種抗生素都具抗藥性。

患者如果沒有將醫生開立的抗生素服用完畢，擅自停藥或是將剩下的抗生素用在其他場合，都會助長抗藥性細菌的蔓延。只在真正需要的時候才有效使用，可以延緩抗藥性細菌的增加。為了活用每種抗生素，必須避免不當的使用方法。在日本國內，由於抗生素不當使用，進而傳播抗藥性細菌所引起的重症，如嚴重肺炎、腦膜炎、急性會厭炎等也無法用抗生素治療，甚至出現致命案例。

抗生素是藥，當然也會有副作用。專家指出，青黴素極易引起過敏症狀，頭孢菌素類抗生素也可能引發低血糖。此外，部分巨環內酯類抗生素（Macrolides）會對心臟有不良影響。岩田教授表示：「這些藥物本身並非不好。先不談感冒時開立抗生素處方的問題，可自行痊癒的急性鼻竇炎和支氣管炎等，動輒使用抗生素，這才是問題！」而另一方面，對於抗藥性細菌引起的感染症，有時又必須使用有副作用的藥物。

另外，抗生素的療效有時會帶來反效果。例如投予抗生素後，腸道益生菌也會同時受到攻擊。結果導致平常數量較少的細菌族群急速增殖，進而引起腹痛和腹瀉。像這類的症狀稱為「偽膜大腸結腸炎」（pseudomembranous colitis），常發生於頭孢菌素類抗生素。岩田教授表示：「如果認為對多種細菌都有效的抗生素就是好的抗生素，那就錯了！最重要的是能消滅鎖定的細菌。」人體平常就與各種細菌共存，如果突然殺死細菌，反而有害無益。

在醫院中，常有感冒患者主動要求醫生開立抗生素，為此而勉強開立抗生素處方的醫生據說也不少。患者會有這種要求，可能是基於過去感冒使用過抗生素的經驗，因而把感冒的自然痊癒錯認為「藥效」使然。對此，岩田教授說：「醫生也有責任向病人講明抗生素對感冒並無效用，反而可能有不好的影響。」

像這樣，儘管抗生素是優秀的藥物，但若使用不當，也可能引發各種問題。岩田教授強調：「抗生素是人類與可怕的細菌感染症對抗的王牌。如果有使用必要，也考量過副作用之後，才可適當運用抗生素。」

近幾年，製藥公司對新型抗生素的研發近於停滯，也有不少企業從該領域撤退。除了研發需要大量的時間和費用外，先進國家的治療重點也從細菌感染症轉移到癌症和生活習慣病，抗生素市場幾乎無利可圖。岩田教授表示：「我們必須繼續謹慎使用現有的抗生素資源。」正因如此，我們每個人都應該要有正確的抗生素知識。

胃腸藥

如何選擇胃腸藥？何種成分有效？

您是否有在腹痛時服用過黑色苦苦小藥丸的經驗呢？是否也曾藉由藥粉或保健食品來消除過量飲食所引起的腸胃不適呢？「胃腸藥」就是能有效消除胃腸等各種症狀的藥物。如何選擇適合的胃腸藥呢？再者，胃腸藥有各種不同的劑型，這又含有何種意義呢？

協助 ┊ **中島惠美**
┊ 日本慶應義塾大學名譽教授

許多我們很熟悉的胃腸藥，即使沒有處方箋也可以在市面上買到（即所謂的OTC藥品，指非處方藥），目的都是為了改善胃腸不適的症狀。

藥局架上擺滿各種不同的胃腸藥。翻開藥盒的背面，可以發現不同商品在成分上有些微的差異。究竟要如何選擇胃腸藥呢？詳知市售藥品的日本慶應義塾大學中島惠美名譽教授表示：「首先應確認自己的症狀，究竟是屬

於胃灼熱？還是消化不良？」雖然這兩種症狀都和胃有關，但基本上，對應方法卻完全相反。

胃灼熱的特徵是反胃和灼熱感。胃會分泌可分解食物和殺菌的胃酸，當胃酸從胃逆流到食道，造成食道黏膜受傷，就會出現胃灼熱，也可說是胃過度運動的表現。

而消化不良則是胃功能較弱的現象，特徵是在心窩附近會產生不適感。這是因為胃酸或和胃酸

一起消化食物的「消化酶」分泌量不足所引起的。

含有的成分又有何種效用？

接著選擇含有可對應該症狀的藥品（見下表）。胃腸藥的成分可略分為7種，有化學物質、藥草和活菌等不同性質。

對於胃灼熱的症狀，適合服用含有中和胃酸之「制酸成分」或

◉ 胃腸的主要症狀

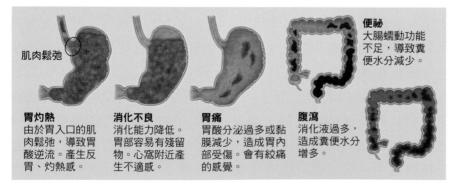

肌肉鬆弛

便祕
大腸蠕動功能不足，導致糞便水分減少。

胃灼熱
由於胃入口的肌肉鬆弛，導致胃酸逆流。產生反胃、灼熱感。

消化不良
消化能力降低。胃部容易有殘留物。心窩附近產生不適感。

胃痛
胃酸分泌過多或黏膜減少，造成胃內部受傷。會有絞痛的感覺。

腹瀉
消化液過多，造成糞便水分增多。

圖示分別是胃部的三種主要症狀及腸部的兩種主要症狀。再者，便祕和腹瀉各有不同類型，引起的原因也很多，例如生活習慣、壓力或藥物等。圖中僅顯示便祕中大多因不良生活習慣所引起的「直腸性便祕」，和因為暴飲暴食導致的「腸道運動失調性腹瀉」。

◉ 胃腸藥的主要成分

成分分類（效果）	成分代表名稱
制酸成分（中和胃酸）	氧化鎂、矽酸鋁鎂等
H₂阻斷劑（抑制胃酸的分泌）	法莫替丁（Famotidine）、雷尼替丁（Ranitidine）等
消化成分（促進消化）	高峰澱粉酶（Tak-diastase）、去氧熊膽酸（Ursodeoxycholic Acid）等
生藥（促進消化液分泌）	薑黃、當藥、桂皮、龍膽花等
鎮痛、解痙成分	東莨菪萃取物（scopolia extracts）、莨菪鹼（Hyoscine）等
生菌成分（整腸）	雙岐桿菌、乳酸球菌、酪酸菌等
胃黏膜修復、保護成分	硫糖鋁（Sucralfate）、尿囊素鋁（Allantoin）等

胃腸藥的主要7種成分及其代表實例。

抑制胃酸分泌之「H₂-阻斷劑」（H₂-blocker）的胃腸藥。H₂阻斷劑的功能是抑制分泌胃酸的細胞打開「開關」。

隨著胃灼熱發生，通常也容易引起胃痛。因此也可以服用含有「鎮痛、解痙成分」的胃腸藥。所謂解痙是指抑制副交感神經的作用，以使胃部活動減弱，解除胃部痙攣。

而消化不良則可以服用含有「消化成分」，或來自中藥植物等「生藥」之胃腸藥。據表示，生藥特有的味道和氣味能促進胃酸和唾液大量分泌。

中島名譽教授說：「有的胃腸藥可以同時含有對消化不良有效的生藥，和對胃灼熱有效的制酸成分。」這是因為胃酸分泌過多也可能會引起消化不良。當分泌過多的胃酸流到十二指腸時，大腦會有所感知，減少胃酸的分泌，結果造成胃的活動力減弱。

有的藥物服用後可以「立即止瀉」？

要改善腹瀉和便祕等腸症狀，可以服用含有活比菲德氏菌（Bifidobacterium，又稱雙岐桿菌）等「生菌成分」的胃腸藥。這些生菌具有抑制大腸菌繁殖等整腸的效果。

「止瀉藥」和「便祕藥」的效果剛好相反。通常止瀉必須抑制腸運動，使糞便水分減少；而要解決便祕，則須促進腸運動，增加糞便水分。

讀者應該也有過這種經驗，雖然很想上廁所，但一時之間沒法方便如廁，只好藉助能「立即止瀉」的藥物。為什麼這種藥物可以立即見效呢？

中島名譽教授解釋：「關鍵之一就是取決於藥物的溶解難易程度。」將藥物成分包裹在糯米紙般可食薄膜的「膜劑」，或製成藥片的「口溶錠」（orally-disintegrating tablet，ODT），都會在口腔中快速溶於唾液，而溶解後的藥物，只需1～5分鐘就可以通過胃部到達腸部。

藥物的劑型具有何種意義呢？

即使相同成分的藥品，有時會以多種不同的劑型販售。依據中島名譽教授的說法，這是考量到使用者是否易於服用。例如無法接受粉狀藥粉的人，可選擇顆粒較大的「顆粒劑」（granules）。顆粒劑能馬上溶解在水中，不易殘留在口中。對不會吞藥錠的兒童來說，顆粒劑較易服用。

藥的劑型也與效果有關。例如，需要送至腸道的藥物成分容易被酸分解時，就必須使用酸所不易溶解的物質來包裹該藥物成分，這樣一來，在送到腸道之前，就可以保護該成分不致遭胃酸分解。

胃腸藥對解酒也有效？

也有不少人會在喝酒前後服用胃腸藥和保健飲料。有的胃腸藥含有肝臟代謝酒精所需的維生素或胺基酸。

酒精會傷害胃黏膜（刺激胃黏膜），造成胃痛。如果事先服用的胃腸藥，含有可以覆蓋黏膜、

⊙ 有幾種藥物劑型？

裸錠、糖（膜）衣錠
沒有膜衣的藥錠就是裸錠。根據膜衣的不同，可製成胃部不易溶解的「腸溶錠」和帶有甜味的「糖衣錠」。

軟膠囊、硬膠囊
胃腸藥中較少見。利用無味的膠囊包裹，即使藥不好聞，也不會造成排斥感，服用方便。

藥丸
製成球狀，較容易吞服。主要是為了方便吞服「生藥」之用。

散劑、顆粒劑
相較於藥錠和膠囊，因顆粒較小，易溶於水。有的顆粒劑外面也會包一層膜衣。

膜劑
使用吸水性佳的薄膜，在口中可以溶於唾液中。即使不喝水也可服用。

口服液劑
因為是液體，人體吸收速度快。其中也含歸類為醫藥部外品或食品的保健飲料。

具代表性的 6 種藥物形狀（劑型）。

促進黏膜再生的「胃黏膜保護、修復成分」，則可避免胃部受到過度刺激。

薑黃（Curcuma longa）也是消除宿醉有名的生藥之一。有實驗結果顯示，薑黃的黃色色素——薑黃素（curcumin）具有提高肝臟細胞功能的作用。中島名譽教授指出：「但是不論是否有服用胃腸藥，酒精對內臟所施加的負擔其實是一樣的。」

市售的胃腸藥基本上只有緩和症狀的作用，中島名譽教授補充說：「如果找不到適合的藥物，或症狀一再發生，建議還是諮詢醫生或藥劑師。」 🪐

不是真藥卻能產生效果的「安慰劑效應」，機制是什麼？

利用大鼠再現安慰劑效應，進而闡明部分大腦機制

讓患者服用應該不具療效的「偽藥」卻能產生療效的「安慰劑效應」（placebo effect），在醫療現場雖然時有耳聞，但詳細機制仍然不明。2018年5月11日，日本理化學研究所生命機能科學研究中心的團隊宣布，成功以大鼠重現安慰劑效應，並發現這與大腦內「前額葉皮質」中的某種蛋白質有關。

協助 崔 翼龍
日本理化學研究所生命機能科學研究中心組長

應該不具療效的「偽藥」（安慰劑），若相信是真的藥物且服用，有時也能產生療效。這種現象稱為「安慰劑效應」（或稱偽藥效應）。從以往的研究得知，這與高層次腦功能相關的「前額葉皮質」之神經活動增加，以及腦中分泌的神經傳導物質（神經元之間傳遞訊息的物質）「內源性類鴉片物質」（endogenous opioid）有關。不過只以人類的臨床資料，難以詳細闡明其機制。

期待感活化了抑制疼痛的功能

日本理化學研究所生命機能科學研究中心崔翼龍博士的研究團隊，使用稱為「巴夫洛夫條件制約」（Pavlovian conditioning，又稱古典制約反應）的手法，利用大鼠成功再現安慰劑效應。

首先，將大鼠腰部延伸至後腿的部分神經以絲線捆綁，使大鼠處於對痛覺過度反應的狀態。這時只要用棍棒戳碰大鼠後腿，大鼠就會縮起後腿。這是為了讓大鼠對平時感受不到的微弱刺激也能感到疼痛。崔博士等人持續4天對大鼠注射止痛劑後再以棍棒刺激後腿。之後將止痛劑替換成「偽藥」的生理食鹽水，並進行相同的實驗。

實驗結果顯示，25隻大鼠中，有9隻在注射偽藥後即使有棍棒刺激，後腿也沒有做出縮起腿的動作。剩餘的16隻中，半數對刺激的反應遲鈍，半數則是維持原本對刺激出現過度反應的狀態。崔博士等人

⊙ 相信偽藥的機制

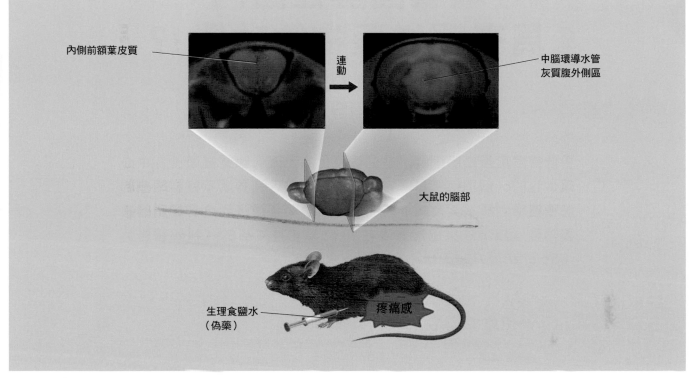

內側前額葉皮質

連動

中腦環導水管
灰質腹外側區

大鼠的腦部

生理食鹽水
（偽藥）

疼痛感

以正子斷層造影（PET）觀察注射生理食鹽水（偽藥）後產生「安慰劑效應」的大鼠腦部。給予偽藥後，首先活化了與期待感相關的內側前額葉皮質（左上照片），接著因與內側前額葉皮質活動連動，使得與抑制痛覺有關的中腦環導水管灰質腹外側區的神經活動也變得活躍（右上照片）。

說明：「大鼠因重複體驗『接受注射後疼痛會消失』，進而學習到疼痛消失的『條件』（巴夫洛夫條件制約）。結果一部分的大鼠只憑藉對注射的期待感就能產生止痛效果（安慰劑效應）。」

再者，若是以「正子斷層造影」（positron emission tomography，PET）觀察大鼠腦部，發現產生安慰劑效應個體的腦中，稱為「內側前額葉皮質」（medial Prefrontal Cortex，mPFC）區域的神經活動有增加的現象。這個位置在人腦中是與「期待感」及「預測」相關的區域。實驗也發現與抑制疼痛感相關的「中腦環導水管灰質腹外側區」（ventrolateral periaqueductal gray，VIPAG）及內側前額葉皮質的活動是連動的（上圖）。

另一方面，對內側前額葉皮質似乎沒有運作的大鼠進行相同實驗，結果都沒有出現安慰劑效應。「μ型類鴉片受體」（mu opioid receptor）這類與神經傳導物質相關之蛋白質的運作若受到抑制，也不會出現安慰劑效應。

活用安慰劑效應，提高藥物療效

崔博士表示：「這些實驗結果顯示在安慰劑效應中，內側前額葉皮質的μ型類鴉片受體扮演重要角色，並將訊息傳遞至中腦環導水管灰質腹外側區，進而控制痛覺。」

研究團隊今後方向是同時納入基因工程技術，闡明安慰劑效應機制的全貌。希望未來能活用安慰劑效應，間接達到提升療效及減少藥量的目標。

壞膽固醇在體內
具有運送藥物的功能!?

在體內,部分藥物會與
壞膽固醇結合

「低密度脂蛋白膽固醇」是動脈硬化的元兇,也是健康檢查中必須檢查的一個項目。科學家發現,一般給人強烈「不好」印象的這種壞膽固醇,其實有能將體內吸收的藥物運送到全身細胞的重要功能,該項成果已經發表在2017年4月4日的《科學報告》(Scientific Reports)上。

協助

高田龍平
日本東京大學醫學部附屬醫院
藥劑部講師

山梨義英
日本東京大學醫學部附屬醫院
藥劑部助理教授

提到壞膽固醇,一般知道的是它為動脈硬化的主要危險因子,但是它又有將脂肪運送到全身細胞的重要功能。日本東京大學醫學部附屬醫院藥劑部的高田龍平講師及山梨義英助理教授等人,發現了壞膽固醇的另一項重要功能。

藥物傳遞到細胞的
途徑不只一個!

低密度脂蛋白(low-density lipoprotein,LDL)是一種球狀物質,富含「膽固醇」,這類物質的表面為「磷脂質」(phospholipid)和「脂蛋白」(lipoprotein)包覆,直徑約數十奈米(1奈米為百萬分之1毫米)。已知LDL存在於血液中,經由「LDL受體」為細胞所攝取。另一方面,一般認為藥物等成分是隨著血液在全身循環,透過各細胞表面的「開孔」(transporter,運輸蛋白),傳遞到細胞內部。

高田講師等人將小鼠投予藥物,並抽取血液中的LDL,調查其成分。結果除了檢測出膽固醇,還有大量的藥物成分。高田講師等人進一步讓小鼠喪失LDL受體功能,並檢測所投予之藥物在血中的濃度,發現該濃度並沒有減少,因為部分的藥物會隨著LDL一起被細胞吸收。這顯示LDL不只會運輸脂肪,也會運輸藥物到細胞。

壞膽固醇的數量多寡,
也會影響藥物效力

高田講師說:「並不是藥物

⊙ 在體內移動的藥物

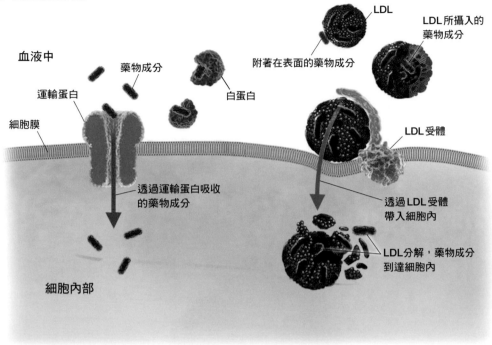

血液中藥物輸送機制。藥物可以單獨透過運輸蛋白為細胞所吸收，但若是與「白蛋白」等蛋白質結合時，就無法通過運輸蛋白。與LDL結合的藥物，是經由LDL受體為細胞所吸收。藥物成分究竟是附著於LDL，還是存於LDL內部，目前還不清楚。

都會與LDL結合。這次實驗所使用的42種藥物，大多數是『難溶於水的藥物』。」不過也並非難溶於水的藥物就一定會與LDL結合，因此目前還不太清楚藥物是如何與LDL結合的。

這次成果對於考量藥效非常重要。在LDL濃度高的人中，也有LDL受體功能遲鈍的人。這些人如果服用的藥物與LDL容易結合，則藥物在血液中的濃度可能會變高，藥效即有可能變強。雖然沒有檢測具體的效果差異，但是

目前已了解像「Ticlopidine」（中文名利血達）這類可以使血液暢通的藥物，容易與LDL結合。

再者，接受診斷的人數少，患者數就少，但以日本人來說，約數百人中就有1人有遺傳性LDL濃度過高的現象。這類患者需要定期接受治療，將血液中的LDL「過濾」出來。不過，治療期間若是罹患其他疾病，於治療前服用了容易與LDL結合的藥物，那麼藥物成分也會與LDL一起遭到去除，這點要特別

留意。

LDL具有運送藥物的功能，這點也顯示出因LDL濃度的不同，也可能造成藥效變差或過強的情形。這次的研究成果或許可作為日後新型藥物開發或考慮藥物處方時的重要資訊之一。　　　　　🪐

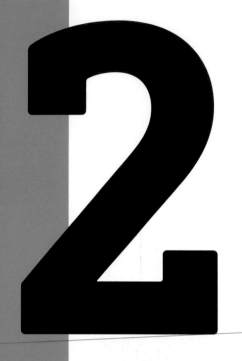

2

新藥的研發世界

根據醫藥界的說法，要推出一個處方藥（醫療用醫藥品），研發時間約需15～20年，研發費用平均超過800億日圓（約台幣224億元）。儘管全世界有多達數百家製藥企業傾全力研究，但現在全世界每年核准的新藥數量，也只不過是15～20種。為什麼研發新藥會如此艱難呢？在第2章，讓我們來一窺深奧的新藥研發世界！

52. 了解疾病的成因

54. 尋找「藥的種子」

56. 減少副作用 ①～②

60. 新藥開發流程

64. 抗體醫藥品

66. 精準化醫療

68. 使用iPS細胞研發新藥

70. 未來的新藥研發科學

74. 開發中的新藥

76. Topics 癌症基因組醫療

84. Column4 癌症病毒療法接近實用化

86. Column5 利用藥物喚起沉睡的記憶

88. Column6 利用「虛擬心臟」預測藥物的副作用

監修　掛谷秀昭　協助　奥野恭史／片岡一則／小林 修／杉山雄一／中畑龍俊／後藤功一／山本昇／野村 洋／藤堂具紀／岡田純一

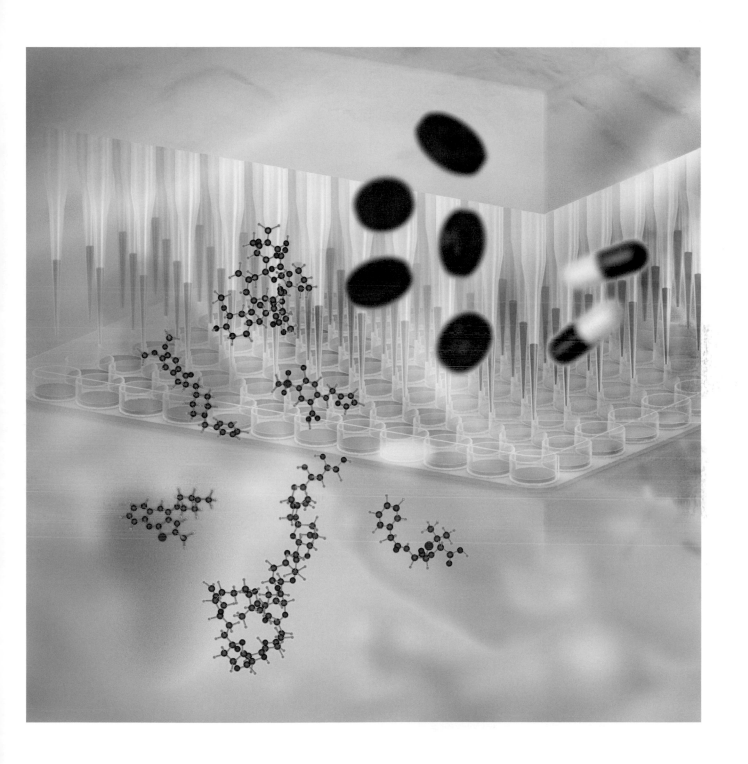

揭露罹病原因之後
才展開新藥開發的工作

在 研製藥物之前，首先必須了解疾病的成因。若是不知道流行性感冒（以下簡稱流感）的病因，就無法找到治療的對策。

流感是「流感病毒」在氣管等細胞內增殖引起的。因此，研究者認為藉由抑制與病毒增殖相關的蛋白質作用，即可緩和流感症狀。**目前日本所許可**的藥物，可抑制與病毒增殖相關的三種蛋白質作用。

第一種是抑制病毒「M2」蛋白質作用的藥物（A，M2 protein inhibitor）。病毒在將

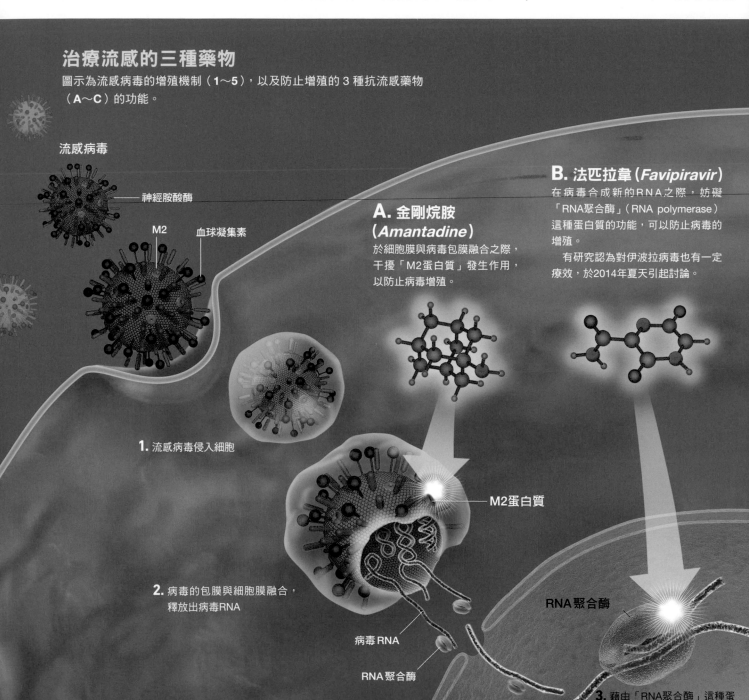

治療流感的三種藥物

圖示為流感病毒的增殖機制（1～5），以及防止增殖的 3 種抗流感藥物（A～C）的功能。

流感病毒

神經胺酸酶

M2

血球凝集素

A. 金剛烷胺（Amantadine）

於細胞膜與病毒包膜融合之際，干擾「M2蛋白質」發生作用，以防止病毒增殖。

B. 法匹拉韋（Favipiravir）

在病毒合成新的RNA之際，妨礙「RNA聚合酶」（RNA polymerase）這種蛋白質的功能，可以防止病毒的增殖。

有研究認為對伊波拉病毒也有一定療效，於2014年夏天引起討論。

1. 流感病毒侵入細胞

M2蛋白質

2. 病毒的包膜與細胞膜融合，釋放出病毒RNA

RNA聚合酶

病毒RNA

RNA聚合酶

核

3. 藉由「RNA聚合酶」這種蛋白質，合成出新的病毒RNA

載有遺傳訊息分子（RNA）釋放到細胞內時，必須使用M2離子通道蛋白質。藉由干擾M2蛋白質就可以阻礙病毒的增殖。

第二個是干擾合成新的病毒RNA所需之蛋白質作用的藥物（**B**，RNA polymerase inhibitor）。藉由藥物讓病毒無法製造出新的RNA，就能抑制病毒增殖了。

第三個是抑制病毒跑到細胞外所需的蛋白質功能，以防止病毒增殖（**C**，Neuraminidase inhibitor）。「克流感®（Tamiflu®）（Oseltamivir）」跟「瑞樂沙（Relenza®）（Zanamivir）」這兩種藥就具有這種功能。

探索疾病原因以找出標靶蛋白質的「病理學」和「藥理學」，與新藥研發有不可分割的關係。

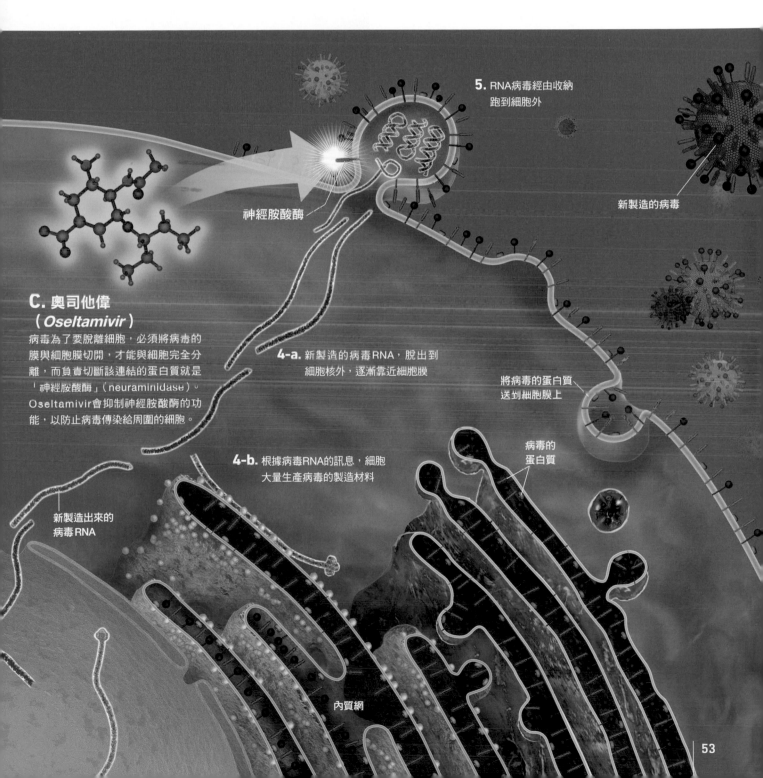

5. RNA病毒經由收納跑到細胞外

新製造的病毒

神經胺酸酶

C. 奧司他偉
（*Oseltamivir*）
病毒為了要脫離細胞，必須將病毒的膜與細胞膜切開，才能與細胞完全分離，而負責切斷該連結的蛋白質就是「神經胺酸酶」（neuraminidase）。Oseltamivir會抑制神經胺酸酶的功能，以防止病毒傳染給周圍的細胞。

4-a. 新製造的病毒RNA，脫出到細胞核外，逐漸靠近細胞膜

4-b. 根據病毒RNA的訊息，細胞大量生產病毒的製造材料

將病毒的蛋白質送到細胞膜上

病毒的蛋白質

新製造出來的病毒RNA

內質網

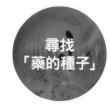

從數百萬種物質之中找出「藥的種子」

藥與作為標的（標靶）的蛋白質是「鑰匙」與「鎖孔」的關係。因此，只要決定了作為標的蛋白質，接下來就去尋找可密合嵌入蛋白質中的化合物（鑰匙）。

為了尋找可作為鑰匙基礎的化合物（藥的種子），全世界各製藥公司都擁有蒐集**高達數百萬種化合物的「化合物庫」**（chemical library），這是由蒐集了人工合成之化合物的「合成化合物庫」（1），和蒐集了從植物、細菌、蕈類、黴菌等天然物中所發現之化合物的「天然化合物庫」（2）所組成。

從這些琳琅滿目的化合物中，每次只取出1個，跟做為標靶的蛋白質放在相同溶液中混合，就能檢測各化合物與蛋白質結合的強度（是否具有鑰匙的功能）。現在該作業幾乎都已自動化，進行速度非常快。**一個星期大約可以檢查數萬種化合物。篩檢出候選物的作業稱為「高通量篩選法」（high-throughput screening，HTS）**（3）。藥物種子就這樣找出來了。在尋找的過程中，近年來，結合化學和生物學領域的「化學生物學」（chemical biology）也十分活躍。

使用超級電腦精密預測「鎖孔」形狀

在使用超級電腦精密預測「鎖孔」形狀的同時，電腦上造出蛋白質3維構形，模擬（推測）化合物與蛋白質結合程度的研究也在如火如荼進行中。類似這樣的研究即稱為「電腦化生物學」（in silico biology），「in silico」就是「使用電腦」（on a computer chip）的意思，強調使用電腦做實驗。

最近使用日本理化學研究所的超級電腦「京」，企圖精密預測蛋白質的分子結構、細胞內蛋白質活動的研究也方興未艾。藉此能以極高速度判別更好的藥物分子構形，研究者認為，可大幅降低新藥研發的時間和成本。

在廣大的沙漠中尋找一粒金沙

圖示為「高通量篩選法」（3），乃從以下兩藏庫所蒐羅的資料中，以超高速度搜尋藥物種子。兩藏庫分別是蒐集人工合成之化合物的「合成化合物庫」（1），以及蒐集天然物中所發現之化合物的「天然化合物庫」（2）。

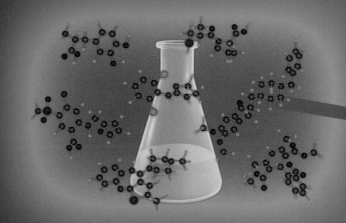

1. 合成化合物庫

蒐集經由人工合成，呈現各種分子結構之化合物的資料庫。現在用所謂「組合化學」（combinatorial chemistry）的手法，可合成大量的化合物。

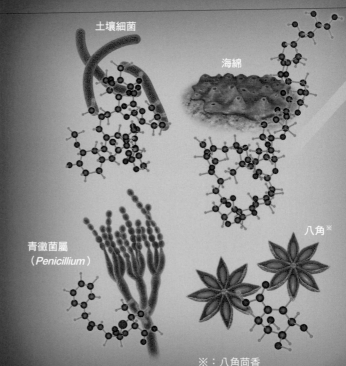

土壤細菌

海綿

青黴菌屬（*Penicillium*）

八角※

※：八角茴香（*Illicium verum*）的種子

2. 天然化合物庫

匯集了從植物或細菌等天然物中所發現，且呈各種分子結構之化合物的資料庫。一般而言，天然物的分子構形都非常複雜。現在從源自天然物的化合物製成的藥物占40%。再者，最近也在進行研究「利用合成天然化合物的酶群，以人工方式來合成天然化合物」。

舉例來說，2011年衛采製藥公司推出的抗癌劑「Eribulin」（商標名Halaven®，中文名賀樂維），主要就是以「軟海綿素B」（halichondrin B）為基礎製成的，這是從海洋原始生物「海綿」中所發現的複雜化合物。

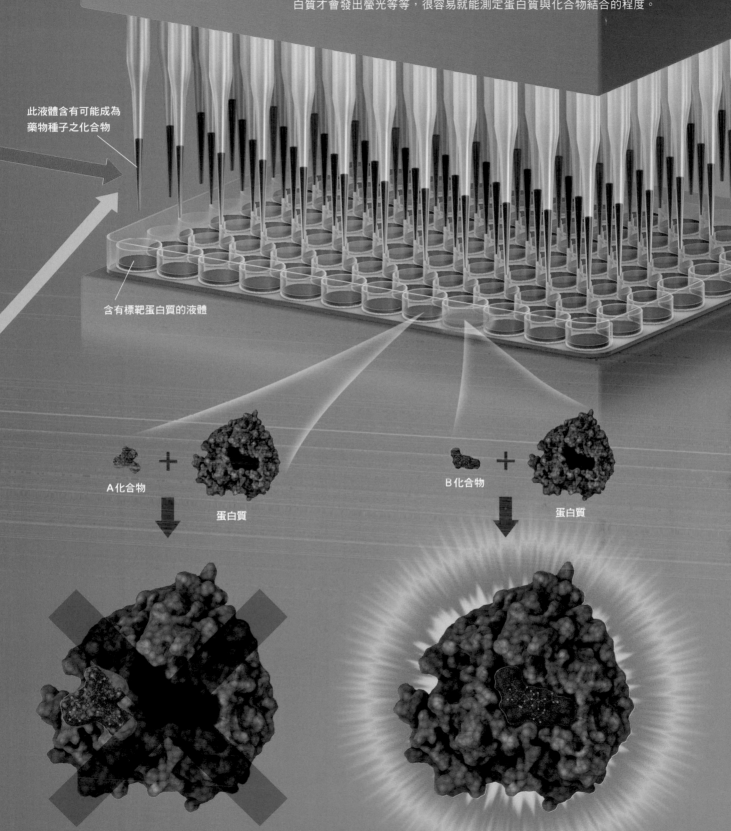

3. 高通量篩選法（HTS）

使用機器人，從種類龐大的化合物中篩選出藥物種子的技術。圖中所示為一次檢查96種化合物的情形。上面液體分別含有不同的化合物，下面液體則含有標靶蛋白質。

確認化合物與蛋白質是否結合的方法有很多，例如，只有與化合物結合的蛋白質才會發出螢光等等，很容易就能測定蛋白質與化合物結合的程度。

此液體含有可能成為藥物種子之化合物

含有標靶蛋白質的液體

A化合物　＋　蛋白質

B化合物　＋　蛋白質

A化合物無法順利插入「鎖孔」（蛋白質的口袋結構），就無法成為藥物種子。

B化合物可順利插入「鎖孔」（蛋白質的口袋結構），因此B化合物成為藥物種子，就可以進行下一階段的工作。

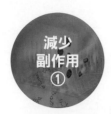
設計只讓患部發生作用的藥物

就算利用高通量篩選法找到藥物種子，也無法直接製成藥物。為了抑制副作用，還得下更大的工夫才行。

一提到副作用強的藥物，最先想到的可能就是「抗癌劑」。**抗癌劑通常具有抑制癌細胞增殖，或減緩癌組織成長的功能。**例如，就一直以來是抗癌劑藥物的「5-氟尿嘧啶」（fluorouracil，5-FU）來說，該藥成分會進入細胞核，抑制DNA製造DNA副本（複製）的過程，或干擾從DNA製造RNA（轉錄）的過程，能讓癌細胞死亡。

但如第8頁所言，基本上藥物會擴及全身。因此，像這樣的抗癌劑也會抑制癌細胞以外的正常細胞增殖。結果，就會出現腹瀉、掉髮、貧血等等副作用。

那應該怎麼做才能讓藥劑僅對癌細胞發生作用呢？下面我們以「Capecitabine」（商品名Xeloda®，中文名截瘤達）為例，來認識它是如何抗癌的。**Capecitabine原本的構形並不具備抑制細胞增殖的作用。**服用後在消化道為小腸所吸收的Capecitabine，經由肝臟酶轉化為「去氧氟尿苷」（doxifluridine，5-dFUR）（1），但此時仍然未具備抑制細胞增殖的功能。

去氧氟尿苷進入癌細胞內部，遭致癌細胞中大量存在的酶轉化為「5-氟尿嘧啶，5-FU」（2）。於是才開始出現抑制細胞增殖的效果（3）。在癌細胞以外的細胞中，因為5-FU的構形幾乎不會發生變化，故可以減少副作用。

像這樣，其分子在體內發生變化後才顯現藥效的藥物稱為「前驅藥物」（prodrug）。抗流感藥「Oseltamivir」（商品名Tamiflu®，中文名克流感）和解熱鎮痛藥物「Loxoprofen」（商品名Loxonin®，中文名樂松）也都是前驅藥物。

1. 在肝臟完成第1次「變身」
抗癌劑「Capecitabine」原本並不具備殺死癌細胞的作用（細胞毒性）。然而經消化道吸收之後，首先在肝臟轉化為化合物「去氧氟尿苷」。而去氧氟尿苷也還是不具有細胞毒性。

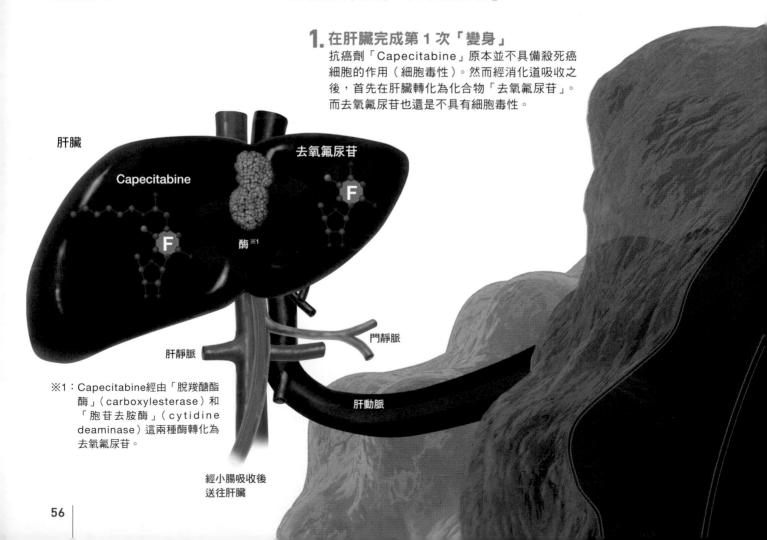

肝臟

Capecitabine

去氧氟尿苷

F

酶※1

F

肝靜脈

門靜脈

肝動脈

※1：Capecitabine經由「脫羧醣酯酶」（carboxylesterase）和「胞苷去胺酶」（cytidine deaminase）這兩種酶轉化為去氧氟尿苷。

經小腸吸收後送往肝臟

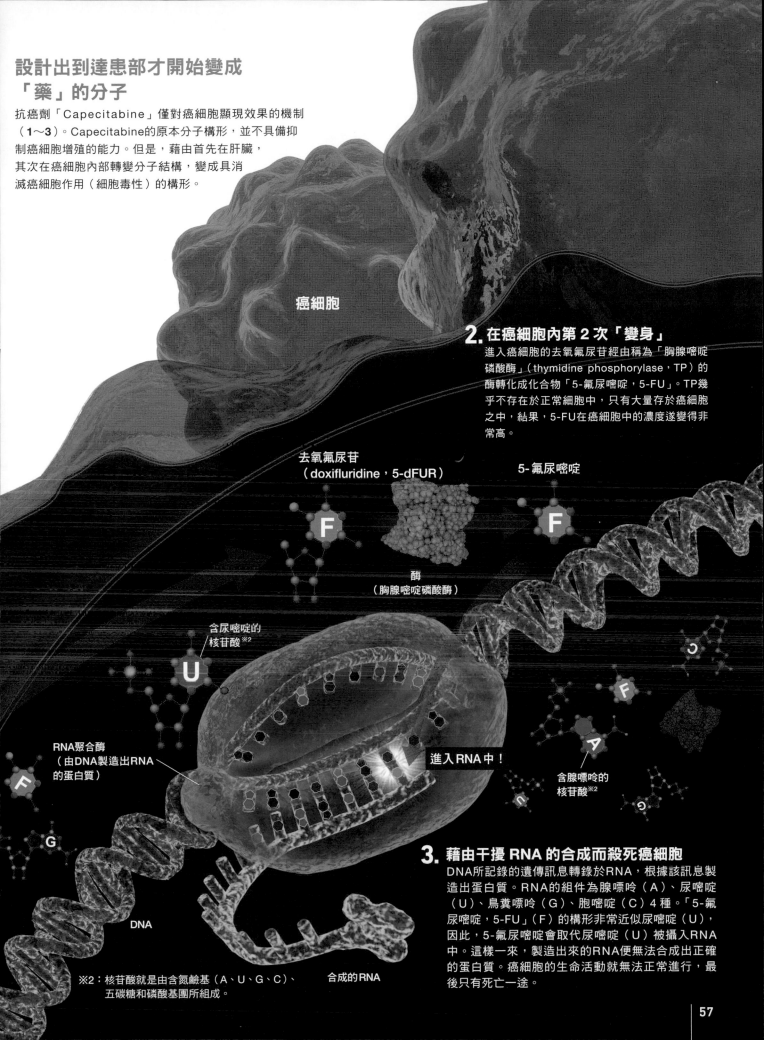

設計出到達患部才開始變成「藥」的分子

抗癌劑「Capecitabine」僅對癌細胞顯現效果的機制
（1～3）。Capecitabine的原本分子構形，並不具備抑
制癌細胞增殖的能力。但是，藉由首先在肝臟，
其次在癌細胞內部轉變分子結構，變成具消
滅癌細胞作用（細胞毒性）的構形。

癌細胞

2. 在癌細胞內第 2 次「變身」

進入癌細胞的去氧氟尿苷經由稱為「胸腺嘧啶
磷酸酶」（thymidine phosphorylase，TP）的
酶轉化成化合物「5-氟尿嘧啶，5-FU」。TP幾
乎不存在於正常細胞中，只有大量存於癌細胞
之中，結果，5-FU在癌細胞中的濃度遂變得非
常高。

去氧氟尿苷
（doxifluridine，5-dFUR）

5- 氟尿嘧啶

酶
（胸腺嘧啶磷酸酶）

含尿嘧啶的
核苷酸[※2]

RNA聚合酶
（由DNA製造出RNA
的蛋白質）

進入RNA中！

含腺嘌呤的
核苷酸[※2]

DNA

合成的RNA

3. 藉由干擾 RNA 的合成而殺死癌細胞

DNA所記錄的遺傳訊息轉錄於RNA，根據該訊息製
造出蛋白質。RNA的組件為腺嘌呤（A）、尿嘧啶
（U）、鳥糞嘌呤（G）、胞嘧啶（C）4 種。「5-氟
尿嘧啶，5-FU」（F）的構形非常近似尿嘧啶（U），
因此，5-氟尿嘧啶會取代尿嘧啶（U）被攝入RNA
中。這樣一來，製造出來的RNA便無法合成出正確
的蛋白質。癌細胞的生命活動就無法正常進行，最
後只有死亡一途。

※2：核苷酸就是由含氮鹼基（A、U、G、C）、
　　　五碳糖和磷酸基團所組成。

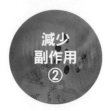

減少
副作用
②

將抗癌劑裝在奈米膠囊中送到癌細胞

另外還有與「前驅藥物」完全不同，企圖減低副作用的做法。就是**將抗癌藥劑封裝在極微小的容器「奈米膠囊」**（nanocapsule，見右下圖）**內，讓藥劑只會抵達癌細胞。** 像這樣，將藥物只送到目標組織的方法稱為「藥物輸送系統」（drug delivery system，DDS）。

為什麼把藥物封入膠囊中，就可以將它送到癌細胞呢？血管是由所謂的內皮細胞（endothelial cell）所構成。**在相鄰的內皮細胞間，開著小孔讓養分和氧氣往來傳遞。** 藥物便是透過該小孔抵達細胞的。

但是，這也是副作用會出現的原因。因為只有抗癌劑能穿過縫隙，使得抗癌劑也會進入正常的細胞，結果副作用就出現了。所以必須使用膠囊來封裝抗癌劑，當整體的體積變大，裝有抗癌劑的膠囊便無法穿過縫隙。抗癌劑無法到達細胞，就不會產生副作用。

另一方面，**癌細胞有一個特徵就是周圍血管的縫隙很大。因此，膠囊會從癌細胞周圍的血管漏出，就可以使抗癌劑只送到癌細胞之處。**

將來，也會研發出使用奈米膠囊的基因治療

這個方法一方面可以盡量抑制副作用，另一方面又可以進行抗癌劑的投藥。此外，也可以藉由設計讓藥物慢慢從膠囊釋出（緩釋劑型），以減少投藥的次數。

再者，最近不僅將抗癌劑裝在膠囊中，同時還從事「核酸製劑」的研究（詳見第72頁），將核酸（DNA和RNA）裝在膠囊中，運送到目標器官以進行治療。

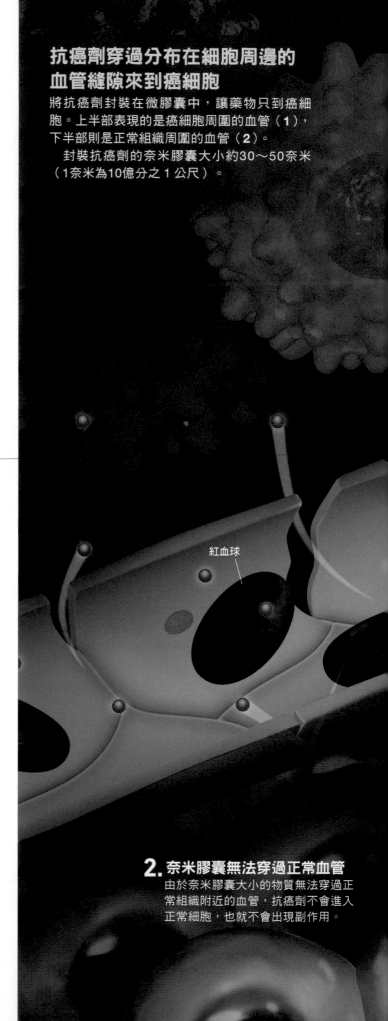

抗癌劑穿過分布在細胞周邊的血管縫隙來到癌細胞

將抗癌劑封裝在微膠囊中，讓藥物只到癌細胞。上半部表現的是癌細胞周圍的血管（**1**），下半部則是正常組織周圍的血管（**2**）。

封裝抗癌劑的奈米膠囊大小約30～50奈米（1奈米為10億分之1公尺）。

紅血球

2. 奈米膠囊無法穿過正常血管
由於奈米膠囊大小的物質無法穿過正常組織附近的血管，抗癌劑不會進入正常細胞，也就不會出現副作用。

1. 只會將抗癌劑送到癌細胞的奈米膠囊

癌組織周圍的血管，相鄰的血管內皮細胞之間縫隙很大，因此奈米膠囊可穿過血管。

穿過血管的奈米膠囊遭癌細胞膜包裹並侵入細胞內部。由於膜所包圍的細胞內部呈酸性，奈米膠囊遭到破壞，便釋出抗癌劑。

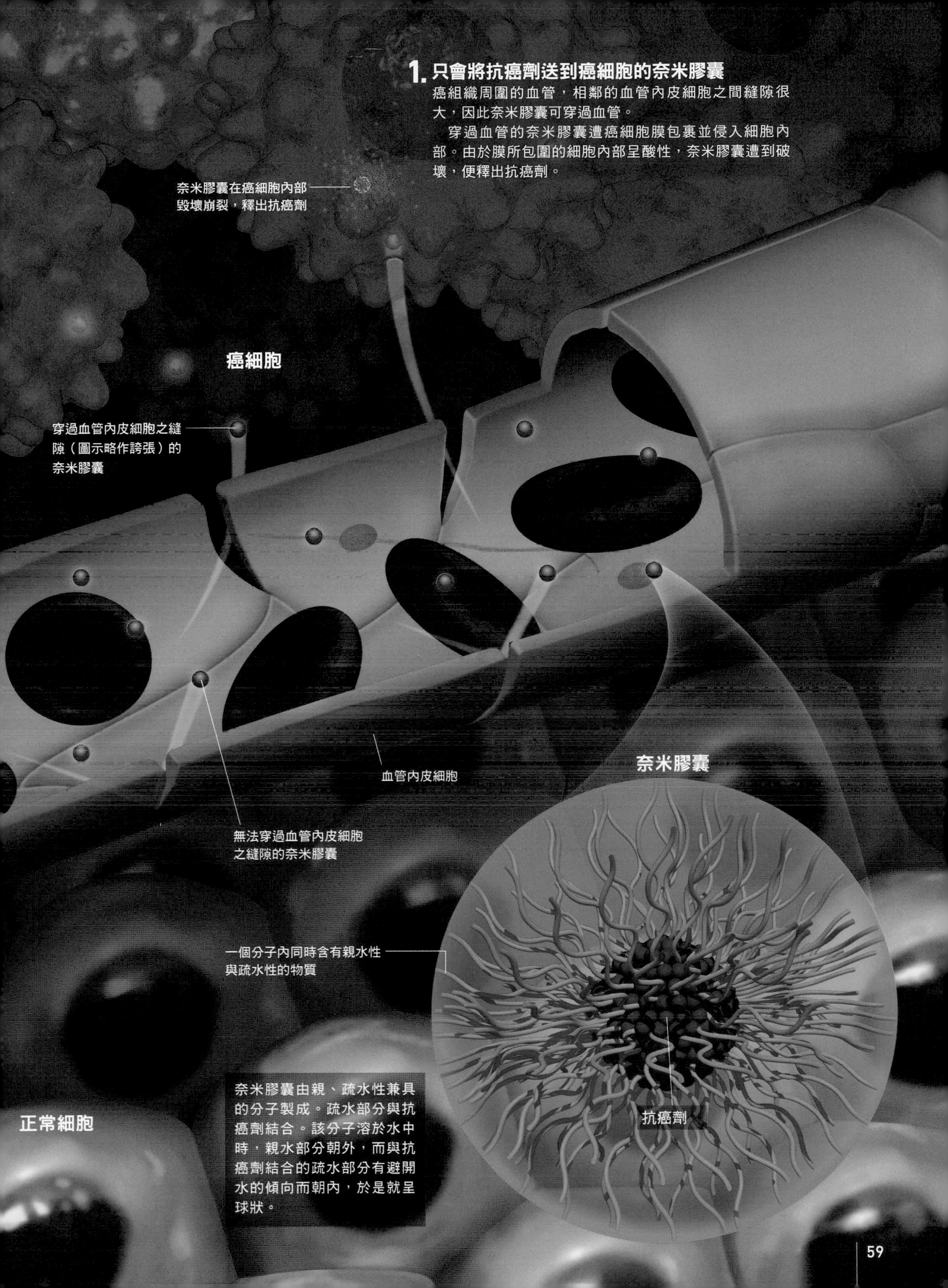

奈米膠囊在癌細胞內部毀壞崩裂，釋出抗癌劑

癌細胞

穿過血管內皮細胞之縫隙（圖示略作誇張）的奈米膠囊

無法穿過血管內皮細胞之縫隙的奈米膠囊

血管內皮細胞

奈米膠囊

一個分子內同時含有親水性與疏水性的物質

奈米膠囊由親、疏水性兼具的分子製成。疏水部分與抗癌劑結合。該分子溶於水中時，親水部分朝外，而與抗癌劑結合的疏水部分有避開水的傾向而朝內，於是就呈球狀。

正常細胞

抗癌劑

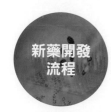

到達臨床試驗階段的「藥物種子」，僅8％最後能製成新藥

讓我們假設從前面的研究，終於獲得可成為「藥物種子」的化合物。但該化合物到能夠成為醫藥品推出上市，中間還有很漫長的路要走。

臨床試驗可分為三個階段

開發出來的化合物首先會使用小鼠、狗等動物進行「安全性試驗」（毒性試驗），或是測試藥物在體內如何循環。這一類的試驗稱為「非臨床試驗」。

在此一階段確認安全性沒有問題之後，就可以進行**「臨床試驗」，驗證對人體是否也能顯示相同藥效，有無副作用。**臨床試驗分為3個階段，分別是第一期（phase I，又稱第一相試驗）、第二期（phase II）、第三期（phase III）。

第一期臨床試驗是以健康的成人為對象，從極少量開始，逐漸增加化合物的投藥量，以檢視安全性。其次在第二期臨床試驗，以數十名的輕度患者為對象，針對有

研發新藥的流程

這裡將第 2 章的研發新藥流程做個整理。從闡明疾病成因、決定好標靶蛋白質之後到完成新藥為止，大約需要15～20年的時間，以及數百兆日圓的費用。

1～2年

3～7年

3～5年

3～5年

2～3年

申請許可
若經認定比過去的藥物都優異，就會獲許可為新藥。

臨床試驗
對健康的成人及患者投予候選醫藥品。

非臨床試驗
使用動物的安全性評估，檢測是否有毒性、藥物依賴性、致癌性等問題。

化合物的最適化（完成候選醫藥品）
（見第56頁）

探索藥物種子（見第54頁）

制定標的（見第52頁）

效性和安全性、作用機制的確認、投藥量等進行檢測。而在最後開發階段的第三期臨床試驗，則對數百名甚至超過千名的患者，進行更仔細的有效性和安全性確認。

經過這樣的臨床試驗後，再精密檢視是否優於市面上的藥物，該結果若獲得相關單位（例如衛福部）的許可，就能夠上市了。

左下係將研發新藥的流程彙整成表。各位應該可以知道，從「探討疾病成因」開始，經過非臨床試驗、臨床試驗到最終目標「獲得主管機關許可」，是一條多麼漫長的路！

就算已經上市，仍然不能掉以輕心

醫藥品已經實際讓患者使用之後，仍須進行「銷售後試驗」（post-marketing trial）的調查。這是為了持續評估新藥上市後的藥效和安全評估（與預想的效果一樣嗎？有無預料之外的副作用？），也稱為「第四期臨床試驗」或「第四相試驗」（phase IV）。

因為即使已有1000人進行過臨床試驗，且未出現重大的副作用，但還是不能排除1萬人中有1人出現重大副作用的可能性。另外，就像第1章所介紹的，多種藥物一起服用或是藥與食物併用，也可能會有想像不到的相互作用而出現嚴重副作用。雖然上市前一定已經做過嚴謹縝密的檢測，但像這樣的危險性還是不能完全排除，所以銷售後試驗非常重要。

事實上，也有因該項檢測

已進行臨床試驗的化合物汰選比例

出處：Kola I and Landis J. Nat Rev Drug Discov. 2004 3(8):711-5.

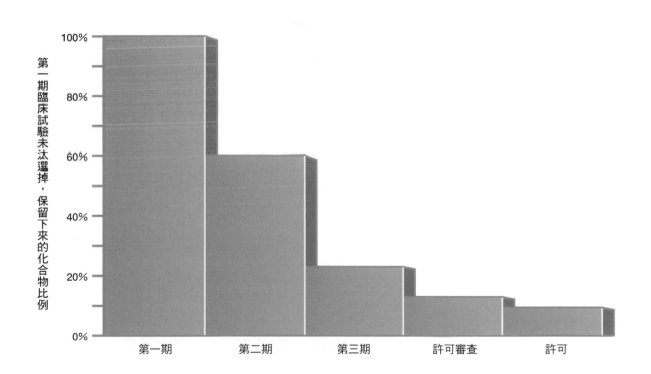

各國所開發已達臨床試驗階段的「藥物種子」，可移到下一期試驗的汰選比例。從第一期到第二期的臨床試驗大約是40％，第二期到第三期也差不多汰選掉60％，最後能成為藥物的，只不過是初期受試化合物的8％左右而已。

而發現預料之外的副作用，最後終止醫藥品銷售。舉例來說，治療水痘帶狀疱疹病毒（varicella-zoster virus）的抗病毒藥物「索利夫定」（sorivudine）1993年在日本上市。但後來有多起報告顯示，索利夫定與抗癌劑「5-氟尿嘧啶」（見第56頁）同時投藥，會出現白血球減少的嚴重副作用，甚至可能致死。銷售索利夫定的日本商事公司接受該報告的事實，自主將索利夫定全面下架。

研發新藥的大半成本都投在臨床試驗

第61頁下表顯示通過非臨床試驗，進入第一期臨床試驗的化合物，在每一期臨床試驗的汰選比例。從表中可以得知，**隨著各臨床試驗階段的進行，大部分化合物都遭汰選，最終只有約8％的化合物可以成為藥品。** 雖然已經從龐大數量的化合物中篩選出「藥物種子」了，但實際能成為醫藥品的只是其中的極少數。

臨床試驗須耗費很長的時間和龐大的費用。整個新藥研發過程的成本，有大半耗費在臨床試驗階段。換句話說，若能減少臨床試驗汰選所刷掉的化合物，就能減少整個新藥研發所耗費的時間與成本。因此，現今也在研究「微劑量探索性臨床試驗」（microdose exploratory clinical trials）如何在臨床試驗前進行。

微劑量探索性臨床試驗以不出現藥物作用為前提，將不超過投藥量的100分之1極少量化合物投予健康的成人，檢測該化合物在體內如何循環及排泄的試驗。 此優點是投藥量非常少，因此幾乎不會出現副作用。

日本理化學研究所的杉山雄一特聘研究員，即專門研究微劑量探索性臨床試驗，他表示：「今後，我們希望透過與製藥企業合作，利用此方法讓進入第一期臨床試驗的化合物，獲許可為醫藥品的成功機率提高到30％。」

有世界各國可使用，而日本不能使用的藥物嗎？

「藥物延遲」（drug lag）是指各國可開始使用新藥的時間有差異，台灣和日本一樣，與其他國家相較有新藥許可較慢的傾向。

舉例來說，2010年許可的醫藥品，從第一期臨床試驗到獲得許可上市所需的平均時間，美國是0.9年、英國是1.2年、德國是1.3年、日本是4.7年，而根據數據統計，台灣從提出臨床試驗申請到第三期臨床試驗結束需時5年，更別提還要加上排隊等批准許可上市的時間了。日本是已開發國家中，新藥上市延遲時間很長的國家，主要原因是「臨床試驗開始期較慢」、「臨床試驗所耗費的時間較長」。

發生「藥物延遲」的日本國內外之臨床試驗

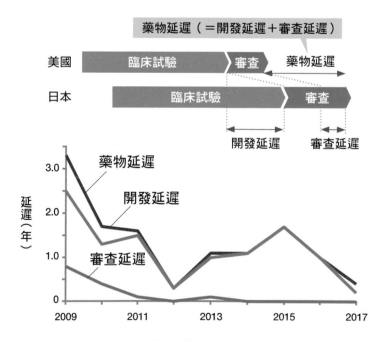

藥物延遲（＝開發延遲＋審查延遲）

美國　臨床試驗　審查　藥物延遲

日本　臨床試驗　審查

開發延遲　　審查延遲

延遲（年）
3.0　藥物延遲
　　　開發延遲
2.0
1.0　審查延遲
0
2009　2011　2013　2015　2017

※：延遲的數值是根據日本獨立行政法人醫藥品醫療機器綜合機構（PMDA）的試算結果

日本含有效成分的新醫藥品，與美國相較，其審查開始期差異（開發延遲）、審查期間差（審查延遲）以及合計（藥物延遲）的推移。近年，審查延遲的問題幾乎解決了，但開發延遲的問題仍然存在。

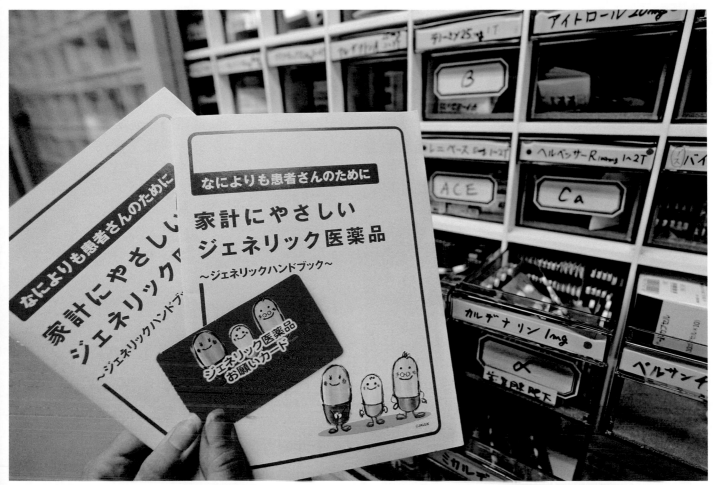

解說學名藥的「學名藥手冊」和「學名藥請求卡」。在日本藥局等處出示這些卡片，就表示希望給予學名藥。

因此，現在日本積極參與多國同時進行臨床試驗的「國際共同臨床試驗」，嘗試在新藥研發與申請許可方面與海外同步進行。利用這種方式可讓日本的臨床試驗開始期提早。此外，因為進行臨床試驗審查的人員數量增加，還具有可望縮短許可審查時間的優點。

「學名藥」的優缺點

所謂學名藥是指原廠藥的專利權到期後，其他合格藥廠依原廠藥申請專利時所公開的資訊，製造相同化學成分藥品。跟原廠藥相較，因為少了開發費用，具有藥價比原廠藥便宜許多的優點。製藥公司也針對學名藥的有效性進行了各種試驗，只有那些經認定與原廠藥一樣有效的藥物，才會為日本勞動省（相當於衛福部）批准為學名藥品。

不過另一方面，學名藥也有必須注意的事項。若單看學名藥的內容，有效成分確實跟原廠藥相同，不過也有其他成分並不相同的情形。如第 8 頁所言，藥的成分並不僅是有效成分，還有各種讓藥劑穩定、改善藥劑味道的添加物。而這些添加物也都有專利，假如這些添加物的專利尚未過期，其他藥廠就不能使用相同的添加物。結果，可能造成藥劑的吸收量、藥效的開始時間等都有所改變。事實上，曾經有成為學名藥後出現過敏反應的例子，也有報告指出變更為學名藥後藥效變差的例子。

當然，也有變更為學名藥後，藥效跟原廠藥一般優異的藥物。不過，像抗癌劑、抗心律不整藥這類藥效很強的藥物，即使可以變更為學名藥，也必須先跟醫師和藥劑師諮詢後再決定是否改用學名藥。

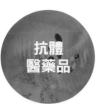

狙擊癌細胞的新藥

現在正持續以新的概念研發醫藥品，陸續展開新世代型的新藥研發和治療。接下來讓我們來認識未來的醫療樣態。

典型的新型藥物就是「**抗體藥物**」。「抗體」（antibody）是與排除來自外界的病原體，和病毒「免疫系統」相關的蛋白質。抗體會根據成為標的之蛋白質※的不同，而有不同的種類，能夠「辨識」應該正確

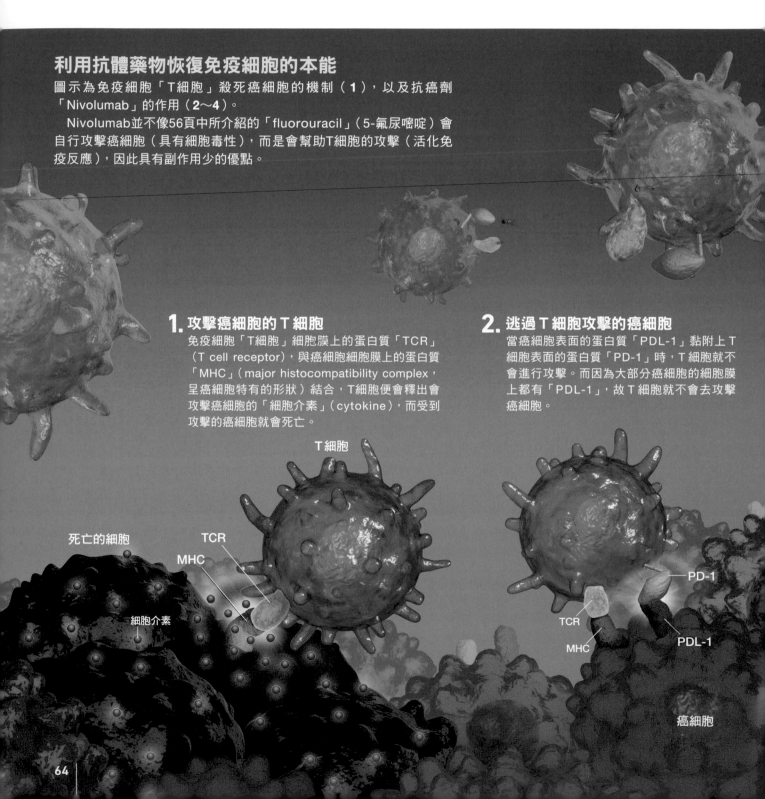

利用抗體藥物恢復免疫細胞的本能

圖示為免疫細胞「T細胞」殺死癌細胞的機制（1），以及抗癌劑「Nivolumab」的作用（2～4）。

Nivolumab並不像56頁中所介紹的「fluorouracil」（5-氟尿嘧啶）會自行攻擊癌細胞（具有細胞毒性），而是會幫助T細胞的攻擊（活化免疫反應），因此具有副作用少的優點。

1. 攻擊癌細胞的 T 細胞

免疫細胞「T細胞」細胞膜上的蛋白質「TCR」（T cell receptor），與癌細胞細胞膜上的蛋白質「MHC」（major histocompatibility complex，呈癌細胞特有的形狀）結合，T細胞便會釋出會攻擊癌細胞的「細胞介素」（cytokine），而受到攻擊的癌細胞就會死亡。

2. 逃過 T 細胞攻擊的癌細胞

當癌細胞表面的蛋白質「PDL-1」黏附上T細胞表面的蛋白質「PD-1」時，T細胞就不會進行攻擊。而因為大部分癌細胞的細胞膜上都有「PDL-1」，故 T 細胞就不會去攻擊癌細胞。

T細胞

死亡的細胞

TCR

MHC

細胞介素

PD-1

TCR

MHC

PDL-1

癌細胞

結合的對象。

　善加利用此特徵的藥物就是「抗體藥物」。舉例來說，**製造出以癌細胞特有蛋白質為標靶的抗體，將它當成藥投到體內，藥物就只會到達癌細胞。**

　2014年，日本的小野藥品工業公司推出新藥，是針對在皮膚等部位之「惡性黑色素瘤」（malignant melanoma）的抗癌劑「Nivolumab」（商品名Opdivo®）。該藥物並非以癌細胞為標的，而是與免疫細胞「T細胞」表面的蛋白質「PD-1」結合的抗體。

　Nivolumab與PD-1結合能夠激發T細胞的活性，促使它攻擊癌細胞（1～4）。因為

Nivolumab的機制並非直接攻擊癌細胞，而是促使免疫反應更為活躍，並且間接攻擊癌細胞，對正常細胞完全無害，換句話說，它具有副作用較少的優點。

※：正確地說，是蛋白質片段（抗原表位，epitope）。

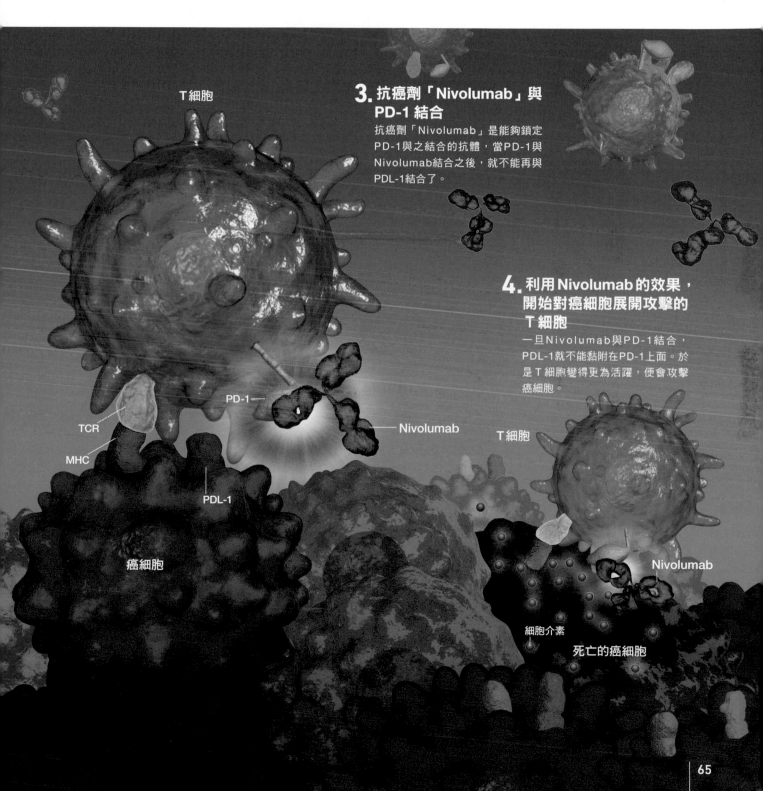

T細胞

3. 抗癌劑「Nivolumab」與PD-1結合

抗癌劑「Nivolumab」是能夠鎖定PD-1與之結合的抗體，當PD-1與Nivolumab結合之後，就不能再與PDL-1結合了。

4. 利用Nivolumab的效果，開始對癌細胞展開攻擊的T細胞

一旦Nivolumab與PD-1結合，PDL-1就不能黏附在PD-1上面。於是T細胞變得更為活躍，便會攻擊癌細胞。

PD-1

Nivolumab

TCR

MHC

PDL-1

T細胞

癌細胞

Nivolumab

細胞介素

死亡的癌細胞

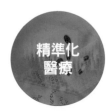
提供適合每個人的「精準化醫療」

每個人的個性都不同，而藥效也會有個體差異。**產生這種個體差異的祕密就隱藏在我們的「生命設計圖」——DNA（去氧核糖核酸）。**DNA的訊息是以鹼基這樣的「字母」記錄，有「A」（腺嘌呤）、「T」（胸腺嘧啶）、「G」（鳥糞嘌呤）、「C」（胞嘧啶）4種。這4種鹼基的順序排列（鹼基序列）就是遺傳訊息，其差異造就出每個人不同的個性。

每個人有多達30億的鹼基序列，即使是相同的基因（DNA記錄蛋白質之「設計訊息」的部分），不同的人有時會出現有一個鹼基不同的情形。這種一個鹼基的差異稱為**「SNPs」（single nucleotide polymorphisms，單一核苷酸多態性，抑或是稱之為單一核苷酸變異）。**

SNPs對根據該基因製造出

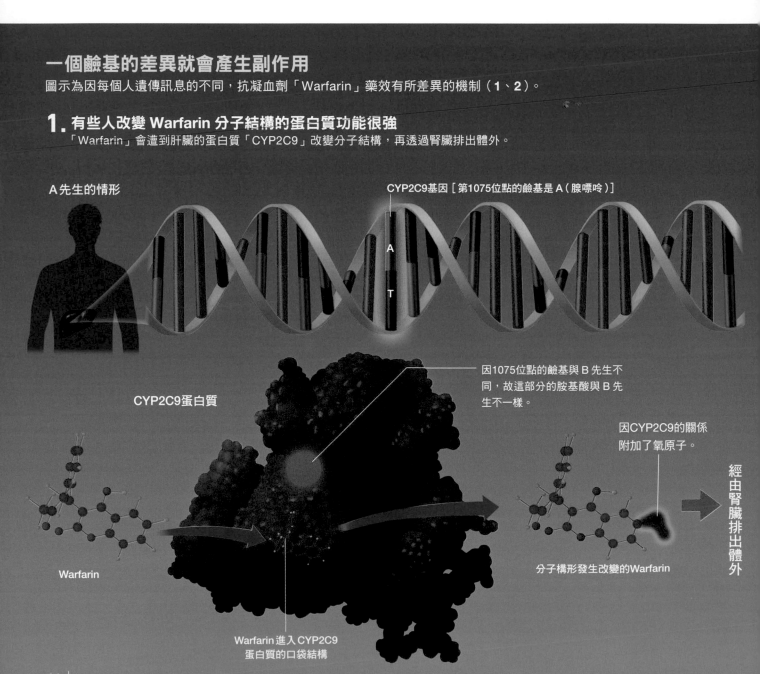

一個鹼基的差異就會產生副作用

圖示為因每個人遺傳訊息的不同，抗凝血劑「Warfarin」藥效有所差異的機制（1、2）。

1. 有些人改變 Warfarin 分子結構的蛋白質功能很強

「Warfarin」會遭到肝臟的蛋白質「CYP2C9」改變分子結構，再透過腎臟排出體外。

A先生的情形

CYP2C9基因［第1075位點的鹼基是A（腺嘌呤）］

A
T

CYP2C9蛋白質

因1075位點的鹼基與B先生不同，故這部分的胺基酸與B先生不一樣。

因CYP2C9的關係附加了氧原子。

Warfarin

分子構形發生改變的Warfarin

經由腎臟排出體外

Warfarin 進入 CYP2C9
蛋白質的口袋結構

來的蛋白質作用有奇妙的影響，而該影響與藥效、副作用等都有相關。接著，我們將於下文藉心肌梗塞患者所使用的藥物「Warfarin」（商品名 Warfarin®，中文名華法林）來說明。

配合每個人的基因決定投藥方式

肝臟酶「CYP2C9」會改變 Warfarin 的分子構形而使 Warfarin喪失藥效，排出體外

（1）。**有些人的「CYP2C9」基因不太一樣**，功能稍弱，於是 Warfarin的分子構形沒有被改變（長時間維持藥效），會長時間殘留在體內（2）。這個藥是讓血液不容易凝固的藥，所以一旦發生出血狀況，就會出現很難止血的副作用。

因此，在投予 Warfarin 前，必須事先檢視患者的基因訊息，對於符合狀況 2 的患者，可採行減少投藥量的措施，以降低副作用的危險性。

像這樣，**檢視每一個人的遺傳訊息，根據遺傳訊息來預測藥效程度、副作用，以及所應投予的藥劑量，因而特稱為「精準化醫療」**（tailor-made medicine，又稱personalized medicine、precision medicine，個人化醫療）。如今，特別是在癌症治療方面，都會根據每個人的遺傳訊息來決定治療方針，應該投予什麼樣的抗癌劑、投藥量等等。

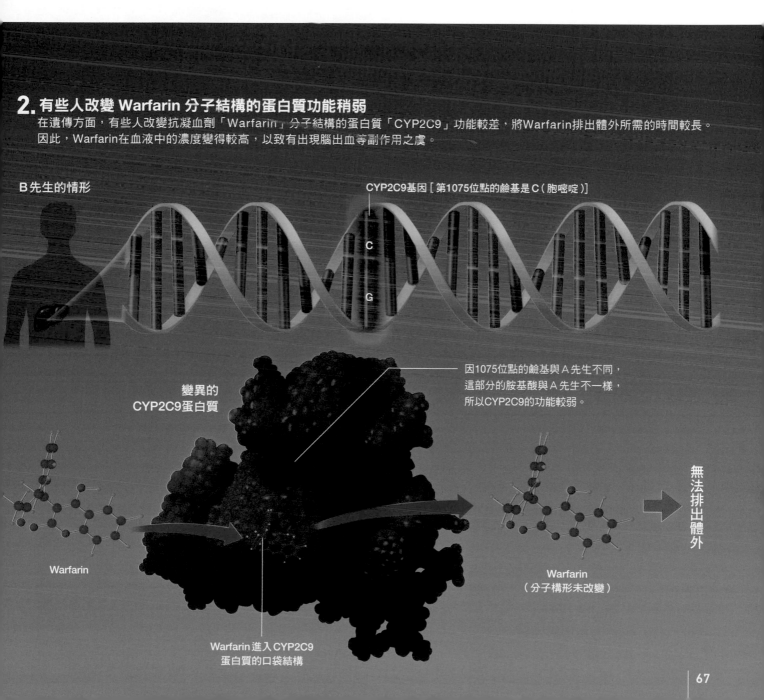

2. 有些人改變 Warfarin 分子結構的蛋白質功能稍弱

在遺傳方面，有些人改變抗凝血劑「Warfarin」分子結構的蛋白質「CYP2C9」功能較差，將Warfarin排出體外所需的時間較長。因此，Warfarin在血液中的濃度變得較高，以致有出現腦出血等副作用之虞。

B先生的情形

CYP2C9基因［第1075位點的鹼基是 C（胞嘧啶）］

C
G

變異的 CYP2C9蛋白質

因1075位點的鹼基與 A 先生不同，這部分的胺基酸與 A 先生不一樣，所以CYP2C9的功能較弱。

Warfarin

Warfarin 進入 CYP2C9 蛋白質的口袋結構

Warfarin（分子構形未改變）

無法排出體外

iPS細胞為新藥研發科學帶來歷史性轉變

日本京都大學山中伸彌教授榮獲2012年的諾貝爾生理醫學獎，他製作的「iPS細胞」推翻了以往對於研發新藥的認知。所謂iPS細胞（Induced pluripotent stem cell）就是「具有可轉變成身體所有細胞（可分化）的能力」，以及用人工操作的方式恢復高增殖能力的細胞。使用iPS細胞來研發新藥究竟是什麼樣的方法？以下用阿茲海默症的治療藥物研發為例予以說明，讓大家能有所了解。

以前為了尋找對阿茲海默症具有療效的藥物，會使用顯現出與阿茲海默症類似狀態的老鼠來進行實驗。為什麼要用老鼠呢？因為我們無法實際取出患者的腦神經細胞。不過，實驗室的老鼠能否真的再現患者的症狀，誰也沒有把握。此外，**就算是發現對老鼠有藥效的化合物，大部分對人類可能都無效。**

另一方面，使用iPS細胞的新藥研究步驟如下。首先，採集阿茲海默症患者的皮膚細胞或血液細胞，製造出iPS細胞。**給予iPS細胞刺激，使之能分化成腦神經細胞。如此一來，就能獲得與阿茲海默症患者的神經細胞顯示相同特徵的神經細胞。**iPS細胞幾乎具有可無限增殖的能力，於是便獲得了大量的神經細胞。換句話說，**之前絕對無法拿到的患者神經細胞，終於能用在實驗中了。**

▍陸續製作出針對許多疾病的iPS細胞

在山中教授擔任所長的京都大學iPS細胞研究所中，有從帕金森氏症（Parkinson's disease）[1]、肌萎縮性脊髓側索硬化症（ALS，俗稱漸凍人）[2]、第1型糖尿病等許多難治疾病的患者身上採集來的皮膚細胞、血液細胞，利用這些細胞製成iPS細胞，可望對新藥研發有所助益。使用iPS細胞的新藥研發腳步，將來勢必更為積極活躍。

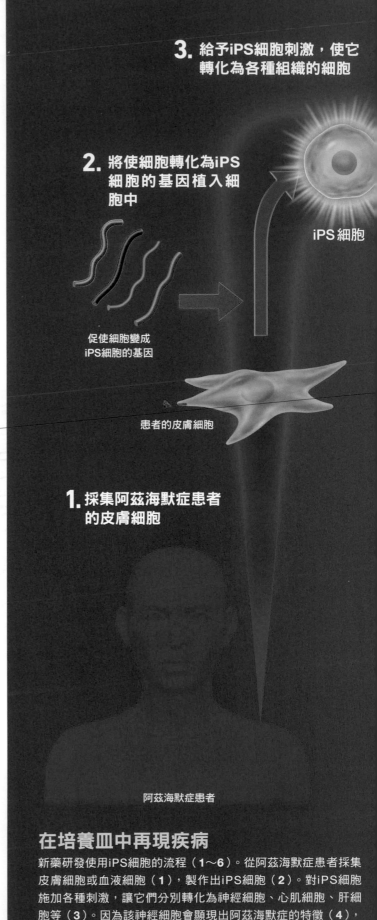

3. 給予iPS細胞刺激，使它轉化為各種組織的細胞

2. 將使細胞轉化為iPS細胞的基因植入細胞中

iPS 細胞

促使細胞變成
iPS細胞的基因

患者的皮膚細胞

1. 採集阿茲海默症患者的皮膚細胞

阿茲海默症患者

在培養皿中再現疾病

新藥研發使用iPS細胞的流程（1～6）。從阿茲海默症患者採集皮膚細胞或血液細胞（1），製作出iPS細胞（2）。對iPS細胞施加各種刺激，讓它們分別轉化為神經細胞、心肌細胞、肝細胞等（3）。因為該神經細胞會顯現出阿茲海默症的特徵（4），所以對探索阿茲海默症治療藥物相當有幫助（5）。再者，於心肌細胞、肝細胞在檢視化合物的副作用、代謝方面也會有所助益（6）。

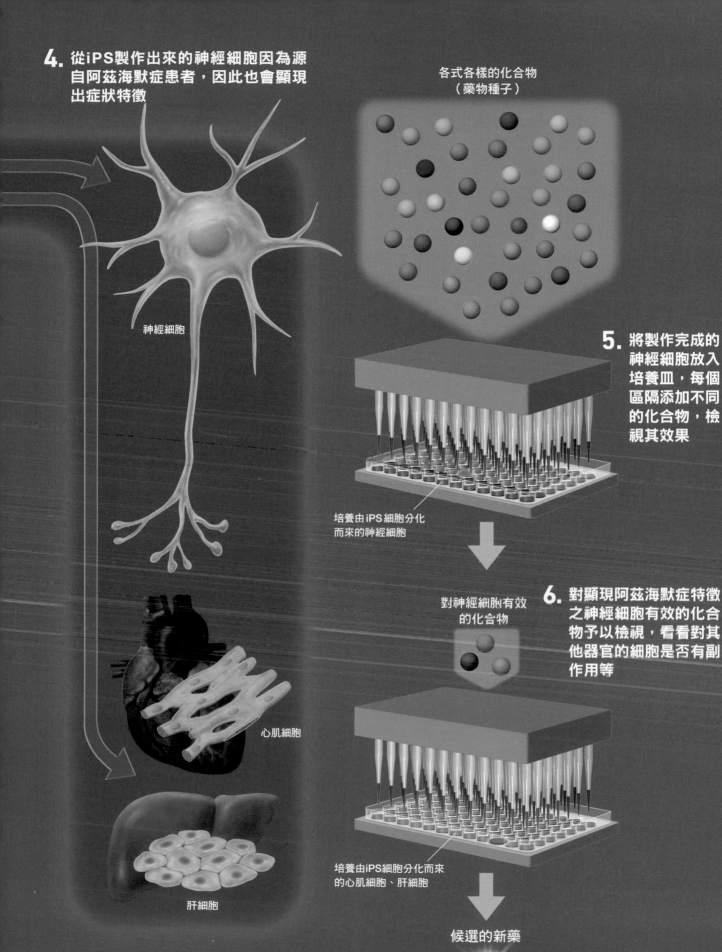

4. 從iPS製作出來的神經細胞因為源自阿茲海默症患者,因此也會顯現出症狀特徵

神經細胞

心肌細胞

肝細胞

各式各樣的化合物
(藥物種子)

5. 將製作完成的神經細胞放入培養皿,每個區隔添加不同的化合物,檢視其效果

培養由iPS細胞分化而來的神經細胞

對神經細胞有效的化合物

6. 對顯現阿茲海默症特徵之神經細胞有效的化合物予以檢視,看看對其他器官的細胞是否有副作用等

培養由iPS細胞分化而來的心肌細胞、肝細胞

候選的新藥

※1:一種慢性腦部退化疾病,因「多巴胺」之神經傳導物質製造減少,引起運動功能異常,引發手腳顫抖等運動障礙的疾病。
※2:一種運動神經元退化疾病,導致全身運動神經元病變而漸進性全身無力、無法動彈。

顛覆傳統研發
「常識」的新藥

在第2章中，介紹了抗體藥物、替代成：精準化醫療等各種新世代的新藥開發研究。接下來還要認識各種組合。

使用超級電腦和AI縮短新藥研發時間

尋找「藥物種子」是要尋找能夠與蛋白質緊密黏附的化合物。但是，疾病根源的蛋白質與藥物候選化合物的排列組合數量極為龐大，就算是想以「高通量篩選」（第54頁）用實驗確認與所有化合物的結合程度也是不可能的事。

最近備受矚目的方法就是**在高性能電腦上描繪出3維的蛋白質分子結構，然後計算出蛋白質與化合物的結合強度，以找出可成為藥物的化合物，特稱之為「IT新藥研發」。**

「在電腦上繪出蛋白質的3維結構」乍看之下很輕鬆，但其實不簡單。蛋白質並非結構緊密的物質，它會一面改變結構一面在水中搖晃。換句話說，為了精密計算出蛋白質和化合物的結合強度，必須連蛋白質的構形變化也考慮在內。因此，**不僅是蛋白質的結構，還要模擬出其與周圍水分的相互作用。研究者稱此方法為「分子動力學法」（molecular dynamics method，MD）。**

但分子動力學法有個大問題。就是如果要精密計算，必須耗費龐大的計算時間。就算是全世界計算速度數一數二的超級電腦「京」，光是計算一個蛋白質與一個化合物的結合強度也需要花好幾天的時間。這樣一來，即使計算結果再精密，也無法用在從數量龐大的化合物中篩選出藥物種子的作業中。

為了解決這個問題，新開發出來的方法是使用所謂的「CGBVS法」。讓電腦「學

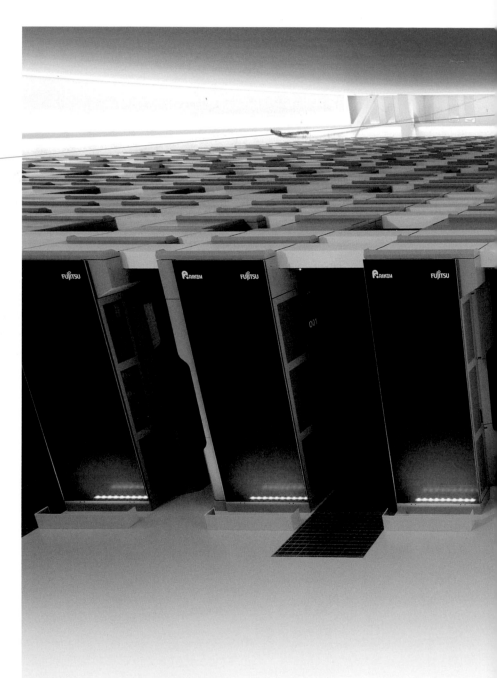

習」已經知道會結合成對的蛋白質和化合物，然後再從該結合狀態導出結合的模式（pattern），以推測未知的蛋白質是否能與某化合物結合。用這個方法可高速判定結果。

日本京都大學醫學研究所的奧野恭史教授在超級電腦「京」上運作這種CGBVS法的程式。從目前為止，已找出12萬筆已知會結合成對的蛋白質和化合物讓電腦學習，之後再讓超級電腦推測631種蛋白質和3000萬種化合物所有組合的結合強度。如果以**一般電腦來進行運算的話，需耗費20年，但是「京」只需6小時。**

奧野教授表示：「我認為此計算對未來的醫藥品開發大有幫助。未來的新藥開發極有可能演變成先使用CGBVS法縮小候選化合物的範圍，再用分子動力學法詳細檢視結合程度的模式。」此外，超級電腦「京」已在2019年8月退役，今後預計由運算能力為「京」100倍的超級電腦「富岳」接棒。

使用DNA和RNA的「核酸製劑」即將實現

到現在為止，學界已找到以蛋白質為標的的藥物。但

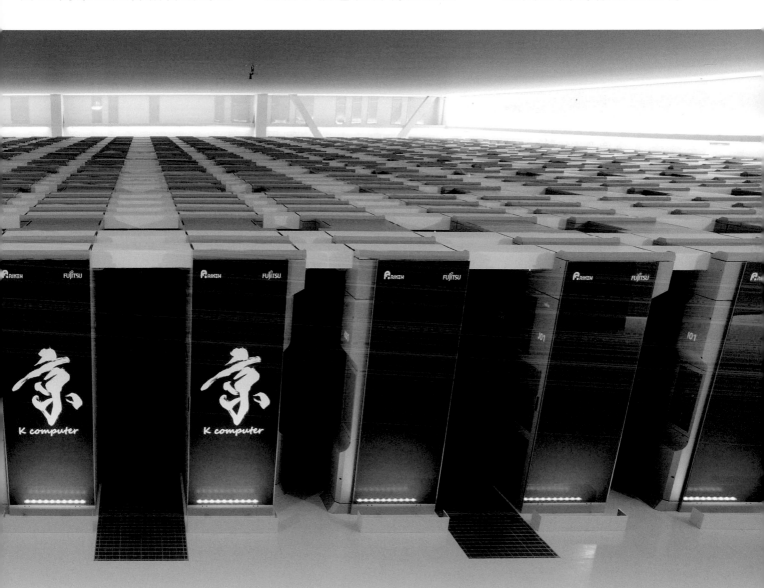

超級電腦「京」並排在寬50公尺、深60公尺、高5公尺的房間內（正面）。該空間存有24列（A～X）高2.5公尺、狀似電話亭的機架框體（裝有各種裝置的機櫃）。由於每列有45台（0～45號），共計有1080個機櫃。其中，864個機櫃為執行運算用的主體，其餘216個則為暫時儲存資料之用。在機櫃上方的前後左右都有纜線通過。

是若想治療基因異常的疾病（亦即遺傳病），最好還是從DNA、RNA這類基因層級來進行治療比較有效。**因此，現在已有相關研究，希望將能改善病因基因功能的「核酸製劑」（DNA或RNA）投到患者體內，以達到治療疾病的目的。**

日本新藥股份有限公司現在正在研發一種稱之為「NS-065/NCNP-01」（Viltolarsen）的核酸製劑，用來治療「裘馨氏肌肉萎縮症」（Duchenne muscular dystrophy，DMD）。DMD是因形成肌肉細胞骨架之蛋白質「肌肉萎縮蛋白」（dystrophin）的基

因有所變異，無法製造擁有正常功能的肌肉萎縮蛋白所導致。

NS-065/NCNP-01的目的是透過與肌肉萎縮蛋白基因的複本RNA結合，以製造出擁有正常功能的肌肉萎縮蛋白（見左頁圖）。NS-065/NCNP-01經過臨床試驗，尚

肌肉萎縮症的新療法

引發肌肉萎縮症的原因

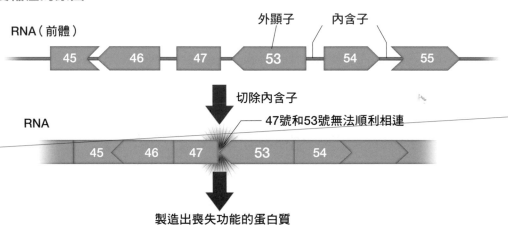

利用核酸製劑治療

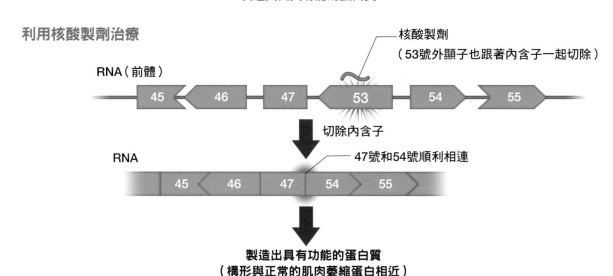

治療裘馨氏肌肉萎縮症（DMD）之核酸製劑的機制。由於許多DNA分子組合而成的基因轉錄到RNA，再根據RNA合成蛋白質。不過RNA中的許多部分會切除。遭切除的部分稱為「內含子」（intron），未遭切除而予以保留的部分稱為「外顯子」（exon）。內含子切除之前的RNA稱為「RNA前體」（precursor mRNA）。

DMD患者的「肌肉萎縮蛋白基因」具有從第48號到第52號的外顯子脫落的特徵。因為第47號和第53號外顯子不能順利連接，所以無法製造出擁有正常功能的蛋白質。

核酸製劑「NS-065/NCNP-01」會黏附在第53號外顯子上，使其與內含子一起切除。利用該作用，便能製造出具有功能的肌肉萎縮蛋白，呈現出良好的治療效果。

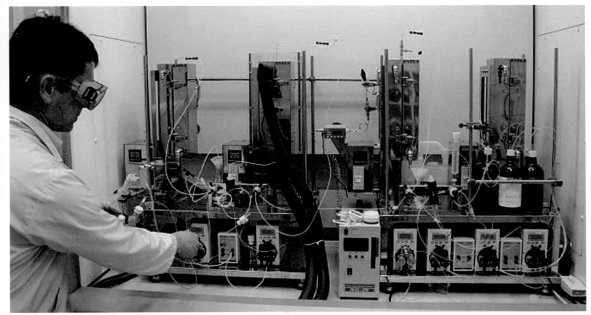

未見到有嚴重副作用的報告提出。該藥品已於2020年3月取得日本政府的生產與販賣許可。

新藥研發將邁向對環境友善的「綠色化學」

為了維持患者的健康，醫藥品絕對不能出現缺貨狀態。換句話說，一定得要大量合成才行。

複雜的醫藥品是從結構簡單的化合物經過多達數十階段的化學反應才製造出來的。像這類醫藥品每一階段的化學反應，都是用不同的槽體來進行。換言之，當某化學反應結束，就將不要的副產物分離出來，只將需要的材料送入下一個槽體。這樣的作業重複數十次之後，才能做出所需的藥物。因此，為了大量製造藥物就必須要有龐大的設備。不要的副產物中，也有對人體和環境有害的物質，處理不易。

日本東京大學理學系研究科研究所的小林修教授，在2015年4月將幫助化學反應的「催化劑」加以改良，**開發出使抗憂鬱症藥物「洛利普南」（Rolipram）從原料到成品，能夠連續性合成的技術**。藥物原料進到管子中，一面前進，一面進行化學反應，當它從出口出來時，已經是醫藥品了。

此方法的優點是不會產生廢棄的副產品，對環境較友善、不會造成負擔。而且設備小到可以直接放在桌上，也讓生產成本大幅下降。類似這種對環境友善的化學合成方法，稱為「綠色化學」（green chemistry）。

這種在催化劑方面下功夫的方法，不僅洛利普南可用，其他的醫藥品也能應用。小林教授的研究團隊在2019年8月成功合成了作為緩解神經疼痛而獲廣泛使用的藥物「Pregabalin」（商品名Lyrica®，中文名利瑞卡）。小林教授表示：「為了未來的新藥研發科學，我希望此合成法能進一步推廣。」

從大數據產生的新型醫療

2015年1月20日，**時任美國總統的歐巴馬在國情咨文中提出「推進精準醫學計畫」（Precision Medicine InitiatIve）的概念**。該計畫將蒐集數百萬名美國人的醫療紀錄、遺傳訊息，建構大規模的資料庫，企圖發現疾病與可能病因之基因的新關係。根據這些資訊，希望從新的治療方針到日常性醫療照護的活用，可以展開更廣泛的研究。或許從規模有別於以往的龐大資料庫中，呈現新的醫療面貌。

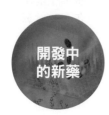

開發中
的新藥

認識現今世界各地正在開發的新藥！

現在人們亟需要的是什麼樣的藥物？已經在研發製造了嗎？

請看下表，縱軸表示醫藥品對治療某疾病的貢獻度，橫軸表示手術及醫藥用品等的治療滿意度。左下區域是不僅無有效治療藥物，連其他治療方法也都未確立的疑難雜症（右下角顯示的是同於圖表左下區域，為60種神經疾病中較為難治的）。現在，人們強烈盼望能有治療這些疾病的藥物。

右表列出大規模製藥企業在各國開發，已經到臨床試驗的最終階段（第三期臨床試驗）的主要醫藥品，以及已完成臨床試驗，正在申請新藥許可的主要醫藥品※。下一行是疾病名稱，上一行是針對該疾病的新藥名稱。

現在許多製藥公司都在積極開發各樣的抗癌劑以及像阿茲海默症等目前醫藥品貢獻度低的疾病治療藥。全世界有許多製藥大廠、大學以日新月異的技術從事新藥研發，令人期待能有更多有效的新藥問世。

※：由於新藥的銷售地區及研發地區跨越許多國家和區域，因此請注意圖表中的標記，例如「疾病領域」等在各製藥公司間並未統一。

針對治療滿意度低的疾病，持續積極地開發新藥

根據日本HS財團的調查結果及PMDA（日本醫藥品醫療機器總合機構）公布的資料製成

圖表顯示患者對治療的滿意程度（橫軸）及藥品對疾病治療的貢獻度（縱軸）。治療滿意度與醫藥品貢獻度是根據醫師填寫的意見調查表彙整而成。許多製藥公司和大學對治療滿意度和醫藥品貢獻度都低的疾病持續研究開發，希望能研發出有效的治療藥物。此外，對高血壓、糖尿病這類患者人數眾多的疾病，也在積極開發治療藥物。

輝瑞 （截至 2019 年 8 月 1 日）

輝瑞（Pfizer Inc.）總部設在美國，是世界最大製藥公司。具代表性的藥包括「Lipitor®」〔中文名立普妥（高血脂症藥）〕、「Viagra®」〔中文名威而鋼（陰莖勃起功能障礙藥）〕、「Zithromax®」〔中文名希舒美（抗生素）〕、「Halcyon®」（安眠鎮定劑）等。

疾病類別	第三期臨床試驗
癌症	glasdegib maleate 急性骨髓性白血症
	talazoparib 轉移性去勢抗性前列腺癌
	avelumab（基因重組） 卵巢癌、泌尿上皮癌、頭頸部癌
其他	tanezumab 變形性關節炎、 慢性腰痛、癌性疼痛
	abrocitinib 異位性皮膚炎
	未定（PF-06425090） 預防原發性困難梭狀 芽孢桿菌感染症
	未定（PF-06651600） 圓形脫髮症

疾病類別	申請許可中
癌症	avelumab（基因重組） 腎細胞癌
	Bosutinib 慢性骨髓性白血病
疫苗	肺炎鏈球菌十三價結合型疫苗 預防肺炎鏈球菌感染症

第一三共株式會社 （截至 2019 年 7 月）

2005年，由三共株式會社和第一製藥株式會社合併而成。是日本屈指可數的製藥大廠，具代表性的藥包括「Olmetec®」（高血壓治療藥）、「Loxonin®」（消炎鎮痛劑）等。

疾病類別	第三期臨床試驗 ※2
癌症	Trastuzumab deruxtecan 乳癌、胃癌★
	Quizartinib 急性骨髓性白血病（一次治療）
	axicabtagene ciloleucel B 細胞淋巴瘤
	DS-1647（G47Δ）★ 惡性神經膠瘤
特效藥	Edoxaban 老年人心房顫動
	Prasugrel 缺血性腦血管病
	Esaxerenone 糖尿病腎病變
	Mirogabalin 中樞神經性疼痛

疾病類別	申請許可中
癌症	Quizartinib 急性骨髓性白血病 （復發性、難治性）
	Pexidartinib 腱鞘巨細胞瘤
疫苗	VN-0107/MEDI3250 預防季節性流感

諾華 （截至 2019 年 7 月）

諾華（Novartis International AG）是一家總部設在瑞士的製藥企業。具代表性的藥包括「Glivec®」（慢性骨髓性白血病）、「Zaditen®」〔中文名喘者定錠（抗過敏藥）〕、「Voltaren®」〔中文名服他寧（鎮痛劑）〕等。

疾病類別	第三期臨床試驗
癌症	ABL001 復發／難治的急性骨髓性白血症
	Ialpelisib（Piqray） HR 陽性，HER2 陰性轉移性乳腺癌 （併用 fulvestrant）
	Osilodrostat phosphate 庫欣氏症
	PDR001 BRAF 基因突變 陽性惡性黑色素瘤
循環器官、代謝	Sacubitril Valsartan Sodium Hydrate 慢性心臟衰竭
呼吸器官	Fevipiprant 支氣管性氣喘
免疫、肝臟、皮膚	QGE031 慢性自發型蕁麻疹

疾病類別	申請許可中
中樞神經	Siponimod fumaric acid 續發漸進型多發性硬化症（PPMS）
	AVXS-101 脊髓性肌萎縮症
眼科	Brolucizumab（基因重組） 老年性黃斑部退化症

武田藥品工業 （截至 2019 年 7 月 31 日）

武田是日本最大的製藥公司。具代表性的藥包括「Blopress®」（高血壓治療藥）、「Takepron®」（胃潰瘍治療藥）、「Actos®」〔中文名愛妥糖（糖尿病治療藥）〕、「Cercine®」（抗憂鬱症藥）等。

疾病類別	第三期臨床試驗 ※2／申請許可中
癌症	Relugolix 前列腺癌
	Pevonedistat 高風險骨髓增生不良症候群、 慢性髓性單球性白血病
	SHP621 嗜伊紅性食道炎
	TAK-788★ 非小細胞肺癌
罕見疾病	SHP655 先天性血栓性血小板減少性紫斑症
	SHP620 移植術後患者人類 巨細胞病毒感染症
	TAK-609（SHP609）★ 韓特氏症（中樞性）
疫苗	TAK-003 登革熱

疾病類別	第三期臨床試驗
消化器官疾病	Alofisel 克隆氏症複雜性肛門廔管治療

疾病類別	申請許可中
神經疾病	Trintellix™ 重度憂鬱症

羅氏集團（中外製藥）（截至2019年7月25日）

羅氏集團（Roche）是一家總部設在瑞士的大型製藥集團。2002年，將中外製藥納入旗下。具代表性的藥包括「Rituxan®」（惡性淋巴腫瘤治療藥）、「Herceptin®」（乳癌治療藥）等。

疾病類別	第三期臨床試驗
癌症	Ipatasertib hydrochloride 前列腺癌、乳癌
	Polatuzumab vedotin 瀰漫性大 B 細胞淋巴瘤
	Trastuzumab/Pertuzumab 乳癌
神經疾病	gantenerumab 阿茲海默症
	satralizumab 泛視神經脊髓炎（NMOSD）
	一般名未定 亨丁頓舞蹈症
	商品名未定 ※1 裘馨氏肌肉失養症
	risdiplam 脊髓性肌萎縮症
其他	faricimab 糖尿病黃斑部水腫、 滲出型老年黃斑變性

疾病類別	申請許可中
癌症	Entrectinib 非小細胞肺癌
	atezolizumab 非小細胞肺癌、乳癌

Astellas 製藥 （截至 2019 年 7 月）

Astellas製藥（Astellas Pharma Inc.）是2005年由日本山之內製藥和藤澤藥品工業合併，為日本少數的製藥大廠。具代表性的藥包括「Harnal®」（排尿障礙治療藥）、「Prograf®」（免疫抑制劑）等。

疾病類別	第三期臨床試驗
癌症	Enzalutamide 轉移性／非轉移性激素 敏感型前列腺癌
	Gilteritinib 急性骨髓性白血病
	enfortumab vedotin 泌尿上皮癌
	Zolbetuximab 胃腺癌、胃食管結合部腺癌
泌尿器官及 腎臟疾病	Roxadustat 慢性腎臟病（透析前期） 引起的貧血
	Mirabegron 兒童過動性膀胱及神經性膀胱障礙
其他	fezolinetant 更年期血管運動神經障礙症

疾病類別	申請許可中
泌尿器官及 腎臟疾病	Roxadustat 慢性腎臟病（透析期）引起的貧血

※1：第二期／三期臨床試驗中。
※2：雖在第二期臨床試驗中，但預定以該結果申請許可者（★ 記號）。

治療癌症的新戰略「癌症基因組醫療」

透過同時檢視多數基因，精確瞄準癌細胞

治療癌症的方法之一就是使用藥物，但藥物有時會引起嚴重的副作用或甚至完全無效。最近透過檢測癌症基因，配合基因用藥的治療方法有逐漸增加的趨勢。此外，同時檢測100種以上基因，配合每個人的癌症特徵，進行治療的「癌症基因組醫療」也備受矚目。日本在2019年6月開始已將癌症基因組醫療檢查（癌基因檢測）納入公共健康保險的範圍內。為什麼檢測基因對治療癌症有效呢？在此將介紹癌症基因組醫療的最新資訊。

協助　**後藤功一**
日本國立癌症研究中心東醫院呼吸器官內科主任

山本 昇
日本國立癌症研究中心中央醫院尖端醫療科主任

根據衛福部資料顯示，台灣2019年癌症死亡人數約10萬5000人，已多年高居國人十大死因之首，平均每10分27秒就有人因癌症死亡。

癌症是由構成我們身體的細胞所產生的。通常人體會適當地控制細胞的數量，不讓它過度生長，而當身體細胞不受控制、沒有節制地生長時，形成的細胞團塊即為「腫瘤」。腫瘤可分為良性和惡性。良性腫瘤就算細胞不斷增生，細胞也不會移動到其他的器官，基本上只要透過外科手術即可摘除。而惡性腫瘤的特性是會侵入器官深處（浸潤），並透過血液或淋巴液（流動在淋巴管內的液體）移動到全身，且會在所移動到的器官中不斷進行繁殖，這稱為「轉移」。惡性腫瘤加上血液細胞無規律增殖的白血病，就是「癌症」。

當癌細胞越長越大時，就會「妨礙」器官，導致其功能低下。此外，癌細胞若要持續長大，就需要大量養分，因此便會造成全身體力低落。一般認為癌症之所以會導致死亡，就是這個原因。

構成癌症的「癌細胞」之DNA會產生許多變化。DNA分子是由兩條長鏈組成的雙股螺旋結構，在該2條長鏈間排列著稱為「腺嘌呤」（A）、「胸腺嘧啶」（T）、「鳥糞嘌呤」（G）、「胞嘧啶」（C）的4種「鹼基」（base）。在這「鹼基序列」中，具有特定功能的部分就是「基因」。若控制細胞不要過度增殖的基因發生變化，細胞便會不斷持續增殖。這就是形成癌症的原因。癌症也可以說是「基因發生變化的細胞疾病」。

傳統的抗癌劑很難估測效果和副作用

目前癌症的治療方法主要有3

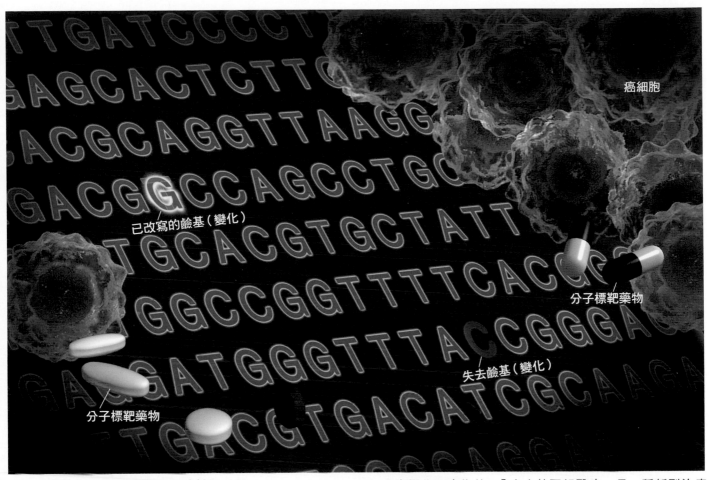

癌細胞

已改寫的鹼基（變化）

分子標靶藥物

失去鹼基（變化）

分子標靶藥物

癌症是由相當於基因「字母」的鹼基（圖中的A、T、G、C）發生變化而產生的。「癌症基因組醫療」是一種新型治療法，根據每位患者的基因變異情況，使用像「分子標靶藥物」等對癌症進行精準攻擊。

◉ 引起癌症的原因

致癌物質	在動物實驗和細胞培養等實驗中，證實會增加癌症發生率的化學物質。像香菸中含有的苯芘（Benzo[a]pyrene、BaP，一級致癌物）及黴菌毒素之一的「黃麴毒素」（aflatoxin）都屬於此類。
紫外線	具有使相鄰的胸腺嘧啶（T）結合的作用。兩個胸腺嘧啶結合就會使DNA無法正常複製。是造成皮膚癌的原因之一。
放射線	能使兩條DNA鏈直接斷裂。此外，當細胞內的水分子受到照射時，就會產生稱為「氫氧自由基（·OH）」的高反應分子。由於DNA斷裂，就會促使氫氧自由基變異。
病毒	細胞受到特定病毒感染時，病毒的DNA會嵌入人體的DNA中，引發癌症。例如引起子宮頸癌的「人類乳突病毒」（HPV）、引起B型肝炎，最終引起肝癌的「B型肝炎病毒」等。

種，亦即外科療法、放射線療法（簡稱放療）和化學療法（藥物療法）。

如果癌症腫瘤較小，尚未轉移到其他器官時，可藉外科手術摘除。而放射線療法是利用可切斷DNA的放射線照射癌細胞，讓它死亡。這兩種都是瞄準癌細胞進行攻擊的方法。化學療法則是使用藥物，讓藥物透過血液到達身體各處，即可攻擊體內所有部位的癌細胞。

化學療法所使用的藥物中，最具代表性的就是「抗癌劑」。多數抗癌劑都是在細胞分裂前，阻礙其複製DNA來抑制癌細胞的增殖，以減緩病勢。例如最常使用的一種抗癌劑「環磷醯胺」

（cyclophosphamide）（商品名Endoxan，中文名癌德星）就具有抑制ＤＮＡ複製的作用。此外，像用於胃癌和大腸癌的「Fluorouracil」（商品名5－FU錠等）能讓構成DNA的胸腺嘧啶（Ｔ）無法合成，以防止ＤＮＡ的複製。

這些抗癌劑都是利用「癌細胞增殖旺盛」的特性，但這種抑制ＤＮＡ複製的效果，也會殃及旺盛增殖的正常細胞。抗癌劑會引起脫毛、嘔吐、腹瀉及便祕等副作用，是因為細胞分裂旺盛的毛髮、胃腸黏膜容易受抗癌劑影響之故。

抗癌劑是根據癌細胞形成的部位（器官）來區分使用。然而，即使是同樣的抗癌劑，對一些患者有效，但對某些患者則無明顯療效。其中也有因嚴重副作用而不得不中止用藥的患者。由於抗癌劑療效和副作用程度因人而異

的理由尚未完全闡明，因此事前難以預測效果和副作用便成為目前抗癌劑的治療課題。

瞄準癌細胞 「異常蛋白質」的新藥

讓我們再次思考癌症的形成原因。基因是在細胞和體內具有各種作用之蛋白質的「設計圖」。當基因發生變化時，由該基因形成的蛋白質也會產生異常。在許多癌症中，由於細胞內會產生促進細胞分裂的異常蛋白質，就會使細胞無規律地持續增殖。

即使都稱為癌症，但究竟是哪個基因發生變化，也會根據患者而有所不同。例如肺癌中經常發生在肺部末梢的「肺腺癌」，有的是「EGFR」基因的一個鹼基發生變化（突變）造成的癌症，有的則因另一種基因「ALK」發生變化所造成。如果有藥物只對

變化了的基因所產生的蛋白質起作用，它就只會攻擊癌細胞，幾乎不會對正常細胞造成不良影響。像這種只將目標集中於存在癌細胞的異常蛋白質上的，就是「分子標靶藥物」。

以下將介紹具體的分子標靶藥物及其機制（右頁圖）。由EGFR基因所形成的「EGFR蛋白質」是以跨細胞膜的狀態存在。通常只有在特定分子與突出於細胞外的部分結合時，細胞增殖的訊號才會發送到細胞內部。然而如果部分EGFR基因發生變化時，則由此產生的EGFR蛋白質便會不斷發送細胞增殖訊號。

EGFR蛋白質具有與「ATP」（腺苷三磷酸）分子結合的「結合口袋」。若要發出細胞增殖訊號，便需要ATP在此處結合。分子標靶藥物「Gefitinib」（商品名Iressa，中文名艾瑞莎）和「Erlotinib」（商品名Tarceva，

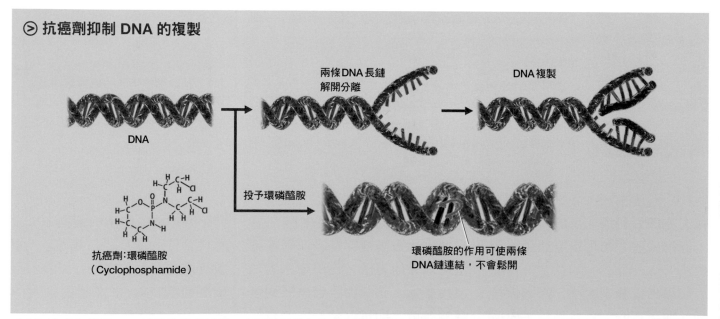

⊙ 抗癌劑抑制 DNA 的複製

兩條DNA長鏈解開分離

DNA複製

DNA

抗癌劑：環磷醯胺（Cyclophosphamide）

投予環磷醯胺

環磷醯胺的作用可使兩條DNA鏈連結，不會鬆開

（上面小段）雙股DNA鬆開後進行複製。（下面長段）抗癌劑環磷醯胺具有使兩條DNA鏈連結的作用。使DNA無法鬆開，因而不能進行複製，從而抑制癌細胞的增殖。

⊙ 分子標靶藥物只瞄準癌細胞中的異常蛋白質

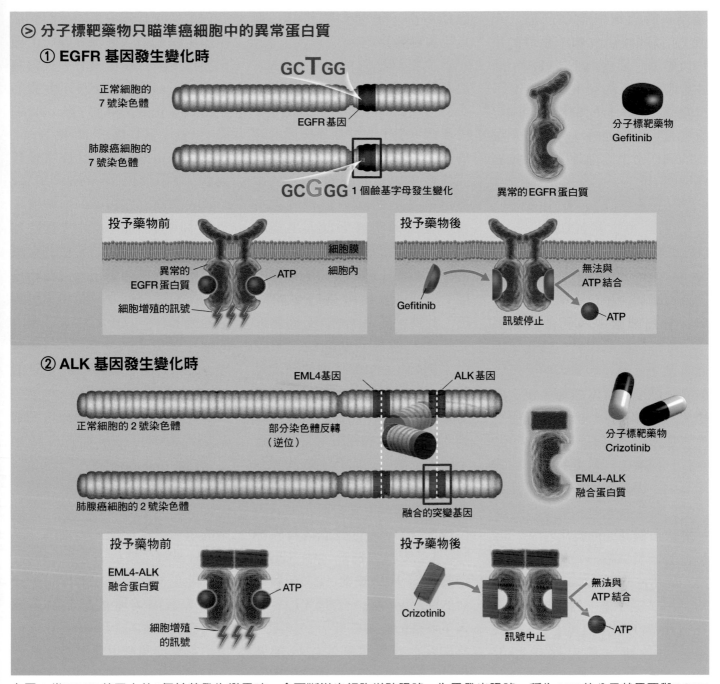

① EGFR 基因發生變化時

GC**T**GG

正常細胞的
7 號染色體

EGFR基因

肺腺癌細胞的
7 號染色體

GC**G**GG 1 個鹼基字母發生變化

分子標靶藥物
Gefitinib

異常的 EGFR 蛋白質

投予藥物前

異常的
EGFR蛋白質

ATP

細胞膜
細胞內

細胞增殖的訊號

投予藥物後

無法與
ATP 結合

Gefitinib

訊號停止

ATP

② ALK 基因發生變化時

EML4基因

ALK 基因

正常細胞的 2 號染色體

部分染色體反轉
（逆位）

肺腺癌細胞的 2 號染色體

融合的突變基因

分子標靶藥物
Crizotinib

EML4-ALK
融合蛋白質

投予藥物前

EML4-ALK
融合蛋白質

ATP

細胞增殖
的訊號

投予藥物後

無法與
ATP 結合

Crizotinib

訊號中止

ATP

上圖：當EGFR基因中的1個鹼基發生變異時，會不斷送出細胞增殖訊號。為了發出訊號，稱為ATP的分子就需要與EGFR蛋白質結合。分子標靶藥物Gefitinib即是透過阻斷該結合場所，使訊號無法發送。

下圖：當EML4基因和ALK基因結合發生變化時，會產生異常的EML4 - ALK融合蛋白質，並不斷送出細胞增殖訊號 。透過另一種分子標靶藥物Crizotinib與EML4 - ALK融合蛋白質結合來抑制細胞增殖訊號。

中文名得舒緩）都是利用堵塞這個結合口袋來讓細胞增殖訊號無法發送，使癌細胞無法成長。當EGFR蛋白質有特定種類發生異常時，這些分子就很容易與口袋結合。若能利用這個特徵，就可使它只瞄準癌細胞中的異常蛋白質，且幾乎不會對正常細胞中的EGFR蛋白質造成不良影響。

圖下的例子是用於肺腺癌的另一種分子標靶藥物「Crizotinib」（商品名Xalkori，中文名截剋瘤）。該抗癌劑是在ALK基因發生變化時使用。

相對於分子標靶藥物，傳統抗

癌劑有時也稱為化學治療（化療）。以肺腺癌為例，化療的平均反應率（腫瘤縮小或腫瘤消除的患者比例）約30％，但在分子標靶藥物中，有的藥物反應率可達60％以上。此外，分子標靶藥物的副作用也比細胞障礙性抗癌劑要輕。

同時檢測100種
以上的癌基因

如何適切使用分子標靶藥物，取決於癌細胞中哪個蛋白質異常，亦即哪個基因發生變化。因此，預先查出癌症基因的「基因檢測」就變得相當重要，不過引起癌症的基因突變有數百種以上。在分子標靶藥物出現的1990年代，只能逐一檢查癌細胞的遺傳基因，因此基因檢測需要花費大量的時間和人力。

解決這個課題的是出現在2000年代的分析機器——新一代定序儀（next generation sequencer，NGS）。「定序儀」（sequencer）是可解讀DNA鹼基序列的機器。由於新一代定序儀讀取DNA鹼基序列的原理不同於以往的定序儀而得名。

新一代定序儀可一次同時檢測100種以上的基因，為基因分析基礎研究和疾病診斷領域帶來一場新革命。這種利用新一代定序儀同時查出癌細胞內多種基因的方法，稱為「癌症基因組檢測」（cancer gene panel inspection），程序分為增加癌症基因DNA和讀取鹼基序列兩個步驟，各有好

幾種方法，這裡介紹其中一種（見右頁圖）。

首先從癌細胞中提取DNA，將其片段化，再與人工合成之「引子」（primer）的短DNA片段混合。引子的種類只與要檢測的基因（致癌的原因基因）數量一樣多，如果癌細胞的DNA中有目標基因的話，它將與之結合。在這種狀態下以人工擴增DNA，就可以將只與引子結合的特定基因（癌細胞中的致癌基因）之DNA片段擴增至約千倍。此外，該引子的部分鹼基序列可作為待檢測基因的記號之用。例如，EGFR基因的標記是「ATCACG」。

接下來讀取擴增DNA鹼基序列的步驟中，會利用帶有螢光分子的人工鹼基。當待了解的鹼基序列中之DNA鹼基有與相對應的人工鹼基配對結合時，便會發出螢光。DNA的鹼基具有腺嘌呤（A）與胸腺嘧啶（T）、鳥糞嘌呤（G）與胞嘧啶（C）配對結合的性質。因此，若螢光標定在人工鹼基的胸腺嘧啶（T），即可得知我們想要了解的DNA鹼基是腺嘌呤（A）。而當相鄰位置有下一個人工鹼基連接時，該螢光分子就會脫離，因此能依序檢測出螢光，就進而可讀取出鹼基序列。由於從引子的標記就可知道是哪個基因，因此可以同時檢測100種以上的基因。

2019年6月起日本健保
適用「癌症基因組檢測」

日本從2019年6月開始將癌症基因組檢測納入健保範圍，但僅限於日本國立癌症中心中央醫院與Sysmex株式會社共同開發的「OncoGuide™ NCC Oncopanel System」（以下簡稱NCC Oncopanel檢測），以及中外製藥的「FoundationOne® CDx Cancer Genome Profile」兩種。

日本國立癌症中心中央醫院為了驗證NCC Oncopanel檢測在識別癌細胞的遺傳變化和選擇治療藥物方面是否有效，從2013年開始進行名為「TOP-GEAR計畫」的臨床試驗，共檢測了114種基因，其中也包括之前介紹的EGFR基因和ALK基因。

TOP-GEAR計畫會根據檢測的結果，再進行分子標靶藥物和「免疫檢查點抑制劑」（immune checkpoint blockade）的投藥。癌細胞為了逃避來自人體免疫細胞的攻擊，會促使免疫細胞「踩煞車」，而免疫檢查點抑制劑具有解除免疫細胞煞車的作用。據表示，基因突變數越多的癌細胞，免疫細胞越容易識別它，免疫檢查點抑制劑也就越有效。

但是接受檢測不代表一定能治療。從2016年5月起的1年內，使用NCC Oncopanel取得基因訊息的187例中，實際上只有25例（13.4％）可配合基因突變給予藥物，且該藥物有一半以上均是安全性和有效性都尚未得到充分證實的開發中藥物（為臨床試驗用藥）。

對於這個數字，在日本國立癌症中心中央醫院擔任TOP-GEAR

⊙ 可同時檢測多種基因的「癌症基因組檢測」

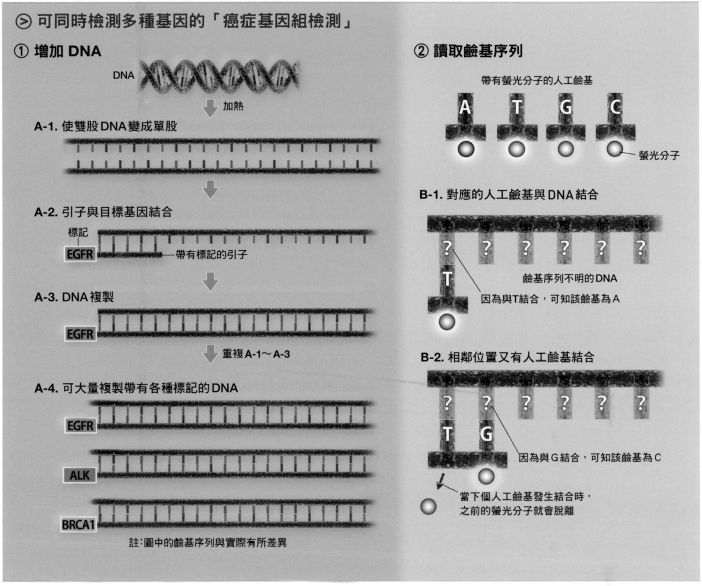

① 增加 DNA

DNA

↓ 加熱

A-1. 使雙股DNA變成單股

↓

A-2. 引子與目標基因結合

標記

EGFR — 帶有標記的引子

↓

A-3. DNA複製

EGFR

↓ 重複 A-1～A-3

A-4. 可大量複製帶有各種標記的DNA

EGFR

ALK

BRCA1

註:圖中的鹼基序列與實際有所差異

② 讀取鹼基序列

帶有螢光分子的人工鹼基

A T G C

○ ○ ○ ○ — 螢光分子

B-1. 對應的人工鹼基與DNA結合

? ? ? ? ? ?

鹼基序列不明的DNA

T

因為與T結合，可知該鹼基為A

○

B-2. 相鄰位置又有人工鹼基結合

? ? ? ? ? ?

T G

因為與G結合，可知該鹼基為C

○

當下個人工鹼基發生結合時，之前的螢光分子就會脫離

癌症基因組檢測機制實例。首先從癌細胞中抽取DNA，與帶有標記的引子混合。加熱後，使雙股DNA變成單股（**A-1**）。然後引子辨識特定基因後，與之結合（**A-2**）。若是在此狀態下進行複製，便可只複製特定基因的DNA片段（**A-3**）。重複這些過程，便能將帶有標記的DNA片段，增加為約原來的1000倍（**A-4**）。為了讀取**A-1**～**A-4**過程中增加的DNA鹼基序列，準備了帶有各種不同螢光分子的人工鹼基。例如人工鹼基 T 與第 1 個鹼基配對結合，且藍色螢光為偵測器捕獲時，就可以知道第 1 個鹼基是 A（**B-1**）。接著當相鄰位置是與人工鹼基 G 結合，則連接在鹼基 T 上的螢光分子會脫離，黃色螢光為偵測器捕獲（**B-2**）。重複這些過程，即可檢測鹼基序列。

計畫研究代表的山本昇醫師表示：「目前即使檢測到基因突變，卻沒有充分可相對應的藥物。雖然新一代定序儀的出現，已使基因分析技術大幅進步，但藥物的開發和臨床試驗卻未能同步趕上。我認為若能蒐集越多的癌基因檢測數據，開發出以各種基因為目標的分子標靶藥物以及增加驗證該成效的臨床試驗，就能給更多患者更有效的藥物。」

像這樣，同時檢測多種基因，並配合不同患者進行癌症治療的就是「基因組醫療」（genomic medicine）。基因組（genome）又稱基因體，通常指某個生物擁有的全部遺傳訊息。在這裡是指做為檢測對象的多數基因。

以治療罕見基因突變的癌症為目標

但是，要進行分子標靶藥物的臨床試驗並不簡單，因為可對應

分子標靶藥物的基因突變患者較少。也可能在某個器官發生惡性腫瘤的患者中，只有1～2％會出現基因突變。其中一個例子就是肺腺癌的「RET融合基因」。雖然從使用具有RET融合基因的癌細胞研究中，可以了解分子標靶藥物「Vandetanib」（商品名Caprelsa，中文名佳瑞莎）對這類型癌症有效，但帶有RET融合基因的患者只有1～2％，因此若只在一間醫院進行臨床試驗的話，需要花費很長的時間。

於是日本在2013年建立了由全國醫療設施和製藥企業共同參與，集結全國肺癌患者進行基因解析的計畫「LC-SCRUM-Japan」。現在已有超過200家醫療院所和17間製藥企業參與。在計畫中，患者可以免費接受超過100種以上的基因檢測，若有針對基因突變之分子標靶藥物的臨床試驗，也可選擇參加。截至目前為止，超過8700位患者報名參與計畫，其中超過200名患者登記參加臨床試驗。有關RET融合基因部分，共有19位患者參加Vandetanib的臨床試驗。結果細胞障礙性抗癌劑的治療反應率約為30％，而Vandetanib的治療反應率則為53％，從中顯示出Vandetanib的有效性。

另外，從活用LC-SCRUM-Japan計畫的臨床試驗也顯示，可適用日本健康保險且用來治療帶有ALK融合基因肺腺癌的分子標靶藥「Crizotinib」，也對肺腺癌中只出現2～3％的另一種基因突變——ROS1融合基因突變——造成的肺腺癌有效。從2017年開始，日本健康保險也將ROS1融合基因突變造成的肺癌納入適用Crizotinib治療的範圍內。此外，台灣也從2019年3月開始參與LC-SCRUM-Japan計畫，整個計畫正逐漸擴及整個亞洲。再者除了肺癌以外，「GI-SCREEN-Japan」也開始以胃癌、大腸癌等數種消化器官腫瘤為對象。

但是，並非所有患者都可以發現基因突變並參與臨床試驗。最終可以參與臨床試驗的只有受測者的一成左右。LC-SCRUM-Japan計畫代表，也是日本國立癌症研究中心東醫院的後藤功一醫師表示：「雖然可以參加臨床試驗的患者並不多，但能對發生率較少的基因突變癌症進行臨床試驗和驗證，是非常重要的一步。至今為止，LC-SCRUM-Japan計畫已進行了30例以上的臨床試驗。」

只要抽血即可檢測 癌症基因

要診斷是否罹癌，一般常會用手術或內視鏡檢查等方法採樣一小部分腫瘤，再用顯微鏡檢視，稱為「生檢切片」或「活體組織切片」（biopsy）。然而生檢對患者的負擔很大，且難以多次執行。再者，對基因組醫療而言，必須要有一定量的組織才能正確檢查基因的突變。以肺腺癌來說，需使用支氣管鏡進行腫瘤的切片取樣，但這只能採集到少量的組織，醫師還必須有高超的技

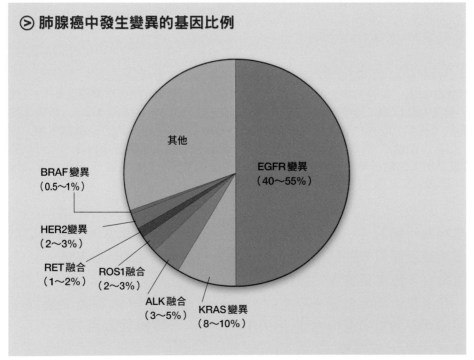

▶ 肺腺癌中發生變異的基因比例

其他

BRAF變異
（0.5～1%）

HER2變異
（2～3%）

RET融合
（1～2%）

ROS1融合
（2～3%）

ALK融合
（3～5%）

KRAS變異
（8～10%）

EGFR變異
（40～55%）

以圓餅圖表示肺腺癌中發生變異的基因比例。EGFR基因變異的患者占半數，具有RET融合基因的患者推估僅占1～2％。
出處：Kohno T, et al. Transl Lung Cancer Res. 2015 4(2):156-164.

> 分析血液中流動的癌細胞DNA「液態生物檢體」

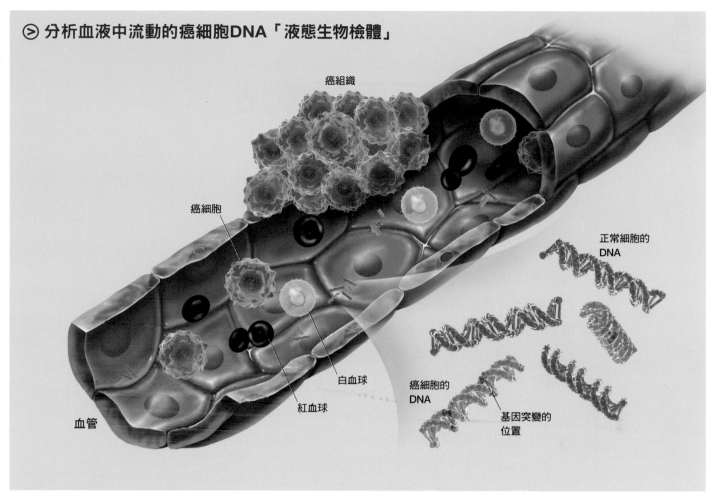

癌組織

正常細胞的
DNA

癌細胞

白血球

癌細胞的
DNA

紅血球

基因突變的
位置

血管

血液中不只有紅血球和白血球，還有癌細胞以及從受損癌細胞中流出的DNA。據表示，從血液中檢測這些DNA，便可知道是哪個基因發生變異。

術。因此，目前已開發出了不同於這些方法的癌細胞DNA檢測技術。

　　癌細胞的特徵之一，就是會透過血液移動到其他器官（轉移）。換句話說，在血液中可能含有癌細胞。此外，癌細胞死亡時產生的DNA碎片也會存在於血液中。透過新一代定序儀檢查該DNA的話，則可以只從抽血就發現存在於癌細胞中的基因突變。這種方法稱之為「液態生物檢體（液態活檢）」（liquid biopsy）。

　　現在LC-SCRUM-Japan計畫及GI-SCREEN-Japan計畫正利用液態生物檢體，對滿足特定條件的癌症患者進行73種基因突變的檢查研究，並對直接檢查癌組織的結果與液態生物檢體的結果進行比較。後藤醫師表示：「如果能確定僅靠抽血就能檢測出基因突變，那麼不到5年，我相信就可進入僅使用血液就能檢測出基因突變，並決定使用哪種分子標靶藥物的階段。」

　　若能應用這種方法，或許可在健康檢查時，只靠抽血就早期發現癌症。只是利用液態生物檢體很難確定癌細胞在體內的哪個部位。後藤醫師慎重表示：「如果不知道癌細胞在哪裡的話，只會帶給患者不安。醫療是為了讓人們過得更幸福而存在的，因此我們必須思考在哪個階段發現癌症才是最恰當的。」

　　患者對癌症基因組醫療的期望在於希望自己的癌症得以治癒。雖然當前並非對所有患者的治療都能有所助益，但期待透過數據的累積，將來可以實現完全有效的癌症基因組醫療。　　　🪐

癌症病毒療法趨向實用化

使用經基因改造的疱疹病毒破壞癌細胞

病毒療法（Oncolytic virus therapy）藉由注射病毒治療癌症患者，在日本已經逐漸普遍。用於治療的病毒是將70～80％的成人體內已經擁有的「單純疱疹病毒Ⅰ型」（herpes simplex virus-1，HSV-1）經過基因改造，利用這種病毒療法可有效破壞癌細胞，而不會對正常組織造成不良影響。

協助 ┊ **藤堂具紀**
日本東京大學醫科學研究所教授

日本東京大學醫科學研究所的藤堂具紀教授等人，在2015年展開利用病毒治療癌症的病毒療法臨床試驗。臨床試驗是指在新藥開發的過程中，為了確認治療的效果和安全性，實際對病患進行的一種試驗性治療。這次以腦瘤中發生率最高的「神經膠母細胞瘤」（glioblastoma）的患者為對象，使用「G47Δ」病毒來治療，這種病毒改造自會引起嘴唇周圍等處出現水泡的「單純疱疹病毒Ⅰ型」基因而得。

利用只會在癌細胞內增殖的病毒以破壞細胞

病毒療法是指將經過基因改造，只會攻擊癌細胞的病毒注射到腫瘤的治療方法。對於正常細胞而言，就算感染了病毒，也不會生成可讓病毒增殖用的細胞分裂材料，或帶著病毒一起自殺（細胞凋亡），可以防止病毒增殖與擴大感染。原本病毒具有可以自我製造增殖所需要的材料以及可以防止細胞自殺等功能，但治療用的病毒已經過基因改造，這些功能全部喪失，所以在正常細胞中，並不會有治療用的病毒發生增殖或感染擴大的情形。

當治療用的病毒感染細胞時，就會順勢利用癌細胞的其中一種特徵，不規則地持續分裂對癌細胞進行破壞。而癌細胞含有大量細胞分裂的材料，治療用的病毒便會利用這些材料來繁殖。此外，由於癌細胞喪失了自殺功能，病毒在細胞內持續增殖，最後就會破壞細胞。如此一來，散放到細胞外的大量病毒就會感染在其周圍的癌細胞，致使癌細胞逐一遭到破壞。

也可利用免疫細胞的力量消滅遠方的癌細胞

利用這種將治療用病毒注入腫瘤的方法，不僅受病毒感染的癌細胞會直接遭致破壞，連沒有感染病毒的癌細胞也會因體內排除異物的免疫系統而被殺死。對免疫系統而言，癌細

胞原本是一種難以辨認的異物細胞，然而一旦感染了病毒，就易於識別出來。因此只要免疫細胞有過將癌細胞連同其中的病毒一起消滅的經驗，免疫細胞就會將癌細胞視為異物，就算未感染病毒的癌細胞也會被消滅。

所使用的G47△病毒之基因經過改造，會使癌細胞遭病毒感染後，在細胞表面分泌大量標記蛋白質容易被免疫細胞辨識，對癌細胞的免疫作用也就變得更有效率。像這樣免疫細胞的力量加上病毒直接破壞癌細胞的力量，使得攻擊癌細胞的能力相較於傳統治療用的病毒有了大幅提升。再者，因為容易激發對癌細胞的免疫反應，所以在對已轉移腫瘤的療效與防止癌症再發的效果上也備受期待。

證實具有高度療效

藤堂教授等人於2019年2月發表臨床試驗期間的分析結果，治療開始1年後的13名患者，存活率為92.3％，比標準治療情況（15％）更為有效。此外，最常見的副作用是發熱，但因副作用而延長住院時間的患者也只有2人（兩者的副作用皆為發熱），顯示高度的安全性。基於該結果，也將提出G47△的核准申請。

經動物實驗證實的結果，

⊙ 治療用的病毒只會感染癌細胞

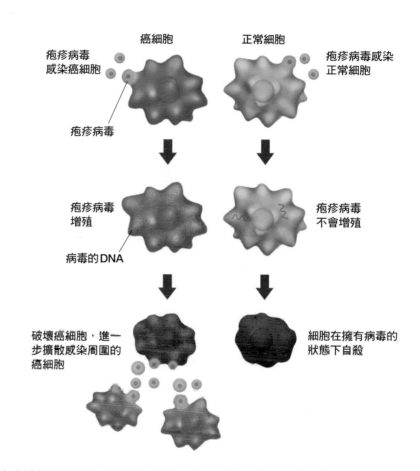

治療用的疱疹病毒感染癌細胞後，會在細胞內自行大量複製DNA進行增殖，之後破壞細胞並進一步擴大感染。而另一方面，病毒即使感染正常細胞，也不會增殖。由於正常細胞會帶著病毒一起自殺，因此正常細胞周圍不會發生感染擴散的情形。

G47△病毒對前列腺癌和胃癌等腦部以外的腫瘤也具有療效。此外，2015年美國食品藥物管理署核准的第一個病毒療法藥物為talimogene laherparepvec（T-VEC，商品名 Imlygic™），適應症為治療惡性黑色素瘤。看來可謂為新型癌症療法的此種病毒療法，離普及也不遠了！ ✍

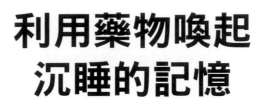

利用藥物喚起
沉睡的記憶

治療暈眩的藥物可使神經細胞活化，並喚起遺忘的記憶

或許有一天，我們可以喚醒沉睡在腦中的過往記憶。經實驗證實，利用藥物活化小鼠及人類腦中特定部位神經細胞（神經元）的活動，可使過去的回憶更容易想起。這項研究成果已由日本北海道大學野村洋講師等人的研究團隊，發表在2019年1月8日的《生物精神病學》（*Biological Psychiatry*）上。

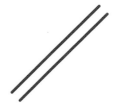

協助 ┊ **野村 洋**
┊ 日本北海道大學研究所
┊ 藥學研究院講師

過往的回憶會隨時間褪色，逐漸淡忘。而阿茲海默症會讓記憶力減退，有時即使經過提示也想不起來。不過另一方面，原本已遺忘的記憶，也有突然回想起來的時候。這即表示，遺忘的記憶並不是完全消失，而是沉眠在大腦深處。

據表示，「抗組織胺藥」（antihistamine）能抑制引起過敏症狀的組織胺運作。但高齡者若服用抗組織胺藥，會出現記憶力減退的現象，有使失智症惡化的隱憂。日本北海道大學的野村洋講師等人以此為契機，認為若活化組織胺的運作，或許反而可以喚醒沉睡的記憶。

愈是容易忘東忘西，記憶力愈容易恢復

小鼠在發現新事物時，會嗅聞氣味並觸碰該物品。野村講師等人讓小鼠記住兩種玩具（嗅聞玩具的氣味）後，把其中一個玩具換成新的，以此對小鼠進行記憶力測試。若小鼠還保留著對先前玩具的記憶，就會積極接近新的玩具。但間隔3日以上再進行實驗後發現，小鼠不論對哪個玩具都會積極接近。換句話說，這即代表小鼠已失去對玩具的記憶。另一方面，在測試之前服用活化組織胺分泌藥物的小鼠，在一個月後也還記得玩具。這是因為服藥喚起了原本應該會被遺忘的記憶。

⊙ 記憶回復的神經機制

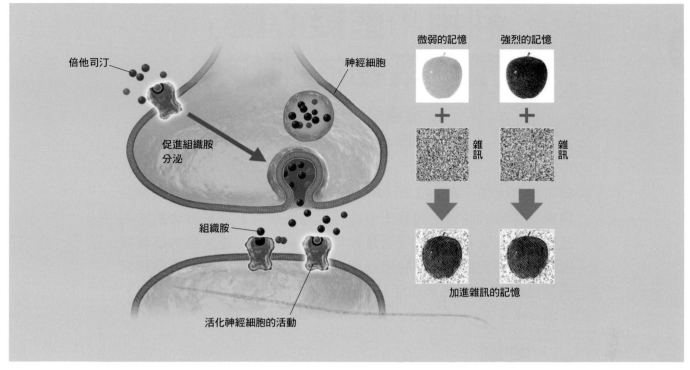

當倍他司汀促進組織胺分泌，腦部神經細胞間（突觸）的活動便會活化（左圖）並產生「雜訊」。這麼一來，與原本無法想起的微弱記憶有關的神經細胞活動，會因雜訊得以活化，進而將記憶喚起來。但是，與強烈記憶相關的神經細胞活動則會受到干擾，使得記憶難以恢復（右圖）。

接下來，野村講師的研究團隊開始對人進行記憶力測試，以確認藥物對人體的效果。研究團隊將38名參加者分成2組，讓所有人記憶128張照片，然後檢視他們在一週後還能記得多少。此時，測試方式是給其中一組受測者服用能活化組織胺運作的「倍他司汀」（Betahistine）藥※，另一組則給予偽藥（安慰劑）。倍他司汀是種一般用來治療暈眩症的藥物。

給予2組的藥物會進行輪替並進行數次測試，後來發現服用偽藥時測驗表現不佳的人，服用倍他司汀後記憶力會提升。另一方面，服用偽藥時測驗表現良好的人，服用倍他司汀後記憶力卻減退了。野村講師表示，實驗結果乍看互相矛盾，不過用神經細胞發生類似「雜訊」的現象來說明，就不難理解了（上圖）。

這個實驗成果為阿茲海默治療藥等記憶相關的藥物開發指出了新方向。不過，本次實驗使用的倍他司汀劑量是一般的3～6倍，因此絕不可自行嘗試。今後應該會進行安全並有效的藥物劑量驗證。　🪐

※：Betahistine雖然列為抗組織胺（anti-histamine）藥物，但藥物機轉其實目前認為有兩種：histamine H3 receptor拮抗劑（作用於中樞神經，可促進神經傳導物質濃度，如組織胺histamine分泌）；以及histamine H1 receptor促進劑（多作用於內耳血管細胞，促進局部微血管舒張）。

利用「虛擬心臟」預測藥物的副作用

透過模擬精確判斷
引發心律不整的風險

日本東京大學、衛采公司（Eisai）以及日本東京醫科齒科大學共同組成的研究團隊，開發出一種能以電腦模擬方式來評估風險的技術，可精確判斷某種藥物是否可能引發心律不整。期待該項技術的出現可大幅減少藥物開發所需的龐大成本與時間。這項研究成果已刊登在2015年5月1日的美國線上科學期刊《科學進展》（*Science Advances*）。

協助 ┊ 岡田純一
┊ 日本東京大學未來中心推進機構
┊ 特聘研究員

藥物當然要講求治療疾病的效果，同時對不會產生致命副作用的安全性也有強烈要求。其中必須特別小心的就是對心臟的副作用，因為這會直接威脅到生命安全。

目前的心律不整評估法準確率低

心臟像一個幫浦，將血液送到身體各部位，而使心臟跳動收縮的就是稱為心肌細胞的肌肉細胞。當整體心肌細胞活動協調時，心臟就會規律跳動。施藥時，有些成分可能會打亂這種協調的一致性，進而造成心跳節奏不穩定，為所謂的「心律不整」。

不論該成分的治療效果有多好，只要有可能引發致死風險的心律不整，就不能作為藥物問世。因此不管是胃腸藥或抗生素，製藥公司對所有的藥物都有義務進行試驗，看是否有引發心律不整的風險。

在心肌細胞表面有種稱作「離子通道」的蛋白質，只會讓特定離子通過。心肌細胞有超過10種以上的離子通道，可藉由讓特定離子經離子通道進出細胞來控制細胞的活動（控制心臟收縮）。有些藥物會使離子通道的性質發生變化，有時會導致心肌細胞無法正常運作，進而引發心律不整。

目前評估會不會引起心律不整等副作用的方法，主要都是藉由細胞實驗和動物實驗來測試。然而如果利用細胞實驗，也只能從數種離子通道中找出與心律不整最為相關的其中1種而已。專門開發電腦虛擬心臟模型的日本東京大學岡田純一特聘研究員，針對此點表示：「由於藥物可能會使數種離子通道的性質發生變化，若只檢視一種離子通道，會很難

▷ 心臟模型「UT-Heart」

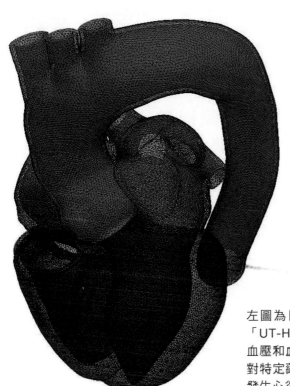

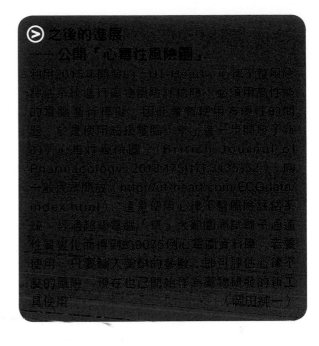

▷ 之後的進展 —— 公開「心臟性風險圖」

沿用2015年開發的「UT-Heart」心律不整風險評估系統進行藥物風險評估時，必須用有性能的電腦進行模擬，因此會有使用方便性的問題。於是使用超級電腦「京」進一步開放了新的「心臟性風險圖」（British Journal of Pharmacology, 2018;175[17]:3435-52）。同時也免費開放（http://ut-heart.com/ECGdata/index.html）。這是使用心律不整風險評估系統，經過超級電腦「京」大範圍測試離子通道性質變化而得到的19075個心電圖資料庫。若要使用，只要輸入藥劑的參數，即可評估心律不整的風險。現在也已開始作為藥物研發的新工具使用。　　　　　　　　　　（岡田純一）

左圖為日本東京大學所開發的電腦虛擬心臟模型「UT-Heart」。UT-Heart可再現心肌細胞的動作、血壓和血液流動等狀態。這次主要是模擬心肌細胞對特定藥物會產生何種反應，藉以從中檢測是否會發生心律不整的狀況。

得到正確的評估結果。」

將細胞實驗結果放入虛擬心臟中

有鑑於此，日本東京大學、日本衛采公司以及日本東京醫科齒科大學共同組成的研究團隊，以岡田特聘研究員為主，利用電腦虛擬心臟模型「UT-Heart」開發出世界上第一個可以正確判斷心律不整風險的系統。UT-Heart是日本東京大學在2014年開發完成，由2000萬個「虛擬心肌細胞」所構成的心臟模型。

研究團隊首先選擇6種與心律不整有關的離子通道，進行細胞實驗，藉以研究欲評估的藥物會對各離子通道的性質產生何種變化。接著將細胞實驗所得到的數據放入UT-Heart的「虛擬心肌細胞」，從中模擬心臟整體會對藥物產生何種反應。

研究團隊已經利用這次所開發的系統重新對與心律不整風險有關的12種藥物進行評估。投入何種程度的藥物後，會發生心律不整風險的模擬結果，幾乎與從臨床試驗和醫療機構等所取得的資訊一致。對於因傳統的細胞實驗只能使用1種離子通道而無法獲得正確評估的藥物，現在也能進行正確的心律不整風險評估。

岡田特聘研究員表示：「今後打算增加評估的藥物，也希望可以進行更詳細的評估。如此一來，即可在新藥早期的開發階段，正確預測出是否會引起心律不整的風險，將有助於提升新藥的開發效率。」🪐

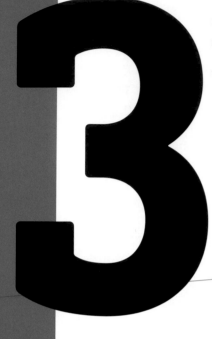

劃時代的藥物

在前一章可以了解新藥研發的困難性。然而，人類至今也已開發出不計其數的劃時代藥物。接下來我們將介紹一些劃時代的新藥研究，例如Ｃ型肝炎的治療藥物、獲得諾貝爾獎肯定的感染症和癌症的特效藥，以及今後有望得到諾貝爾獎的降低血液中膽固醇的藥物等。開發新藥的背後到底有多少艱辛呢？請和我們隨著專訪一起了解這些新藥的詳細研究內容，並與開發者共同回顧新藥開發的過程。

92. Topics 感染病的特效藥

98. Topics 降低膽固醇的藥物

102. 專訪 遠藤 章 博士

106. Topics Ｃ型肝炎的新藥

114. Topics 藉助免疫力消滅癌細胞

122. Topics 攻擊癌細胞的藥物

126. 專訪 前田 浩 博士

128. 專訪 松村保廣 博士

130. Topics 將藥物送到目標器官！

134. 專訪 片岡一則 博士

協助　掛谷秀昭／遠藤 章／小俣政男／河上 裕／前田 浩／松村保廣／片岡一則

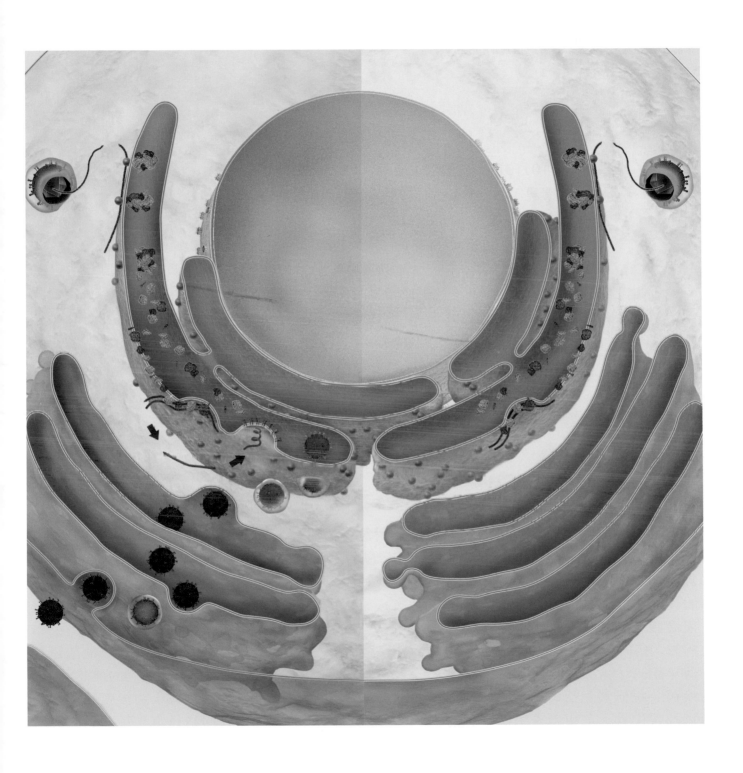

拯救了數億人的藥物是什麼？

劃時代的特效藥是如何從高爾夫球場旁的泥土中誕生的？

2015年10月5日，瑞典的卡羅琳學院（Karolinska Institutet）將該年的諾貝爾生理醫學獎頒發給美國德魯大學（Drew University）的名譽研究員坎貝爾（William Cecil Campbell，1930～）博士、日本北里大學的特別榮譽教授大村智博士（Satoshi Omura，1935～）以及中國中醫科學院的屠呦呦（1930～）首席研究員。坎貝爾博士與大村博士獲獎的原因是「發現治療線蟲感染的新療法」，屠首席研究員獲獎緣由則是「發現治療瘧疾的新療法」。本篇將以大村博士的研究為中心，介紹2015年生理醫學獎的研究內容。

協助：**掛谷秀昭**
日本京都大學藥學研究科研究所教授

般人想像的「恐怖疾病」或許是癌症或心臟病。不過放眼全世界，威脅許多人性命的其實是「感染病」。

所謂感染病乃是會引起人類生病的「病原體」，藉由其他生物傳染給人，或人傳人所引起的疾病。病原體包括病毒、細菌以及寄生蟲。其中因寄生蟲所引起的感染病（寄生蟲病），在全世界推測已有超過20億人發病，尤其在非洲、中南美洲以及亞洲有許多重症患者。

2015年的諾貝爾生理醫學獎，頒發給對發現治療寄生蟲病新療法有貢獻的3名學者。首先來介紹大村博士以及坎貝爾博士的研究成果，即「伊維菌素」（ivermectin）治療藥的開發原委。

對微生物的力量著迷

大村博士在日本山梨大學學習有機化學，之後曾在東京的高中夜校當過老師，教授化學及體育，之後進入東京理科大

學研究所。他於1963年在山梨大學研究室擔任研究助理時以葡萄酒釀造為研究主題。葡萄酒是藉由酵母等微生物運作所製成，大村博士在獎項公布後的記者會上表示，他就是在那時邂逅了微生物的神奇力量。

大村博士之後留學美國，學成回到日本，於北里研究所開始化學及微生物學兩個領域的研究。在微生物所製造的物質中，大村博士特別注意能殺死其他微生物的「抗生物質」（抗生素）。

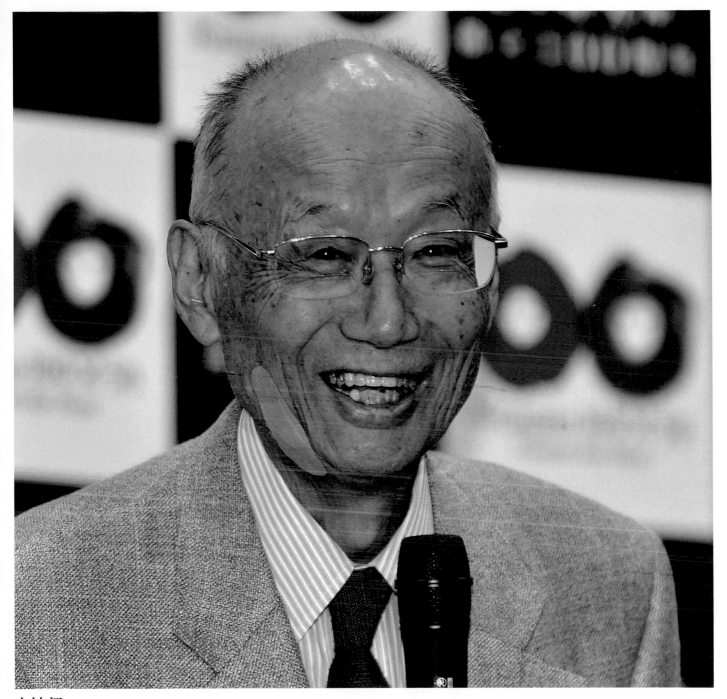

大村 智
1935年生，為日本學校法人北里研究所顧問，北里大學特別榮譽教授。照片攝於確定獲獎的2015年10月5日晚的記者會。據說數天前因散步時在階梯跌倒，所以下巴才貼著OK繃。

　　研究室的成員以大村博士為首，經常會隨身帶著小塑膠袋，所到之處都會蒐集土壤，然後在研究室培養棲息於土壤中的微生物，分析它們會製造出什麼樣的物質。

　　土壤中棲息著相當多種類的微生物，全面檢視土壤並無法得知各種微生物的分別行為。因此首先要將採集來的土壤稀釋，把微生物一一分開，接著在含有養分的培養皿上培養微生物。分開來的微生物會各別分裂、增殖，最後長成肉眼能看見的微生物團塊。由於這個團塊中只聚集著一種微生物，就能從這個團塊中研究該種微生物的特性及所製造的物質。

　　大村博士在1970年代注意到的微生物是稱為「鏈黴菌屬」（Streptomyces）的放線菌（一

種細菌）。放線菌的菌絲呈放射狀伸展，因而得名（不過現在是根據基因分析來分類）。在當時已經知道許多鏈黴菌屬的細菌都會產生抗生物質。使用於治療結核病的抗生素「鏈黴素」（streptomycin）就是由「灰色鏈黴菌」（Streptomyces griseus）這種放線菌所製造的，而發現這個成果的學者瓦克斯曼（Selman Abraham Waksman，1888～1973）在1952年獲得諾貝爾生理醫學獎。

大村博士在當時每一年能夠發現2000～3000種的微生物。在1970年代，他從蒐集來的鏈黴菌屬中，已發現約50種細菌具有製造未知物質的能力，其中一種從日本靜岡縣伊東市高爾夫球場附近的土壤中採集到，成為製造出寄生蟲病治療藥的契機，日後命名為「阿維鏈黴菌」（Streptomyces avermitilis）。

放線菌製造出寄生蟲病的治療藥

大村博士在1970年代曾與美國的製藥廠MSD股份有限公司合作。他負責採集微生物以及研究化合物，MSD則進行動物實驗。

當時於MSD任職的坎貝爾博士專攻寄生蟲學，並利用大村博士所發現的放線菌尋找對寄生蟲病有療效的物質。首先需要取出放線菌的培養液，培養液中含有放線菌製造的各種物質。接著將培養液冷凍乾燥後，混入患有各種寄生蟲病的小鼠食物中，並確認寄生蟲是否有減少。於是博士發現了阿維鏈黴菌的培養液具有殺死寄生蟲的能力，其能力來自於「阿維菌素」（avermectin）這種物質。

阿維菌素對動物的寄生蟲病

有效，但是為了要提高效用，經大村博士和MSD公司的研究人員不斷討論後，修改了阿維菌素的分子結構，開發出幾乎沒有副作用的「伊維菌素」。伊維菌素名稱ivermectin的由來，是取「dihydroavermectin」（意思是在阿維菌素加入2個氫原子）的「i」加上「vermectin」而來的。

伊維菌素剛開始作為動物用藥販售，帶來了相當大的利潤。大村博士除了將分得的專利權利金用作日後的研究資金外，同時也在日本埼玉縣北本市成立了綜合醫院。

在體內產生大量寄生蟲的疾病

幾經檢試，伊維菌素能有效治療的疾病是「蟠尾絲蟲病」（onchocerciasis）以及「淋巴絲蟲病」（lymphatic filariasis，又名象皮病）等。

蟠尾絲蟲病是因稱為「人蟠尾絲蟲」（Onchocerca volvulus）的線蟲，經由黑蠅感染並寄生於人體所引發的感染病。只要遭帶有蟠尾絲蟲幼蟲的黑蠅叮咬，幼蟲就會進入人體內。幼蟲體長只有約1毫米，但成長為成蟲後卻達30～50公分長，並且每天都可產下約1000隻稱為「幼絲蟲」（microfilaria）的幼蟲。幼絲蟲的體長雖然只有0.3毫米，但大量的幼絲蟲在皮膚下蠕動會帶來劇烈的搔癢感。

此外，若幼絲蟲移動至眼

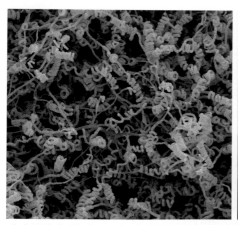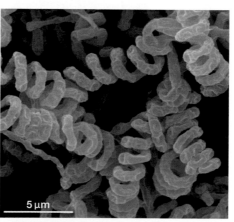

5μm

大村博士於高爾夫球場附近土壤中發現的放線菌

掃描式電子顯微鏡所攝得的照片，其中為大村博士所發現的放線菌——阿維鏈黴菌，放線菌是細胞呈串珠狀連接在一起的結構（照片裡較難辨識）。左側照片中，看起來像直線的部分是「菌絲」，像彈簧的螺旋部分則是「孢子」（spore）。孢子在營養等環境條件齊全的狀態下會發芽，並伸出新的菌絲。右側照片中表面所見的紋路，是為了將放線菌製成能以掃描式電子顯微鏡觀察的狀態，在乾燥過程中所產生的。（照片提供：日本北里大學北里生命科學研究所 池田治生教授）

睛，會造成視網膜發炎，引起視力減弱，最壞的情形可能會造成失明。由於蟠尾絲蟲病常見於非洲的河川沿岸等黑蠅棲息地區，因此又稱為「河盲症」（river blindness）。目前估計患者超過2500萬人，導致失明的患者則超過30萬。

由於蟠尾絲蟲病從感染到幼絲蟲出生為止，大概要3個月到1年的時間，因此難以發現早已感染。而成蟲能存活約15年，每天都會產下幼絲蟲，因此症狀出現時，體內早已遭數百萬隻幼絲蟲所占據了。

淋巴絲蟲病是經由蚊蟲感染「潘氏絲狀蟲」（Wuchereria bancrofti）等線蟲所引起的。這種寄生蟲成長為成蟲後，會移居至人體的淋巴管內。淋巴管遍布全身，當中流著從血管滲漏出的淋巴液。當成蟲所產下的幼絲蟲損傷淋巴管，造成淋巴液的流動出現異常，淋巴液就容易囤積在身體某些部位並形成水腫。症狀繼續惡化時，皮膚表面會硬化，水腫部位也會增大。由於該症狀會使皮膚呈現有如象皮的外觀，因此，又將此症稱為「象皮症」（elephantiasis）。

淋巴絲蟲病大部分是在孩童時期受到感染，成人後才發病。目前推測全球的患者超過1億。淋巴絲蟲病也曾經在日本九州流行過，據說幕末武士西鄉隆盛也得過象皮症。

針對寄生蟲的神經及肌肉產生作用

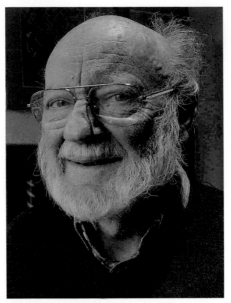

威廉·坎貝爾
美國德魯大學名譽研究員。
1930年生。

一般認為，伊維菌素能對引發蟠尾絲蟲病及淋巴絲蟲病之幼絲蟲的肌肉及神經產生作用。肌肉及神經在接收來自外界的訊號和傳遞訊號時，會利用離子（在此所謂的離子乃指帶有正電荷或負電荷的原子）。離子透過肌肉及神經細胞表面的「離子通道」進出細胞，通道上的門平常都關著，只有在需要時候才會開啟，讓離子進出細胞。

伊維菌素會作用於「氯離子」（chlorine ion）進出的離子通道，使離子門一直保持開啟。原本受到管控的氯離子就能任意進出，使肌肉和神經的運作發生異常，最後會造成幼絲蟲死亡。

伊維菌素所作用的通道也存在於人類腦神經中。不過連接

坎貝爾博士合成出伊維菌素

坎貝爾博士發現，大村博士所發現的阿維鏈黴菌產生的物質，具有殺死家畜體內寄生蟲的能力，並成功精製出該物質，即為阿維菌素（A）。坎貝爾博士再改變阿維菌素部分結構，進一步合成伊維菌素（B），並發現伊維菌素不僅對家畜寄生蟲有效，也能殺死人體寄生蟲。紅色箭頭所指的位置，就是阿維菌素改變的部分。R是甲基（CH_3）或乙基（C_2H_5）。

A. 阿維菌素

B. 伊維菌素

腦部的血管具有只讓特定物質通過的功能，經過確認，伊維菌素並無法傳遞至腦部，對人類幾乎不會有中樞神經的副作用。

目標是10年後完全鏟除寄生蟲

針對蟠尾絲蟲病及淋巴絲蟲病，只要一年服用1～2次伊維菌素就具有充分療效。由於幾乎沒有副作用，因此不僅使用在發

病後的治療，也用來預防疾病。拜MSD的免費發放之賜，伊維菌素每年都提供給超過 2 億5000萬人使用。

現在，蟠尾絲蟲病或淋巴絲蟲病的新發病患者人數已大幅減少。世界衛生組織（WHO）已訂定目標，要在2025年之前完全根除蟠尾絲蟲病，2020年之前要完全根絕淋巴絲蟲病。能訂下這樣的目標，要歸功於大村博士發現阿維鏈黴菌以及坎貝爾博士開發伊維菌素。

伊維菌素在日本國內也用在「疥癬（疥瘡）」（scabies）的治療上。疥癬是一種因蟎寄生而造成腹部及胸部感覺極度搔癢的疾病，尤其容易在老人安養中心發生集體感染，日本每年超過10萬人發病。目前已知伊維菌素對引起疥癬的蟎有效，且已普遍作為治療藥物使用。

此外，伊維菌素也可以用來當作「犬心絲蟲症」（Canine Heartworm Disease，一般稱為心絲蟲症）這種犬類寄生蟲疾病的預防藥使用。養狗的人或許曾有從動物醫院拿過伊維菌素的經驗。

只是借助
微生物的力量

大村博士在記者會上說：「我的工作只是借助了微生物的力量。以微生物為師學習到它們的行為，才能夠有今天的成就。」與大村博士長年深交的日本京都大學教授掛谷秀昭博士，對大村博士的得獎給予極高評價，並且表示：「大村博士再次證明了日本在這個領域（天然產物化學）的領先地位，我感到十分高興，也打從心底尊敬大村博士。」

檢視超過
2000種的草藥

屠呦呦首席研究員從名為「黃花蒿」（*Artemisia annua*）的艾屬（Artemisia）植物中發現了瘧疾治療藥的成分——青蒿素（artemisinin）。

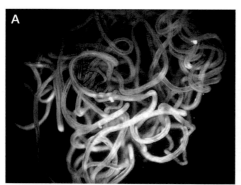

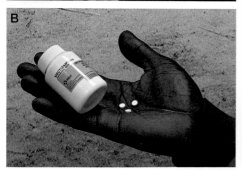

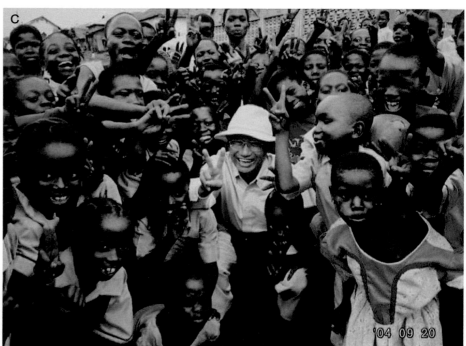

現在每年免費提供超過 2 億5000萬人份的伊維菌素

A：引起蟠尾絲蟲病的一種線蟲——人蟠尾絲蟲的成蟲（照片提供：WHO/TDR/OCP）。　　B：製藥廠MSD股份有限公司從1987年開始免費提供伊維菌素的藥品（商品名Mectizan®）。現在每年都免費提供超過2億5000萬人份的藥物（照片提供：MSD股份有限公司）。　　C：大村博士在2004年造訪蟠尾絲蟲病幾已消滅的迦納（Ghana）時，為許多露出笑容並比著和平手勢的孩童團團圍繞。據說孩子們都知道藥品名稱，當博士說起藥的話題時，孩子們便齊聲高喊：「Mectizan！Mectizan！」（照片提供：大村智 日本北里大學特別榮譽教授）。

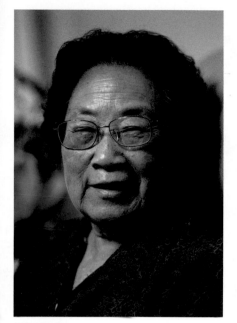

屠 呦呦
中國中醫科學院首席研究員。
1930年生。

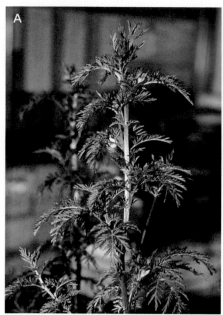
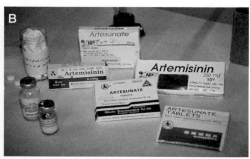
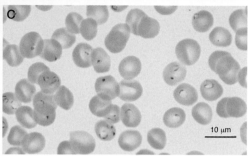

屠博士於黃花蒿中發現瘧疾治療藥

A：黃花蒿的葉片。瘧疾治療藥成分——於黃花蒿開始冒出花蕾時，葉片中的青蒿素含量最豐富。　**B**：使用青蒿素的各種瘧疾治療藥。　**C**：侵入人體紅血球中的惡性瘧原蟲（*Plasmodium falciparum*，深紫色）。寄生於人體的5種瘧原蟲之中，惡性瘧原蟲的危險性最高（照片提供：日本國立感染症研究所）。

瘧疾是因「瘧原蟲屬」（Plasmodium）的單細胞微生物寄生於人體所引起的感染病。瘧原蟲會存在於雌性瘧蚊的唾腺中，當蚊子吸食人血時，瘧原蟲就會隨著瘧蚊唾液進入血液中。

進入血液中的瘧原蟲，會在肝臟細胞中增殖約1000倍後再次進入血液，接著侵入紅血球中增殖，並逐步破壞紅血球。感染瘧疾後會周期性出現惡寒、畏寒顫抖、發燒等症狀，嚴重時會引起腦功能障礙及器官衰竭，甚至致死。根據WHO的調查，2018年全世界因瘧疾死亡的人數約達40萬5000人。

屠呦呦於1967年領銜出任中國國家性瘧疾計畫「523項目」的研究小組組長。

研究小組檢視超過2000種草藥，提煉出超過380種可能對瘧疾有療效的草藥萃取物，並觀察用在感染瘧疾之小鼠身上的效果，發現黃花蒿萃取物能抑制瘧原蟲成長。

古書中的一句話 成為突破點

但在之後的實驗中，黃花蒿萃取物抑制瘧原蟲成長的效果，卻出現原因不明的不穩定性。

屠呦呦決定重新徹底研究中國古籍，並在葛洪（284～346）於340年撰寫的《肘後備急方》（意為急症處方指南）一書中，發現了這樣的記述：「青蒿一握，以水二升漬，絞取汁，盡服之（將一把青蒿泡在2公升水中，擰出汁液並全部服用）。」這段文字寫的不是用煎煮草藥取得萃取物的傳統方法，而是利用水得到萃取物。

讀到這段記述的屠呦呦，察覺黃花蒿中所含的有效成分不耐高溫，便改採用不加熱的萃取方式。這個改變成了突破點，使她成功發現並精製出有效成分的青蒿素。

青蒿素已成為全世界廣泛使用的瘧疾治療藥。青蒿素抑制瘧原蟲成長的機制之一，是它可能抑制原蟲細胞內跟貯藏鈣離子有關的蛋白質之運作。

大村博士、坎貝爾博士及屠呦呦等人都發現了針對寄生蟲病的新治療法。3位科學家為人類所帶來的利益及福祉是無法以數值來衡量的。

由黴菌而生的超級藥物

降低血液中膽固醇濃度的「史他汀類藥物」誕生軌跡

若是長期攝取高膽固醇食物，或是生活作息不正常，血液中的膽固醇含量就會增加。若持續下去，將導致動脈硬化，很有可能招致腦中風、心肌梗塞等重大疾病。而能夠抑制體內膽固醇合成，降低血液中膽固醇濃度的藥物，統稱為「史他汀類藥物」（statin）。目前全世界服用statin類藥物的人數高達數千萬，是非常重要的藥物。世上首位發現statin類藥物的，就是日本的遠藤章博士（Endo Akira，1933～）。抗生素中的青黴素首從青黴菌發現，而statin類藥物也是發現自青黴菌。由於遠藤博士的成就受到矚目，獲得諾貝爾獎的呼聲相當高。statin類藥物究竟是如何在體內運作的呢？又是歷經什麼樣的艱辛過程才獲得新藥許可的呢？且聽他娓娓道來。

協助┊**遠藤 章**
日本東京農工大學特別榮譽教授

⊙ 膽固醇引發的動脈硬化

脂蛋白 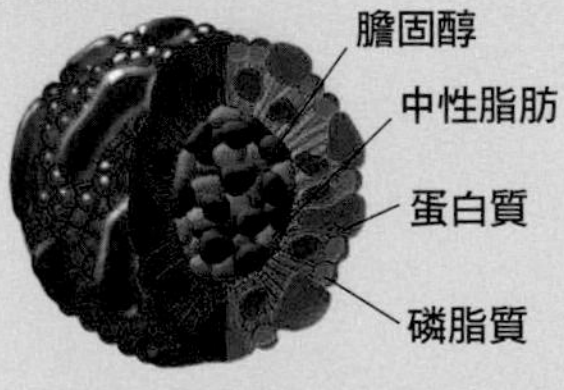
膽固醇
中性脂肪
蛋白質
磷脂質

膽固醇無法單獨溶於血液之中，因此必須以與蛋白質結合的球狀「脂蛋白」狀態，隨著血液運送到全身各處。密度小的脂蛋白為LDL，密度較大的就是HDL。

動脈硬化的發展過程　低密度脂蛋白（LDL）
血管內壁的傷口
紅血球

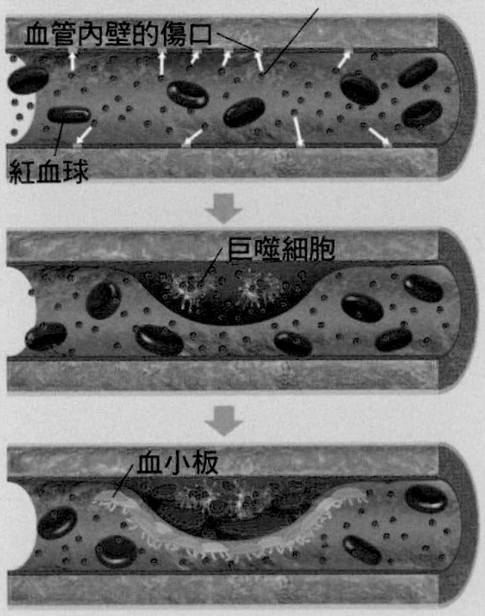

LDL有時會從血管內壁的小傷口滲到血管內壁中。

巨噬細胞

蓄積在血管壁中的LDL遭到名為巨噬細胞的免疫細胞所吞噬，造成血管壁隆起。

血小板

巨噬細胞吞噬LDL後的殘骸與LDL進一步堆積。血小板聚集，最後形成血管堵塞。

根據衛福部發表的2019年國人十大死因，心臟疾病僅次於排名居首的惡性腫瘤（癌症），位居第二，同時第四名也是與血管異常有關的「腦血管疾病」，排序與前一年相同。引發這樣血管異常的原因之一就是過剩的膽固醇。

膽固醇引發動脈硬化

一提到膽固醇，一般會先入為主地認為它對身體有不良影響。然而，膽固醇其實是身體不可或缺的物質，屬於脂質的一種，主要在肝臟合成，然後成為細胞膜、幫助脂肪消化和吸收的膽汁酸（bile acid）、皮

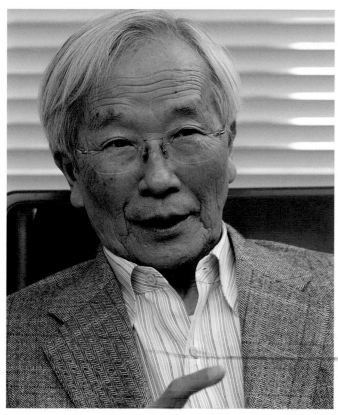

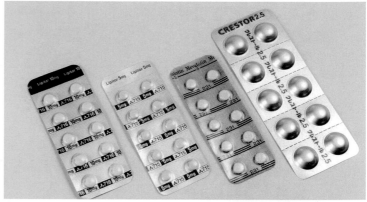

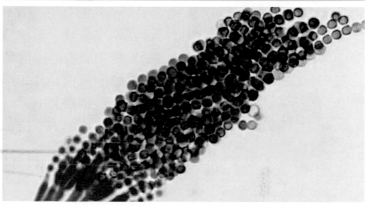

左邊照片是首位開發出抑制膽固醇合成藥物的遠藤章博士。右上為實際投予患者使用的膽固醇合成抑制劑。右下為產生膽固醇合成抑制劑之成分「美伐他汀」的青黴菌——檸檬黃青黴，遠藤博士乃是從6000株以上的菌類之中發現的。

質類固醇（corticosteroid）、男性暨女性激素、維生素 D 等的原料。

在肝臟合成的膽固醇與蛋白質結合形成「脂蛋白」，再隨著血液在體內循環，運抵身體的每一個角落。另外，脂蛋白可分為比重較高的高密度脂蛋白（HDL）和比重較低的低密度脂蛋白（LDL）。LDL的主要功能是將膽固醇運送到身體各部位。相反地，HDL則負責從身體各部分將多餘的膽固醇予以回收。

LDL會從血管內壁的小傷口滲透到血管壁內部（左頁圖）。而該LDL一旦氧化，就會為「巨噬細胞」（macrophage）的免疫細胞攝取。LDL若更深入血管壁內部的話，持續攝取LDL的巨噬細胞就會在血管壁內部死亡。如此一來，LDL和巨噬細胞的殘骸就在內部堆積，造成血管壁隆起。長久下來，血管就隨著年齡增長而逐漸失去彈性，甚至使得血管內部變窄，導致血液流通不順暢，造成所謂的「動脈硬化」。

動脈硬化若更進一步惡化，血管內壁就會受傷，使具有凝固血液功能的「血小板」聚集，形成血栓，導致血液的流動受阻，甚至完全堵住。結果，會造成必須供血的組織因血液受阻無法獲得養分和氧，組織細胞接著壞死。或是部分的血管腫大（動脈瘤），動脈瘤有時甚至還會破裂。這樣的異常若是發生在供應血液給心臟細胞的「冠狀動脈」，就會引發心肌梗塞等心臟疾病；而若發生在腦部血管，就會引發腦梗塞等腦血管疾病。就如本文開頭所述，都是攸關性命的重大疾病。

當血液中的LDL量越多，罹患動脈硬化的風險也越高。而血液中的LDL會因為動物性脂質攝取過量、吃太多、運動不足等而上升。換句話說，過剩的膽固醇會導致LDL增加，提高動脈硬化的風險，最終罹患心臟方面的疾病和腦血管疾病。正因如此，對降低血液中膽固醇含量的藥物需求也隨之增加。

重要的是抑制體內的膽固醇合成

1960年代前，可將血液中膽固醇含量減少的降血脂劑已經商品化。其中的「可利舒散」（Cholestyramine，主要成分為消膽胺）最為人熟知。肝臟所製造的膽汁，主要成分為膽汁酸，而它的原料就是膽固醇。膽汁酸分泌到十二指腸，幫助脂肪的消化與吸收後，經小腸吸收再送回肝臟。但是，消膽胺在腸道中會與膽汁酸結合，形成糞便排泄出來。由於膽汁酸不會再回到肝臟，肝臟必須使用血液中的膽固醇再製造出膽汁酸，血液中的膽固醇濃度就會下降。不過，因為必須服用大量的消膽胺，會出現腸胃不適的副作用，對患者而言是負擔非常大的藥物。

維生素B群中的「菸鹼酸」（niacin）具有促進膽汁酸排泄，減少血液中「中性脂肪」（neutral fat）量的功能，也可用作降血脂劑。但減少LDL量的效果非常差，副作用則會出現臉部和上半身潮紅，以及嘔吐、腹瀉、消化不良、肝功能障礙、高血壓等症狀。

除此之外，還有各式各樣的降血脂藥物問世，不過這些新藥不是有嚴重的副作用，就是效果欠佳，醫療現場一直渴望能有更安全有效的藥物。因此，研究人員的下個目標是開發抑制膽固醇合成過程，讓膽固醇不易在體內合成的「膽固醇合成抑制劑」。人體的膽固醇約有7成是體內自行合成的。

在1950年代末期，科學家差不多已經闡明膽固醇是從乙酸（醋酸）為基礎的「乙醯輔酶A」（acetyl coA），在轉變成各種不同形態的過程中合成的（下圖）。由於過程中約有30種「酶」參與，所以只要阻礙其中任一種酶，就能抑制膽固醇合成。

有些酶的功能若受到抑制，就會產生嚴重的副作用，對健康造成極大的影響。例如，在形成膽固醇之前的前體物質「desmosterol」（鏈甾醇，又稱為24-脫氫膽固醇）若沒有轉變成膽固醇，就會累積在體內，引發白內障（cataract，眼睛「水晶體」變白濁的病症）、脫毛等疾病。

這類型的藥物雖然在1950年代末就已問世，但發生了多起上述的副作用，因此而停售。

經過後來的研究，發現在膽固醇的生成途徑之中，抑制從「羥甲基戊二酸單醯輔酶A」（3-hydroxy-3-methylglutaryl-CoA，簡稱HMG-CoA）合成「甲基二羥戊酸」（mevalonic acid，MVA）之際發揮作用的「羥甲基戊二酸單醯輔酶A還原酶」（簡稱HMG-CoA還原酶，HMG-CoA reductase）功能，是最有效的方法。

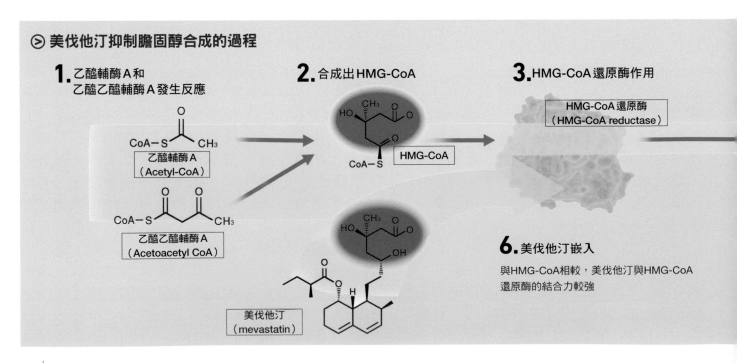

美伐他汀抑制膽固醇合成的過程

1. 乙醯輔酶A和乙醯乙醯輔酶A發生反應
乙醯輔酶A（Acetyl-CoA）
乙醯乙醯輔酶A（Acetoacetyl CoA）

2. 合成出HMG-CoA
HMG-CoA

3. HMG-CoA還原酶作用
HMG-CoA還原酶（HMG-CoA reductase）

6. 美伐他汀嵌入
與HMG-CoA相較，美伐他汀與HMG-CoA還原酶的結合力較強
美伐他汀（mevastatin）

自黴菌和蕈類之中探索新藥

日本東京農工大學的遠藤章博士在1966年留美期間（當時所屬公司為三共株式會社），有機會得知過剩的膽固醇已經成為社會問題，與膽固醇合成抑制劑的開發狀況。1968年返回日本後，便決定探索抑制HMG-CoA還原酶功能的物質。

抑制HMG-CoA還原酶功能的物質到底藏身何處呢？究竟該人為製造呢？還是從自然界中尋找呢？遠藤博士決定從微生物來尋找酶抑制劑。

當時，大多數抗生素都發現自放線菌類，這是棲息在土壤中，其線狀菌絲成放射狀延伸的微生物。但遠藤博士並未從放線菌著手，而是從他小時候就熟知的黴菌和蕈類探索起。雖然從黴菌及蕈類中發現的抗生素並不多，但因為黴菌和蕈

類也用來製造發酵食品，遠藤博士覺得較不用擔心安全性。

從龐大數量的候選對象中逐一篩選

遠藤博士為了探索抑制HMG-CoA還原酶功能的物質，約花了2年，共利用6388株黴菌和蕈類進行實驗。使用大鼠的肝臟酶來合成膽固醇，再加入黴菌或蕈類的培養液，倘若膽固醇的合成量減少了，從該黴菌或蕈類中便有可能取得藥物的「種子」。接著從這裡篩選出具有抑制HMG-CoA還原酶功能的微生物，最後是名為檸檬黃青黴（*penicillium citrinum*）的青黴菌。遠藤博士大量培養檸檬黃青黴，尋找能抑制HMG-CoA還原酶功能的物質，最後發現了「美伐他汀」（mevastatin，又名康百汀Compactin）。

美伐他汀的部分構形與HMG-CoA相似，若將它取代HMG-

CoA來與HMG-CoA還原酶結合，便能抑制膽固醇的合成。

自從發現美伐他汀後，全球大型藥廠就陸續開發出許多與美伐他汀類似的物質，共推出了7種新藥，統稱為「statin類藥物」，其基本構形皆與美伐他汀共通，再以人為方式稍微改變末端的結構。這樣的差異就體現出藥效強度的不同。

現在，全球肥胖人口不斷增加。而肥胖與LDL的增加息息相關，也會引發致命性疾病。世界衛生組織（WHO）「全球疾病負擔計畫」（Global Burden of Disease，GBD）委由美國華盛頓大學「健康指標和評估研究所」（The Institute for Health Metrics and Evaluation, IHME）彙整188個國家、蒐集1980至2015年的調查指出，肥胖人數在1980年為8億8500萬人，到了2013年卻達到21億人，增加了2.5倍。因此，statin類藥物可說是不可或缺的藥物。

4. 合成甲基二羥戊酸（Mevalonic acid）

甲基二羥戊酸

此處省略甲基二羥戊酸之後許多階段

5. 合成膽固醇

膽固醇

圖上半為膽固醇的部分合成過程。乙醯輔酶A（acetyl coA）和乙醯乙醯輔酶A（acetoacetyl-coA）發生反應（1），合成HMG-CoA（2）。HMG-CoA與HMG-CoA還原酶結合（3），因為HMG-CoA還原酶的作用，轉變為甲基二羥戊酸（4）。甲基二羥戊酸之後，還要經過許多個階段，才合成膽固醇（5）。

圖下半所示為美伐他汀的構形。請特別注意美伐他汀與HMG-CoA結構十分相似的部分（黃色區塊）。由於結構相似，以美伐他汀取代HMG-CoA來與HMG-CoA還原酶結合（6），就能抑制膽固醇的合成。

專訪 **遠藤 章** 博士

孩提即熟知的黴菌和蕈類，
其中竟大有乾坤

遠藤章博士對膽固醇合成抑制劑「statin類藥物」的誕生，貢獻卓著，現在就來聽聽其研究歷程。

Galileo——聽說您出身農家，請問您是在什麼樣的契機下，想要成為科學家？

遠藤——我受祖父的影響很大。雖然我的祖父不是醫生，但因為我們家附近沒有醫院，村民不管是受傷或小病都會來找我祖父看病。他常跟我說日本著名的醫生和細菌學家野口英世的故事。野口英世立志要救世上為病所困的人，我也想效法他，從事對人有幫助的工作。

Galileo——您是因為想從事對人有幫助的工作，才選擇了現在的研究道路？

遠藤——剛開始我想跟野口英世一樣當醫生，但因為我們家的經濟狀況不允許，我就退而求其次，希望能當農業技術人員。因為在我小時候，糧食尤其是米嚴重不足，是個人人都填不飽肚子的時代。而一方面因為我出身農家，就希望自己能成為可以讓米有更多收成的技術人員。原本打算高中畢業就出來工作，但當時的校長對我說：「希望你能升大學。」不過，從我親戚家就近可以通學的秋田大學並沒有農學部，所以家人強烈反對我繼續升學，最後我終於說服了他們。後來，我又獲得獎學金，得以進入東北大學的農學部就讀。

深受抗生素「青黴素」發現者傳記的激勵

Galileo——為什麼最後沒有成為農業技術人員呢？

遠藤——在我大學1年級快結束時，剛好有一本講述弗萊明博士發現青黴菌的傳記出版。讀了這本書，獲知竟然能從黴菌中提煉出抗生素，實在大受激勵。這是多麼偉大的事啊！可以救人無數，對人類實在太有貢獻了！剛好我們農學部的農藝化學科，也有利用黴菌家族成員進行製麴和釀酒的研究。所以當我知道在農學部中也有使用黴菌等微生物的研究時，就轉換研究跑道了。

Galileo——您為什麼會對黴菌感到興趣呢？

遠藤——這跟我小時候的經驗有很大的關係。祖父在祖母過世後，覺得自己一個人到山裡採蘑菇太孤單，就常常帶我一起去。過程中，會教導我分辨食用蘑菇和毒菇的方法。在形形色色的蘑菇中，我對一種名為毒蠅口蘑（*Tricholoma muscarium*）的蘑菇特別感興趣。這種蘑菇人類

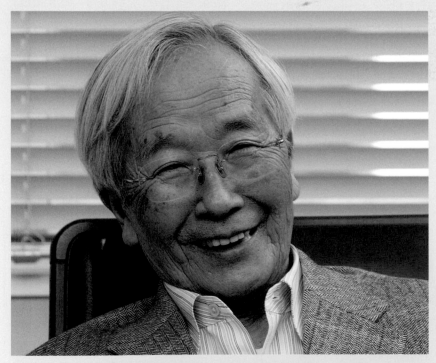

遠藤章為日本東京農工大學特別榮譽教授，株式會社生物製藥研究所（Biopharm Research Laboratories）所長兼董事代表。出生於日本秋田縣，日本東北大學農學部畢業。1973年在三共發酵研究所發現治療異常血脂症的statin類藥物。2006年獲日本國際獎，2008年獲拉斯克臨床醫學研究獎（Lasker Award）、2017年獲加拿大蓋爾德納國際獎（Canada Gairdner International Award）等，獲獎無數。獲得諾貝爾獎的呼聲也很高。

可以吃，煮味噌湯時放一點滋味特別好。可是如果蠅類停在這種蘑菇上的話，很快就會死掉。人類可以吃，蠅類卻會死掉，這是為什麼呢？這也是我對黴菌和蕈類產生科學興趣的開始。

我高中時就以毒蠅口蘑作為「自由研究」的題目了。祖父在此之前也曾教過我：「即使是毒菇，也有一些只要把煮過的水倒掉，再用清水洗過就能吃的。」所以我把毒蠅口蘑煮過取出，再把煮菇的水澆在飯上面靜置一旁。結果發現飛停在飯上的蒼蠅真的死了。證明祖父所說的話是正確的。

Galileo——您大學畢業後就進入三共製藥公司，從事什麼樣的研究呢？

遠藤——我其實想進三共的研究所做研究工作，但一開始卻被分配到工廠。不過，在這裡我又接觸到黴菌了。這個工廠專門生產葡萄酒和果汁，因此會利用黴菌製造名為果膠酶（pectinase）的酶，再用來製造葡萄酒和果汁。就連工作場所都與黴菌有關，冥冥之中已決定了我以後的人生方向。

在美國留學期間了解到膽固醇的重要性

Galileo——已經進入三共公司服務了，為什麼後來又到美國去留學呢？

遠藤——因為我想對外國有更深入的了解。當時，國外研究者的研究實力遠遠領先日本。我想到這些領先的國家試試自己的實力，所以就走上留學之路。在三共有個制度，每年會從研究所挑選1～2名研究者讓他們出國留

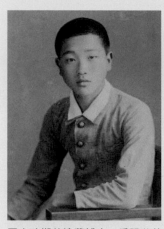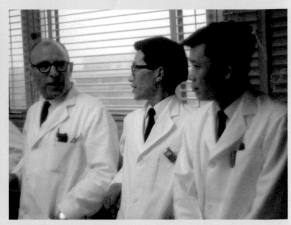

國中時期的遠藤博士。受祖父的教誨，從孩童時期就意識到要為生民立命。

從小就常與黴菌和蕈類為伍。留美時的遠藤博士（中）。留學期間即下定決心要開發降低膽固醇的藥物。

學。在我進公司1年後的偶然機會下，從工廠派到研究所工作，因此我也具備了應徵留學制度的資格。

Galileo——您在留學期間是從事什麼樣的研究呢？

遠藤——我在愛因斯坦醫學院（Albert Einstein College of Medicine）從事與位在大腸菌細胞壁之酶相關的研究。在那裡兩年研究期間，發表了兩篇論文。

Galileo——到了美國後，覺得跟日本有什麼不同？

遠藤——最大的不同就是美國年輕人只要做出成績，就會漸漸獲得拔擢為教授。而日本是一個典型的年功序列社會，是以年資和職位論資排輩，所以這點讓我非常震撼！

日常生活也有感到一些差異。我留學的1960年代後半，日本人死亡原因的第一名是中風。而美國卻不一樣，每年因心臟病死亡的人數高達70萬人，這個數字是癌症死亡人數的2倍以上。當時，膽固醇攝取過量已經成為美國的社會問題，電視上還可以看到提醒人們小心膽固醇的廣

告，也有將含膽固醇較多的蛋，從中抽出膽固醇再銷售的情形，這就是一般所說的減肥食品。不過，當時並沒有可有效降低膽固醇的藥，所以我從美國回到日本後，就想要開發能降低膽固醇的藥物。

信念是「一定有方法治療疾病」

Galileo——為什麼會想到要從黴菌和蕈類中探索抑制膽固醇合成的物質呢？

遠藤——英國有句古諺說：「不管什麼疾病，神都已經預備好治療的手段。」只是人類還沒注意到該治療的方法！雖然這句諺語沒什麼科學根據，卻成了我的信念。因此，我認為在自然界應該能找到降低膽固醇、治療心臟病的物質才對。在我思考究竟該從自然界的哪個地方找起時，就逐漸聚焦到小時候即十分熟悉的黴菌和蕈類了。

Galileo——就某種意義而言，似乎有「賭」的意思。

遠藤——沒錯！就像買彩券一樣，能否中獎，自己完全不知

道。正因如此，我設定了2年的時間，如果專心致志都沒結果的話，就打算放棄。倘若不這樣，公司方面也無法認同。

發現美伐他汀，但確認其安全性卻歷經艱辛

Galileo——顯然您賭贏了！聽說您在發現美伐他汀後到實際製成藥品上市，過程中有許多的曲折。可以跟我們說說其中經過嗎？

遠藤——比較大的「事件」有三個。第一就是對大鼠無效。當時有個風氣，若實驗結果對大鼠和小鼠無效的話，就不能成為藥物。但即使如此，我也認為：「我們的想法沒有錯。應該還是會有對大鼠縱然無效，但對人類有效的藥物存在。」於是我不放棄，繼續探究，果真有這種案例存在。由於有了這一種案例，我便主張探討為何美伐他汀對大鼠無效的原因，公司方面也認可我的做法。經過了將近2年的持續研究後，得到了一個結論：美伐他汀對膽固醇處於高狀態的動物是有效的。

Galileo——什麼是所謂高膽固醇動物呢？

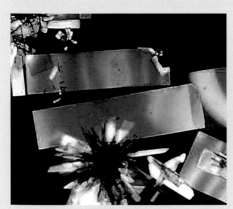
從黴菌提煉出來的美伐他汀結晶。

遠藤——最常見的就是雞。雞蛋蛋黃中膽固醇含量非常高，所以我認為產卵的母雞本身應該也有很高的膽固醇。因此我們拿雞來做實驗，得到了明顯的效果。由於當時是個還未以雞為實驗動物的時代，所以我們後來又拿狗和猴子來進行同樣的實驗，結果也是同樣有效。就這樣，第一個「事件」解決了。

Galileo——第二個「事件」是什麼呢？

遠藤——在用大鼠進行毒性試驗時，肝臟發生少見的現象。因此公司向我們施壓，要我們停止開發工作。但我當時覺得原因在於我們給大鼠的投藥量太多！連續5週投予對人類有效量的100～200倍，肝臟會出狀況也很正常。試想，倘若不管是砂糖、鹽還是醬油，每天都攝取平常的100～200倍，還連續攝取5週，若沒發生任何狀況才奇怪吧。因此我主張不用太擔心大鼠肝臟所發生的現象，但卻未獲得公司的認同。

在此「事件」的2個星期後，我收到美國德州大學的戈德斯坦（Joseph Leonard Goldstein，1940～，後因在膽固醇代謝方面的研究而獲得1985年的諾貝爾生理醫學獎）教授邀請，希望能以共同研究的方式，用美伐他汀來治療2名住院的重症患者。我的上司鼓勵我說：「眼前美伐他汀的進展受到阻礙，唯有這個機會才能突破。」然而面對日本學會的重重關卡，我們一下子就敗陣下來。再加上當時日本鮮少與海外進行共同研究，大多數人都主張：「在日本研發出來的藥，最初的臨床試驗也應該在日本進行。」

Galileo——連臨床試驗的路也被堵住了呀！

遠藤——幸好大阪大學的山本章醫師聽說此事後，對我們提出採用美伐他汀來治療患者的請求。我知道若是再錯失這次機會，可能就翻身無望了。跟上司商量後，他說：「我知道了，那就瞞著公司吧！」在上司祕密的支持下，我前往大阪與山本先生及相當於他上司的教授會面，共同商討合作模式。最後達成的共識就是：「山本醫師為了從事基礎研究，請求遠藤先生提供美伐他汀。本實驗藥物在由山本醫師所任職的大阪大學第二內科負完全責任的情況下，投予患者使用。」

Galileo——這就是人類開始使用美伐他汀的開始，對吧！

遠藤——是的。經過這次的臨床試驗確認有效，在安全性方面也沒有問題，於是美伐他汀起死回生，公司也在1978年11月展開正式的臨床試驗。

Galileo——現在如果偷偷進行臨床試驗，是會引發大問題的吧！

遠藤——當時的情況是，醫師判斷若再不採取辦法，病人就會死亡，因此只要取得病人同意，就可以投予未獲許可的藥物。

獲投予藥物的患者罹患了「家族性高膽固醇血症」，這是因為遺傳因素而血液中膽固醇濃度過高的疾病。正常的總膽固醇值為200，該名患者竟高達1000，而且還一直有狹心症（即心絞痛）的問題，連飲食療法也無效。這名當時年僅18歲的女性患者，經投予美伐他汀後，不僅康復，還結婚生子，我後來跟她以及她

的孩子也見過面。

Galileo——第三個「事件」是什麼呢？

遠藤——1978年5月，我們展開對狗投予美伐他汀的長期毒性試驗。在投予超高劑量的情況下，出現了惡性腫瘤（癌）。1天的投藥量分別是每公斤體重20毫克、100毫克、200毫克。20毫克完全沒有問題，但100毫克和200毫克都出現惡性腫瘤。就這樣，全世界都在謠傳「美伐他汀有致癌性」。我在1978年年底辭去三共研究所的工作，轉到東京農工大學任職，而三共研究所在1980年8月全面停止美伐他汀的開發。我後來改弦易轍，轉換成以構形略微改變的「普伐他汀」（pravastatin）為新藥的開發方向。

在連續2年對狗投予普伐他汀的實驗中，事實上只用25毫克就夠了。因此我認為美伐他汀若不是投予100毫克、200毫克，而是25毫克的話，或許就不會出現任何問題。

Galileo——雖然很遺憾美伐他汀不能成為正式藥品，但它後來卻成為statin類藥物的始祖。

遠藤——的確如此。現在的他汀類藥物共有7種，每種構形中最重要的部分，都與美伐他汀的結構完全相同。

年輕人最好要有
積極進取的精神

Galileo——您為什麼會轉到東京農工大學任職呢？

遠藤——我一直都希望能成為大學老師。因為我喜歡傳道、授業、解惑的工作，也喜歡跟年輕人一起工作。我從很久以前就在想：

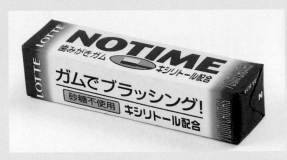

遠藤博士參與開發的「潔牙無糖口香糖」。從黴菌發現抑制齒垢形成物質「齒面細菌膜水素」（mutastein），與合同酒精株式會社共同研究，確立工業生產方法。與樂天公司合作開發含有齒面細菌膜水素的口香糖。

當美伐他汀的開發工作告一段落後，如果有好的機會可以進入理想中的大學任職，我就會轉職。

Galileo——在東京農工大學，您有從事其他方面的研究嗎？

遠藤——有的。主要是樂天公司（Lotte Co., Ltd.）的潔牙無糖口香糖，這也是從黴菌中找到能抑制齒垢形成的物質，並將之商品化的例子。此外，我也有參與化妝品的開發。我們之前就已經知道甲羥戊酸（MVA）具有保溼作用，經研究建視，發現能夠製造出大量甲羥戊酸的酵母菌，之後佳麗寶公司（Kanebo）便將它做成化妝品。

Galileo——您目前都在忙些什麼呢？

遠藤——我83歲了，已經不做研究工作了！現在主要是以年輕的研究者、大學生和在企業任職的人為對象發表演講。我希望像我這樣的科學家能多一點，一方面能對科學發展提供一些有助益的意見，也能夠讓年輕人對未來充滿希望，這也正是我現在演講的主旨。

Galileo——您想要傳遞什麼樣的訊息給年輕人呢？

遠藤——現在的年輕人跟我年輕時相比，顯得較為消極。這是個物質不虞匱乏的時代，年輕人想要什麼，周圍的人就會為他張羅齊

全，對於自己的未來似乎缺乏主動的想法。因此我希望年輕人能儘早決定自己想成為怎樣的人，想做什麼樣的事。因為若不能立下追尋的目標，就絕對沒有努力的動機。

現在我要說的不是科學界的事，而是相撲界。相撲力士資格的最高等級是橫綱，而日本人很少能達到這個等級。我個人認為是因為日本人的生活太過富足了！相撲界的橫綱大部分是蒙古人，他們之所以這麼強是因為積極進取的精神。若只是學校的課程，會有老師來教我們，我們只要理解黑板上所寫的知識即可，但這些都跟自己想要成為什麼樣的人不同。自己的前途只能由自己來決定，而這一點，我希望年輕人能越早知道越好。

現在想要成為科學家的孩子變少了！科學家一直持續自己喜歡的研究，就有可能為人類帶來莫大的貢獻，這樣的喜悅是沒有任何東西可以代替的。

Galileo——謝謝您提供這麼多寶貴的經驗！

C型肝炎
治療的現況

只需服用藥物，即可
直接攻擊病毒將之清除

C型肝炎為感染C型肝炎病毒引起的肝臟疾病，會持續惡化20～30年卻幾乎沒有任何症狀，感染期間還可能會導致肝癌風險漸增。2015年5月，治療C型肝炎病毒的新藥「索非布韋」開始在日本上市。臨床試驗顯示能清除患者身上96％的病毒，與傳統治療C型肝炎的藥物相較，相當優異的效果引起注意。在那之後，C型肝炎的治療有了驚人進展。本篇將介紹日本C型肝炎治療的現況，包含C型肝炎治療藥物清除病毒的機制及清除後的課題等。

協助 ┊ **小俁政男**
┊ 日本山梨縣立醫院機構理事長暨東京大學名譽教授

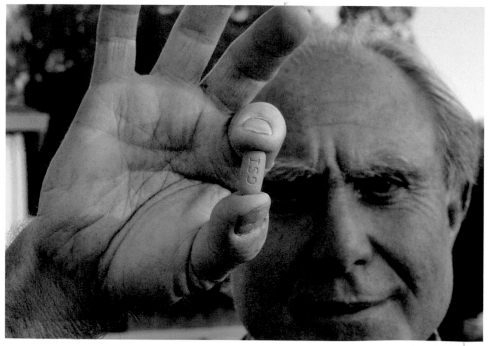

治療C型肝炎病毒的藥物「索非布韋」。臨床試驗結果顯示成效極佳，病毒清除率可達96％。右頁為C型肝炎病毒示意圖。

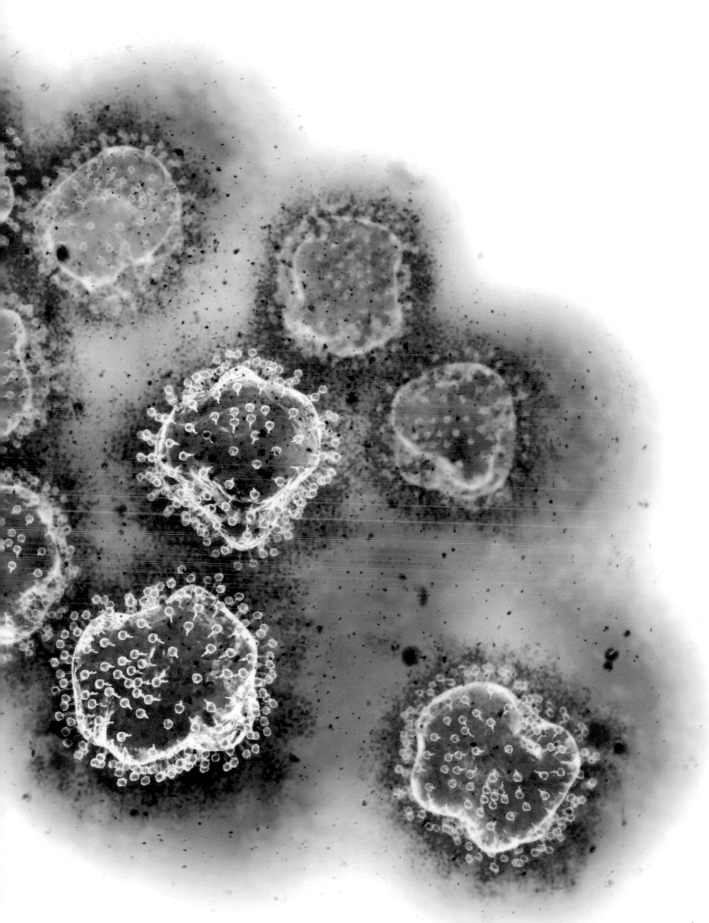

每錠要價6萬1799日圓（約台幣1萬7000元）。日本厚生勞動省在2015年3月核可由美國吉利德科學公司（Gilead Sciences）販售的C型肝炎新藥「索非布韋」（Sofosbuvir，商品名Sovaldi®，中文名索華迪），首先，它的價格就會引發議論。

另外，臨床試驗顯示出「12週療程的病毒清除率，可達96%[※1]」，優異的成效也極受矚目。使用傳統各種治療法的清除率最高只達90%，療程也需要24週以上。負責進行臨床試驗的日本山梨縣立醫院機構小俁政男理事長表示：「沒有嚴重副作用，並容易與其他藥物合併服用，從這兩點來看，就可說是一種劃時代的藥物了。」美國在2013年核可索非布韋上市，即使當時1錠的售價高達10萬日圓，翌年它的銷售額還是達到了約1兆日圓[※2]。

目前日本索非布韋的價錢是1錠約4萬2238日圓，但若是國家醫療補助對象，患者每月只要負擔1萬日圓即能接受該藥物的治療。

C型肝炎會數十年持續惡化卻無任何症狀

⊙ 肝癌死亡人數的推移

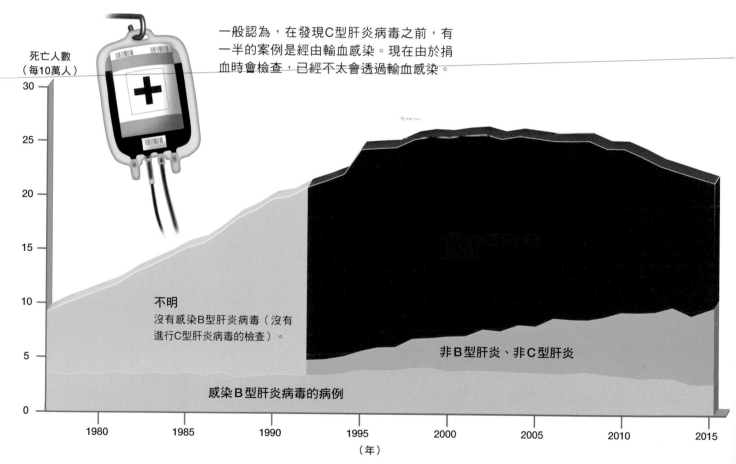

一般認為，在發現C型肝炎病毒之前，有一半的案例是經由輸血感染。現在由於捐血時會檢查，已經不太會透過輸血感染。

死亡人數
（每10萬人）

不明
沒有感染B型肝炎病毒（沒有進行C型肝炎病毒的檢查）。

非B型肝炎、非C型肝炎

感染B型肝炎病毒的病例

1980　　1985　　1990　　1995　　2000　　2005　　2010　　2015
（年）

依肝癌病因推估肝癌死亡人數（每10萬人）推移表。到1980年代為止，雖然已知部分死者是因感染B型肝炎病毒而引發「B型肝炎」，但大多數情況並不清楚病因。1989年發現C型肝炎病毒後，1990年代才開始廣泛進行C型肝炎病毒檢查，也才發現多數肝癌死亡病患是在感染C型肝炎病毒後，經過數十年的「C型慢性肝炎」，最後才惡化成肝癌。在日本，推測也約有150萬人感染了C型肝炎病毒。雖然因C型肝炎而死亡的人數有逐漸減少的趨勢，但因酒精、肥胖等生活習慣病因素造成的非病毒性肝炎所引起的肝癌死亡人數卻持續增加，已成嚴重問題。（根據日本肝臟學會《肝癌白皮書 平成27年度》圖4、日本厚生勞動省大臣官房統計情報部 人口動態統計以及R Tateishi et al. A nationwide survey on non-B, non-C hepatocellular carcinoma in Japan: 2011-2015 update. J. Gastroenterol. 2019, Apr;54[4]: 367-376等資料製成）

人體原本就有排除入侵體內病原體的機制（免疫機制）。大約30%的人感染C型肝炎病毒後並不會出現症狀，而會由免疫系統自然治癒[3]。剩餘大約70%沒有痊癒的人則會變成「慢性肝炎」。

變成慢性肝炎後，病毒不會完全死亡，因此免疫細胞會持續活動。慢性肝炎就在肝細胞重複遭免疫細胞破壞又再生的過程中持續惡化，並在數十年後發展成一部分肝臟萎縮變硬的「肝硬化」。

C型肝炎恐怖的地方在於惡化成肝硬化的過程中，幾乎不會有自覺症狀，得到肝癌的風險也逐漸增加。也有病患在得到肝癌後，才第一次發現自己感染了C型肝炎病毒。根據2011年的調查顯示，在日本感染C型肝炎病毒的人約有150萬人，但據推測其中約有80萬人並不知道自己受感染。

輸血造成感染擴大

一般認為有50%的C型肝炎是透過醫院輸血感染的。這是因為在還沒有發現C型肝炎病毒的時代，沒有症狀的感染者捐了血，醫院再將其血液用於治療。另外，一般也認為在戰後物資缺乏的年代，多人共用一支針筒注射的現象也是造成感染擴大的原因。

左頁圖表是以肝癌病因分類顯示的肝癌死亡人數變化。截至1980年代，多數死亡患者的肝癌病因並不清楚。不過在1989年發現C型肝炎病毒並開始檢查病毒之後，醫界才發現許多患者是在罹患C型肝炎後，終至肝癌死亡。

治療C型肝炎的第一步是清除病毒，以阻止慢性肝炎及肝硬化繼續發展。在發現C型肝炎病毒後，各種治療法便誕生了。清除病毒的比例也從1990年代的百分之幾持續成長到2000年代的百分之數十，2011年之後則上升到80%以上。以下就來了解這些治療方法的差異。

病毒會盜用胞器增殖

C型肝炎病毒由記錄遺傳資訊的RNA（核糖核酸）長分子、包覆RNA的蛋白質膜（殼體）、包覆殼體的脂質膜（外膜），以及從外膜向外伸出的突起狀分子（刺突）所組成（上圖）。

雖然病毒和細胞是以共通的原料構成，不過與細胞相比，病毒是非常小且簡單的結構。此外，人類的細胞只要獲得營養就能單獨增殖，病毒則無法單獨增殖。因此病毒需要進入細胞並盜用細胞的器官（胞器）及原料才能開始增殖。

增殖的方法依病毒種類各有不同。下一頁將詳細介紹C型肝炎病毒增殖的機制，與索非布韋抑止病毒增殖的方法。

▷ C型肝炎病毒

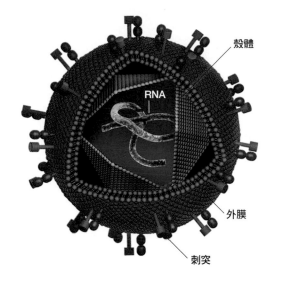

C型肝炎病毒的結構。在脂質膜（外膜）的內部有蛋白質的膜（殼體），內部則有記錄病毒基因資訊的RNA。病毒的直徑約為50奈米（nano，1奈米是10億分之1公尺），僅約一般細胞的1000分之1。

殼體

RNA

外膜

刺突

※1：對感染基因型為「第2型」之C型肝炎病毒患者的投藥結果。詳請參照112頁。文中所謂「清除率」是「完全反應率」（complete response rate）或持續性病毒反應率「SVR率」（sustained virological response）的另一種說法。「完全反應」乃指「檢測不到病毒」。

※2：以1美元比100日圓換算。

※3：有時會在此過程中轉為急性肝炎。

⊙ C型肝炎病毒增殖的機制（A1 ～ A8）

A1. 吸附並侵入肝細胞表面

病毒吸附在細胞表面的受體之後，當細胞將外部物質吸收到內部，進行胞吞作用（endocytosis）的機制之際，便趁機以細胞膜包覆自己而侵入細胞。

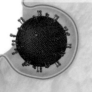
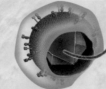
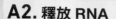

RNA

核糖體

多蛋白質

A2. 釋放 RNA

病毒的外膜與細胞膜融合並鑽出洞來，病毒即可將RNA注入細胞內。

受體

A3. 合成蛋白質

根據病毒擁有的遺傳資訊，利用細胞中稱為「核糖體」（ribosome）的胞器鏈結胺基酸，合成一個巨大的「多蛋白質」（polyprotein）。

之後，細胞蛋白質會將多蛋白質的一定部位切斷，被切下來的蛋白質則成為新病毒的成分以及複製RNA時的酶。

病毒的蛋白質

內質網

A4. 複製 RNA

在A3步驟中製造的蛋白質之一部分會埋進稱為「內質網」（endoplasmic reticulum）的胞器膜中。蛋白質以一定方式排列完成後，細胞膜就會凹陷，並複製病毒的RNA（左側放大圖）。

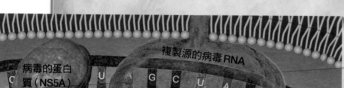
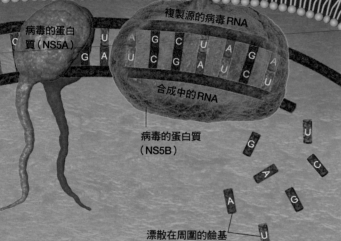

病毒的蛋白質（NS5A）

複製源的病毒RNA

合成中的RNA

病毒的蛋白質（NS5B）

漂散在周圍的鹼基

複製成的RNA

高基氏體

A4'. 複製 RNA 的機制

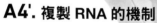

RNA中排列著「鳥糞嘌呤」（G）、「腺嘌呤」（A）、「胞嘧啶」（C）及「尿嘧啶」（U）四種鹼基。鳥糞嘌呤與胞嘧啶，腺嘌呤與尿嘧啶（A與U）性質相合，具有配對鏈結的特性。執行RNA合成的「NS5B蛋白質」（nonstructural protein 5B）會從散布在周圍的4種鹼基中，讓只與複製源RNA鹼基對應的鹼基與之鏈結，藉此製造出新的RNA。以這個新的RNA為基礎再次進行RNA合成，就能複製出與病毒相同的RNA。

A5. 組成病毒

A3～A4步驟製造的病毒蛋白質及RNA便聚集組成病毒。病毒會透過「胞內運輸」（intracellular transport）機制從內質網輸送到高基氏體（Golgi apparatus）。

A8. 侵入別的細胞

A6. 表面修飾

於高基氏體內部移動，經過表面與醣類的分子結合等過程後，病毒即完成複製。

A7. 釋放到細胞外

病毒會由高基氏體膜包裹，脫離高基氏體。當細胞膜與高基氏體膜結合鑽出孔洞後，病毒就能釋出來到細胞外。

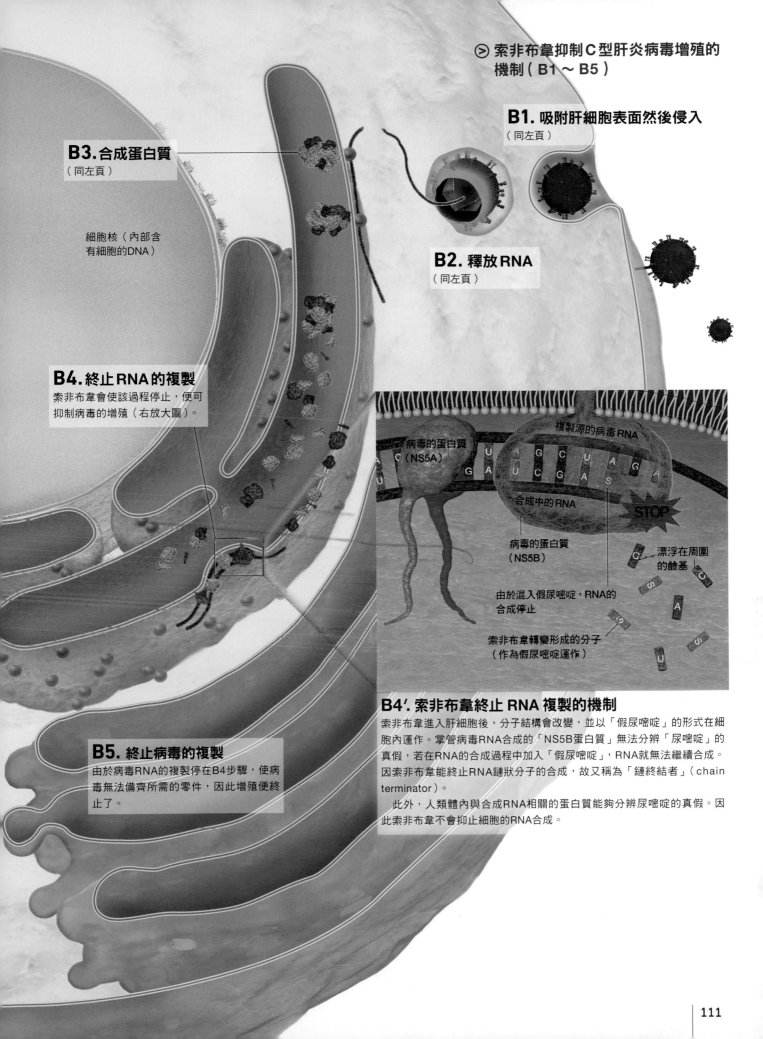

⊘ 索非布韋抑制C型肝炎病毒增殖的機制（B1～B5）

B1. 吸附肝細胞表面然後侵入
（同左頁）

B3. 合成蛋白質
（同左頁）

細胞核（內部含有細胞的DNA）

B2. 釋放RNA
（同左頁）

B4. 終止RNA的複製
索非布韋會使該過程停止，便可抑制病毒的增殖（右放大圖）。

病毒的蛋白質（NS5A）

複製源的病毒RNA

合成中的RNA

STOP

病毒的蛋白質（NS5B）

漂浮在周圍的鹼基

由於混入假尿嘧啶，RNA的合成停止

索非布韋轉變形成的分子（作為假尿嘧啶運作）

B4′. 索非布韋終止RNA複製的機制

索非布韋進入肝細胞後，分子結構會改變，並以「假尿嘧啶」的形式在細胞內運作。掌管病毒RNA合成的「NS5B蛋白質」無法分辨「尿嘧啶」的真假，若在RNA的合成過程中加入「假尿嘧啶」，RNA就無法繼續合成。因索非布韋能終止RNA鏈狀分子的合成，故又稱為「鏈終結者」（chain terminator）。

此外，人類體內與合成RNA相關的蛋白質能夠分辨尿嘧啶的真假。因此索非布韋不會抑止細胞的RNA合成。

B5. 終止病毒的複製
由於病毒RNA的複製停在B4步驟，使病毒無法備齊所需的零件，因此增殖便終止了。

如前頁圖中所示，索非布韋在肝細胞內會轉變成「假尿嘧啶」（pseudouridine），取代真尿嘧啶讓合成中的病毒RNA攝入，便可抑制RNA的複製。具有這種功能的物質稱為「核酸類似物」（nucleotide analogues）。「核酸」是指由RNA之類的鹼基連接起來的長分子，「類似物」則是「相似物質」的意思。

由此法製成的藥，目前用於C型肝炎治療的，有由感染病毒後的細胞所製造的蛋白質「干擾素」（interferon），以及能阻礙病毒蛋白質運作的「蛋白質抑制劑」（下表）。

早期的治療法只對部分感染者有效

三種治療法中最早出現的是1992年的干擾素治療法。

人體細胞遭到病毒感染後，會釋放稱為干擾素的蛋白質。附近攝入干擾素的細胞會製造阻止病毒RNA蛋白質合成的酶，並試圖抑制病毒的增殖。干擾素治療就是給予人工製造的干擾素，以促進酶合成並達到抑制病毒增殖的目的。

C肝病毒依據部分基因的不同，可大致分為6型。日本的C肝感染者中，大約70%是第1型，30%是第2型。而台灣肝病防治學術基金會的《C型肝炎治療手冊（2020.09）》指出，台灣大約55%是第1型，40%為第2型，其他型則較為罕見。

干擾素治療的特徵是對第1型效果不彰，對第2型則效果顯著。此外，血液中的病毒量愈少就愈容易產生療效。然而此治療方法的問題在於多數服藥中的患者都會產生發燒、頭痛、肌肉痠痛等副作用，因此半途中止治療的案例很多。雖然長期以來，也有與「雷巴威林」（Ribavirin）合併使用的療法，雷巴威林為合成核酸類抗病毒藥，對許多DNA和RNA病毒有抑制作用，但藥理機轉尚未十分清楚。常用其與干擾素併用治療C肝（不可單用），但副作用很大，難以對高齡患者使用，故有所限制。

出現直接對病毒作用的「蛋白質抑制劑」

2011年出現的「蛋白質抑制劑」，能嵌入病毒蛋白質的構形（凹凸結構），藉著使病毒無法順利運作來抑止病毒的合成。

⊙ C型肝炎的藥物種類及日本的主要治療法

干擾素	使細胞製造出抑制病毒蛋白質及RNA合成的酶
蛋白質抑制劑	附著在病毒的蛋白質上，並阻礙其運作
核酸類似物	使病毒在合成RNA時攝入假鹼基，藉以阻止合成
Harvoni® 夏奉寧	核酸類似物索非布韋，與蛋白質抑制劑雷迪帕韋的複合劑。只需口服藥物12週，臨床試驗的清除率可達100%，無嚴重副作用。第1、2型皆可適用。
Maviret® 艾百樂	含兩種蛋白質抑制劑（Glecaprevir hydrate及Pibrentasvir）的複合製劑。日本於2017年11月開始核准銷售，台灣於2018年8月納入健保給付，通常只需服用8～12週。1～6型皆適用。

表中歸納了C型肝炎肝炎病毒的主要治療法。在選擇藥物時，除了病毒基因型外，還需考慮病毒對藥物有無抗性、患者年齡，以及與其他藥物的併用等條件。此外，基因型的1型還分為「1a型」、「1b型」，2型還分為「2a型」、「2b型」。對於分類不同的基因型，藥效有時也會不同。

⊙ 感染C型肝炎後罹患肝癌的風險變化

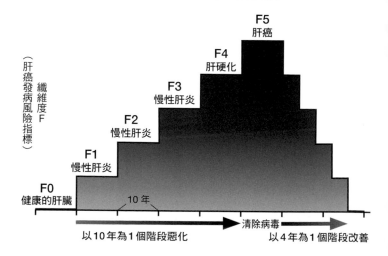

小俁理事長所提供之肝癌發病風險變化模式圖。一旦變成慢性肝炎，肝細胞在破壞及再生的過程中，會過度製造出膠原等物質，並與之結合形成「纖維化」。纖維化繼續發展，演變為肝癌的風險就會提高。

雖然會有個體差異，但演變成慢性肝炎後，纖維化程度（纖維化F）就會以約10年為1個階段逐漸上升。此外，清除病毒後雖然也有個體差異，但根據小俁理事長的研究，纖維化程度會以約4年為1個階段逐漸向下減輕。但並不是病毒清除後，肝癌的風險就會立即消失，因此病毒清除後還要持續進行定期檢查及自我管理。

⊙ 慢性肝炎到肝硬化的演變過程

肝臟的基本結構「肝小葉」在健康狀態、慢性肝炎及肝硬化時的比較變化圖。肝炎惡化會使遍布於肝的血管結構遭致損毀，使得肝臟功能逐漸低落。此外，肝細胞在重複破壞及再生的過程中，會過度製造膠原，並與其結合形成「纖維化」。一般認為纖維化愈擴展，演變成肝癌的風險就愈高。

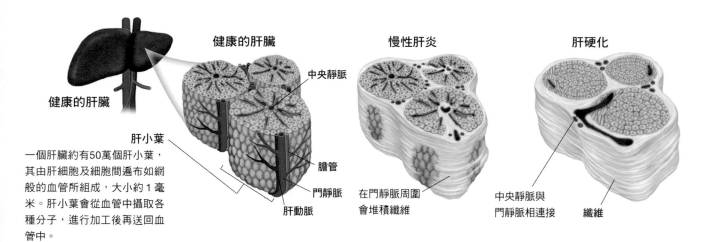

健康的肝臟

健康的肝臟

肝小葉
一個肝臟約有50萬個肝小葉，其由肝細胞及細胞間遍布如網般的血管所組成，大小約1毫米。肝小葉會從血管中攝取各種分子，進行加工後再送回血管中。

健康的肝臟
中央靜脈
膽管
門靜脈
肝動脈

慢性肝炎
在門靜脈周圍會堆積纖維

肝硬化
中央靜脈與門靜脈相連接
纖維

採用此法的例如「泰樂維克」（Telaprevir），就是具有切斷多蛋白質（見110頁圖**A3**）功能的病毒蛋白質干擾藥物。

不過，蛋白質抑制劑有時會無法順利嵌入某些蛋白質的凹凸結構內。這樣的病毒一般稱之為「抗性病毒」（resistant virus）。若患者體內有大量對該種藥劑具抗性的病毒，可能會無法消除病毒。由於這時抗性病毒會大量存留，因此將來若使用含有相似蛋白質抑制劑的其他合併療法，治療就有可能難以見效。

併用2～3種藥物 提升清除率

之後因組合干擾素及蛋白質抑制劑的各種「藥劑併用療法」出現，不只使治療的基因型及患者年齡範圍擴大，病毒清除率也持續提高。

索非布韋對第1型和第2型C型肝炎都有效。索非布韋與

「雷迪帕韋」（Ledipasvir）這種蛋白質抑制劑的複合劑「Harvoni®」（中文名夏奉寧）在2015年9月於日本開始販售（台灣則於2018年1月起納入健保給付）。據小俁理事長表示，在夏奉寧的臨床試驗結果中，第1型C型肝炎的171個病例都有成效，即100%能消除患者體內病毒，對第2型C型肝炎也有98%的成效。

索非布韋不僅沒有嚴重副作用，和其他藥物合併使用的限制也少。目前為止，在全世界已有150萬名患者用過索非布韋，但還沒出現產生抗性的病毒。從這點來看，不論是無法接受傳統干擾素治療，或因副作用而放棄治療的患者，都可望使用該療法。

「清除病毒」並不是 治療的最終目的

後來也陸續出現不使用干擾素的C型肝炎治療新藥，但目前

仍以干擾素治療法為主流，病毒的清除率也已接近100%。不過，小俁理事長說：「只是清除病毒，並不代表C型肝炎的治療結束了。」

肝臟是由大小約1毫米，稱為「肝小葉」（hepatic lobule）的結構聚集而成的。持續感染C型肝炎病毒時，肝細胞在破壞及再生的過程之中，會持續地在細胞周圍製造出過量的膠原（collagen），與其結合並逐漸形成「纖維化」（上圖）。小俁理事長指出，隨著纖維化的發展，異常基因會累積，進而提高罹患肝癌的風險。

一旦清除病毒，就能阻止肝炎的惡化。不過細胞內之前累積下來的異常基因仍會保留下來，換句話說，罹患肝癌的風險還是很高。在消除病毒後，纖維會慢慢減少，肝癌的風險也會隨之減低（左圖）。小俁理事長表示：「代替沉默的肝臟持續追蹤肝臟纖維化的狀態是很重要的。」 ☙

藉助免疫力消滅癌細胞

喚醒體內力量，開拓癌症治療的新道路

人體明明擁有保護身體的「免疫系統」，為什麼還會罹患癌症呢？2018年的諾貝爾生理醫學獎，就是頒發給闡明這個謎題的研究。獲獎的是日本京都大學特約教授本庶佑（Tasuku Honjo，1942～）博士以及美國德州大學的艾利森（James Patrick Allison，1948～）博士。兩人發現免疫細胞表面的分子具有免疫系統煞車功能的機制，而癌細胞正是利用這個機制來逃脫免疫細胞的攻擊，只要阻斷該分子就能喚醒免疫系統並對癌細胞展開攻擊。兩人不只開創了通往新型治療法的道路，所開發出來的藥物如今已廣泛使用，也稱為癌症的「第4種治療法」，成為癌症治療的一環。我們體內的免疫系統是如何運作的呢？癌細胞是如何逃過免疫系統攻擊的呢？本篇將介紹每天保護我們身體的免疫「防禦系統」。

協助 **河上 裕**
日本國際醫療福祉大學教授、日本慶應義塾大學醫學部特任教授、日本癌免疫學會理事長

⊘ 目前為止日本獲得諾貝爾三大科學獎項的得獎者

年	獎名	得獎者	得獎理由
1949年	物理學獎	湯川秀樹	在核力理論的基礎上預言介子的存在
1965年	物理學獎	朝永振一郎	在量子電磁力學領域有重大貢獻
1973年	物理學獎	江崎玲於奈	發現半導體「穿隧效應」
1981年	化學獎	福井謙一	對化學反應過程理論的發展有重大貢獻
1987年	生理醫學獎	利根川 進	發現生成抗體多樣性的遺傳原理
2000年	化學獎	白川英樹	導電性聚合物的發現和開發
2001年	化學獎	野依良治	在催化不對稱氫化反應領域的傑出成就
2002年	物理學獎	小柴昌俊	觀測到來自宇宙的微中子，開啟天文物理學先河
	化學獎	田中耕一	開發出鑑定生物巨量分子質量分析的脫附游離法
2008年	物理學獎	南部陽一郎 小林 誠 益川敏英	發現基本粒子物理學中的自發對稱性破缺機制 發現破缺對稱性的起源並預言自然界中至少存在三代夸克
	化學獎	下村 脩	發現和應用綠色螢光蛋白「GFP」
2010年	化學獎	根岸英一 鈴木 章	發現有機合成中的鈀催化交叉耦合反應
2012年	生理醫學獎	山中伸彌	發現成體細胞可以在重新編程時變成多功能細胞
2014年	物理學獎	赤崎 勇 天野 浩 中村修二	發明藍色LED（發光二極體）
2015年	生理醫學獎	大村 智	發現治療線蟲感染的新療法
	物理學獎	梶田隆章	發現微中子存在質量的微中子震盪
2016年	生理醫學獎	大隅良典	發現自噬作用機制
2018年	生理醫學獎	本庶 佑	發現抑制免疫的機制並開發出應用該機制的癌症治療法

＊：南部陽一郎博士和中村修二博士雖然在日本生長，但得獎時是美國籍。

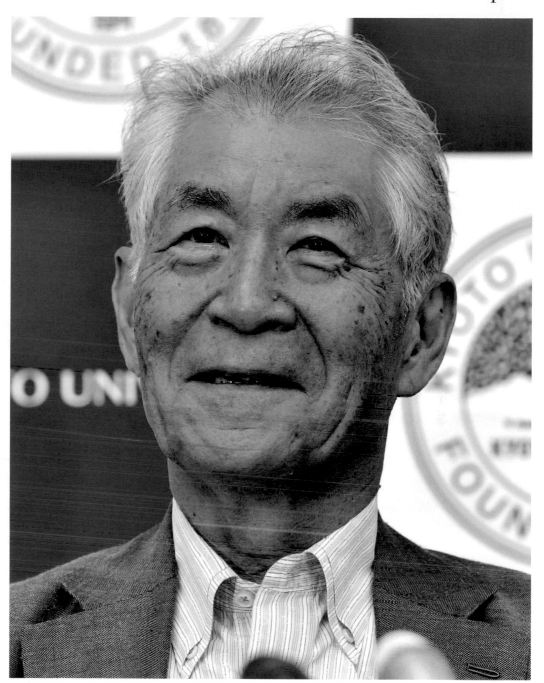

本庶 佑

日本京都大學特約教授。醫學博士。1942年出生於日本京都市。修完京都大學研究所醫學研究科生理系博士課程後，擔任美國卡內基研究所（Carnegie Institution for Science）客座研究員及美國國立衛生研究所客座研究員，並於1974年成為日本東京大學醫學部研究助理。1979年就任大阪大學醫學部教授，1984年就任京都大學醫學部教授。從2005年起，以京都大學研究所醫學研究科特約教授的身分持續進行研究。2013年獲頒日本文化勳章，2016年獲頒京都獎等獎項。2000年獲選為文化有功人士。照片是2018年10月1日，當確定獲頒諾貝爾獎時於京都大學的記者會上所拍攝的。

時當2018年10月1日，諾貝爾生理醫學獎宣布頒給日本京都大學特約教授本庶佑博士等人，得獎原因是「發現抑制免疫的機制，並開發出應用該機制的癌症治療法」。本庶博士是自然科學領域中獲得諾貝爾獎的第23位日本人。得獎名單公布後，本庶博士立即於京都大學召開記者會，期許：「得到這個獎，感到非常幸運。希望可以繼續進行研究，讓免疫療法幫助更多癌症患者。也期盼這個治療法能更上層樓。」

身體會自動排除癌細胞

癌症（惡性腫瘤）是日本人死亡原因的第一名。不僅約占了死因的3成，在2018年就有約37萬人死於癌症。眾所皆知的癌症治療有三大療法，分別是將腫瘤切除的「外科手術」，以放射線照射殺死癌細胞的「放射線治療」，以及用藥物殺死癌細胞的「化學治療」。這三

種治療法的共通點，在於「直接標記癌細胞並進行攻擊」。不過得到諾貝爾獎的本庶博士等人想出的「第4種治療法」是「喚醒人體原本具有的免疫力，並且讓免疫系統攻擊癌細胞」，與以往的切入點完全不同。

癌症是由於構成我們身體的細胞，因基因異常而與周圍細胞失去協調而不規則分裂增生，導致身體受損的疾病。例如菸草等一些致癌物質，以及紫外線、放射線、病毒和活性氧（Reactive oxygen species，ROS）等各種原因，都會使體內的DNA受損，或在細胞分裂複製DNA時出現錯誤。這麼一來，細胞有的時候就會出現不規則分裂的現象。

事實上，細胞原本就有可能癌化，不過這些細胞會被體內各種防禦機制所排除。這些保護我們身體的防禦機制，其中之一就是「免疫系統」。

免疫細胞會時常在體內巡邏，監視並排除細菌、病毒等異物以及癌細胞（右圖）。例如「樹突細胞」（dendritic cell），就擔任「吞噬」病原體等異物及死亡細胞的任務，以維持身體的正常運作。樹突細胞在吞噬癌細胞後會活化，並把癌細胞的資訊傳遞給T細胞。接著，T細胞會活化並轉化成免疫系統中的攻擊部隊「殺手T細胞」，並依據得到的資訊將癌細胞辨識為異物而展開攻擊。這種使T細胞活化的機制，就像踩下提升免疫系統攻擊力的「油門」一樣。

也存在抑制免疫系統運作的「煞車」

雖然找出敵人並進行攻擊是免疫系統的任務，但免疫系統若過度敏感，則可能發生攻擊我方細胞的現象。因此，免疫系統不僅有「油門」，也有踩停的「煞車」。

例如，樹突細胞表面具有稱為「B7」的蛋白質，若與T細胞表面的不同蛋白質結合時，會有踩下免疫系統的油門或煞車的功能（118頁圖）。當與T細胞的「CD28」蛋白質結合時，等同踩下油門使T細胞活化。但與另一種稱為「CTLA-4」的蛋白質結合，就會變成煞車，抑制T細胞運作。CTLA-4的數量會隨著T細胞活化而增加，形成不使T細胞過度反應的機制。發現CTLA-4這種煞車功能的，便是艾利森博士的研究團隊。

T細胞的表面除了CTLA-4之外，還具有稱為「PD-1」的煞車。發現PD-1並找出免疫系統煞車功能的，則是本庶博士等人的研究團隊。

發現免疫系統中的煞車角色「PD-1」

T細胞屬於白血球中淋巴球的一種，因其功能由位在心臟上方的「胸腺」（thymus）決定，便稱為T細胞。T細胞會在胸腺接受分辨自我細胞（己方）與外敵（非己方）的訓練。無法順利成熟的T細胞則會死去。本庶博士等人在針對這種T細胞的「細胞凋亡」（apoptosis）現象進行研究時，意外由當時在本庶研究室的研究生石田靖雅博士（現任奈良先端科學技術大

⊙ 喚醒免疫力的「第4種治療法」

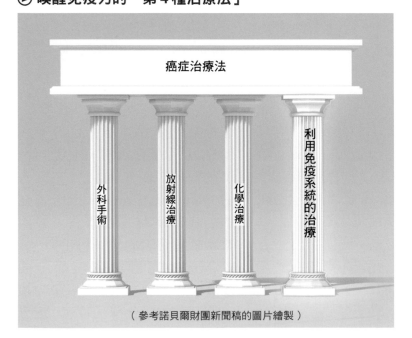

癌症治療法

外科手術　放射線治療　化學治療　利用免疫系統的治療

（參考諾貝爾財團新聞稿的圖片繪製）

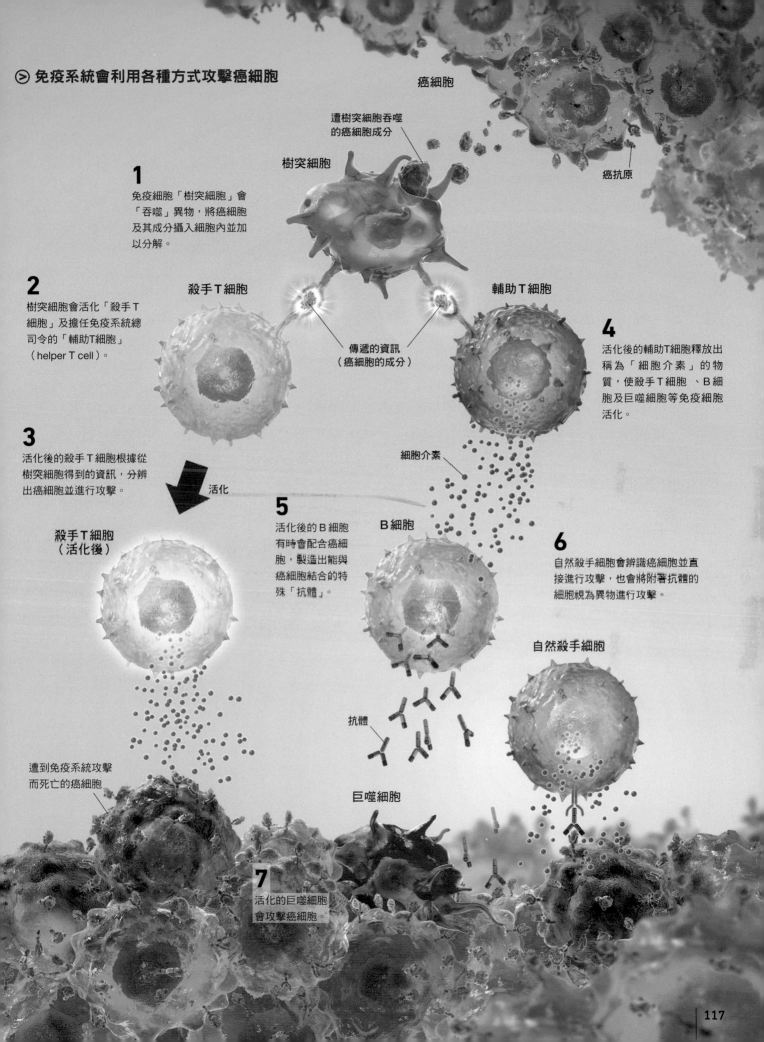

⊙ 免疫系統會利用各種方式攻擊癌細胞

癌細胞

遭樹突細胞吞噬
的癌細胞成分

樹突細胞

癌抗原

1
免疫細胞「樹突細胞」會
「吞噬」異物，將癌細胞
及其成分攝入細胞內並加
以分解。

殺手T細胞

輔助T細胞

2
樹突細胞會活化「殺手T
細胞」及擔任免疫系統總
司令的「輔助T細胞」
（helper T cell）。

傳遞的資訊
（癌細胞的成分）

4
活化後的輔助T細胞釋放出
稱為「細胞介素」的物
質，使殺手T細胞、B細
胞及巨噬細胞等免疫細胞
活化。

3
活化後的殺手T細胞根據從
樹突細胞得到的資訊，分辨
出癌細胞並進行攻擊。

細胞介素

活化

殺手T細胞
（活化後）

5
活化後的B細胞
有時會配合癌細
胞，製造出能與
癌細胞結合的特
殊「抗體」。

B細胞

6
自然殺手細胞會辨識癌細胞並直
接進行攻擊，也會將附著抗體的
細胞視為異物進行攻擊。

自然殺手細胞

抗體

遭到免疫系統攻擊
而死亡的癌細胞

巨噬細胞

7
活化的巨噬細胞
會攻擊癌細胞。

學院大學副教授）發現了「PD-1」。雖然石田博士在1992年發表過論文，但由於不清楚PD-1的具體功能，在當時並未受到矚目。

之後，本庶博士等人為了闡明PD-1的本質，製造了特定基因無法運作的「基因剔除小鼠」（knockout mouse），試圖觀察PD-1基因損壞的小鼠會出現什麼樣的影響。結果，小鼠在出生後3個月到半年左右時，開始出現心臟肌肉變薄擴大且收縮功能減弱的「擴張型心肌病變」（dilated cardiomyopathy）等症狀。這種病症是一種免疫系統誤認而自我攻擊的「自體免疫疾病」（autoimmune disease）。

由於免疫系統的煞車失效，小鼠的免疫功能便無法控制。這個實驗證明了PD-1是具有免疫系統煞車功能的重要基因，而在1999年發表的論文也受到各方矚目。

癌細胞會踩煞車
以逃過免疫系統

此篇開頭曾說明，雖然體內會生成可能癌化的細胞，不過也會因免疫系統運作而將之排除。若是如此，為什麼還會有這麼多人罹患癌症呢？因為癌細胞會利用各種手段來逃過免疫系統的清勦。其中一種就是「濫用免疫煞車」，就是擅自挾

持免疫系統的煞車功能並任意使用。

接下來一起了解本庶博士所發現的PD-1是如何對攻擊癌細胞的免疫系統踩下煞車的（見120頁圖）。要讓PD-1產生煞車功能，需要某個契機。而PD-1具有關係如同「鑰匙」與「鎖孔」的配對物質。當能與PD-1鎖孔相合的鑰匙物質與PD-1結合時，就會對T細胞發送煞車訊號。癌細胞竟然擁有能與PD-1結合的鑰匙！癌細胞會從表面釋放能與PD-1配對的「PD-L1」蛋白質，藉此踩下免疫系統的煞車，使自己躲過攻擊。

最新研究指出，PD-L1有時是由癌細胞主動釋放，有時則是受到殺手T細胞所釋放的物質引誘而釋出。當殺手T細胞辨識出癌細胞時，便會釋放「γ-干擾素」（IFN-γ）。正是這個物質的誘使，癌細胞表面因而釋出PD-L1。

解除免疫系統的煞車，
探索癌症治療之路

本庶博士等人在1992年發現PD-1後不久，在美國同獲諾貝爾獎的艾利森博士針對T細胞表面的另一種煞車——CTLA-4抑制免疫系統的機制進行研究。

CTLA-4是法國的研究團隊在1987年所發現的，但當年並不清楚它具有何種功能。其他團隊於1995年製造出CTLA-4基因損壞的基因剔除小鼠後，發現小鼠開始出現自體免疫病的症狀，並在出生後不到5週就死

⊙ 免疫系統具有「油門」及「煞車」兩種功能

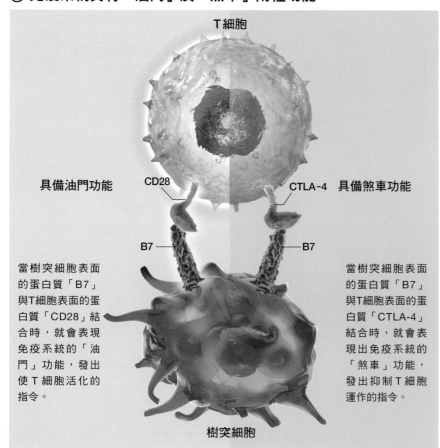

T細胞

具備油門功能　CD28　　　　　CTLA-4　具備煞車功能

B7　　　　　　　　　B7

當樹突細胞表面的蛋白質「B7」與T細胞表面的蛋白質「CD28」結合時，就會表現免疫系統的「油門」功能，發出使T細胞活化的指令。

當樹突細胞表面的蛋白質「B7」與T細胞表面的蛋白質「CTLA-4」結合時，就會表現出免疫系統的「煞車」功能，發出抑制T細胞運作的指令。

樹突細胞

亡。這個結果證實了CTLA-4和PD-1都是具有免疫系統煞車的功能。

CTLA-4也和PD-1相同，當與成為鑰匙的物質結合時，就會對該細胞發送煞車訊號。對此，艾利森博士想到，在鑰匙與鎖孔結合之前先將其阻斷，使其煞車失效。他也製造出能阻斷CTLA-4運作的「抗CTLA-4抗體」，並將之給予移植了大腸癌等癌細胞的小鼠。結果發現，小鼠身上的癌細胞有變小或消失的情形。這個研究成果已在1996年發表。

開發提高免疫力的癌症治療藥

另一方面，本庶博士也開始思考，若製造出能阻斷PD-1運作的「抗PD-1抗體」，應該就能活用在癌症治療上。具體來說，就是妨礙PD-1與PD-L1的結合，使殺手T細胞的攻擊不會被煞車踩停（121頁插圖）。這種能阻斷免疫系統煞車功能並提高免疫力的藥物一般稱為「免疫檢查點抑制劑」（immune checkpoint inhibitor，ICI）。

本庶博士向日本幾家製藥公司提案尋求合作，希望能廣泛應用這個藥物。但幾乎所有製藥公司都沒有支持。2000年出現了細胞介素療法（cytokine therapy）及疫苗療法（vaccine therapy）等各種打著免疫療法招牌的治療法，效果都不太顯著，因此製藥公司的反應也都相當冷淡。此時，曾經拒絕本

庶博士的大阪市製藥公司「小野藥品工業」竟然決定與博士攜手合作，開發抗PD-1抗體。之後更得到美國醫藥大廠「必治妥施貴寶公司」（Bristol-Myers Squib）的協助，在2014年，以PD-1為標靶的免疫檢查點抑制劑「OPDIVO®」（中文名保疾伏）終於上市。現在日本與歐美已經用抗PD-1抗體及抗PD-L1抗體來治療惡性黑色素瘤（一種皮膚癌）、肺癌、腎細胞癌等約10種癌症，數量有望繼續增加。

保疾伏在2011年上市，此時以CTLA-4為標靶的免疫檢查點抑制劑「Yervoy®」（中文名益伏）已經上市。2013年由美國研究團隊發表的論文指出，實驗結果顯示，併用兩種藥物可提升效果，便將針對黑色素瘤患者給予一種藥物或併用兩種藥物時的存活率相比。結果以發病3年後的存活率來說，只服用益伏時是37%，只服用保疾伏時是56%，兩者併用時則提升到68%。於是現在會同時併用兩種藥物來治療黑色素瘤及腎臟癌。

本庶博士在2018年10月1日的記者會上表示，最近偶會被患者叫住，「他們對我說『真是托您的福。』沒有比這更讓人高興的事了！聽到這句話更勝得到任何獎項。」

藥效長效持久，副作用輕微

以PD-1為標靶的免疫檢查點

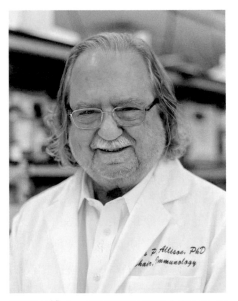

艾利森博士。美國德州州立大學MD安德森癌症中心（MD Anderson Cancer Center）教授。醫學博士。於德州大學奧斯汀分校主修免疫學並取得博士學位。1985年擔任加州大學柏克萊分校教授。2004年就任美國紐約紀念斯隆－凱特琳癌症中心（Memorial Sloan-Kettering Cancer Center，MSKCC）的路德維希癌症研究所（Ludwig Institute for Cancer Research）所長。從2012年便任職於德州州立大學MD安德森癌症中心迄今。

抑制劑有三個不同於其他療法的優點。一是對抗癌劑不起作用的發展中癌細胞有時也能產生療效，二是效果能長久持續。根據2012年發表的臨床試驗結果，在服藥半年並能抑制癌細胞增生的31名患者中，有20人即使停藥超過1年半，癌症也沒有復發。三是副作用較為輕微。一般認為，比起直接攻擊癌細胞的放射線或抗癌劑治療，使用PD-1免疫檢查點抑制劑後，患者的生活品質（QOL）較高。不過，這並不代表完全沒有副作用。由於這是解除免疫系統煞車的療法，因此要小心可能發生免疫系統失控，造

成器官衰竭的自體免疫疾病。

除了優點之外，也還有要解決的課題。本庶博士在記者會上表示：「未來我們要針對治療無效的患者，研究治療無效的原因。」這個療法有個體差異，加上免疫檢查點抑制劑的效果需要幾個月才能顯現，在這段期間無法判斷藥物是否有效，實在是一種煎熬。若能在投藥前後立即判斷藥物否有效，應該就能減輕患者的負擔。對於免疫檢查點抑制劑難以奏效的患者，最近已在嘗試組合其他療法。

應小心沒有確實科學證據的免疫療法

由日本癌症患者團體所組成的「全國癌症患者團體聯盟」，在諾貝爾獎公布後的10月5日，發表了「包含免疫檢查點抑制劑療法在內的免疫療法相關提醒」聲明。其中也針對免疫檢查點抑制劑有個體差異之事實，指出「以現階段而言，並不能稱之為所有患者的『救命仙丹』。」此外也提醒民眾留意「尚未擁有確實科學證據的免疫療法資訊正不斷擴散」。

某些無法使用健保的非正規診療民間診所，似乎會進行科學證據不確實的免疫療法。若是發現有像「癌症已治癒」、「不需受副作用困擾」等過度

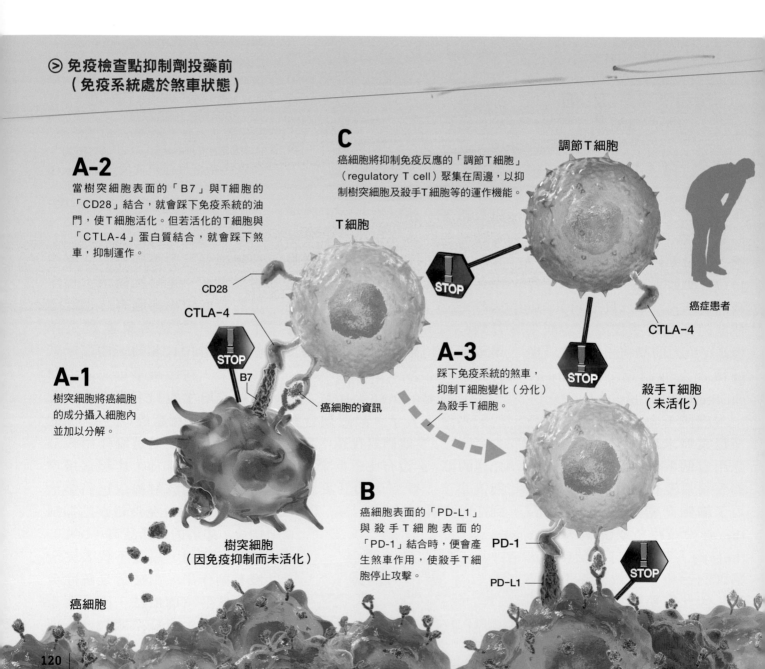

免疫檢查點抑制劑投藥前（免疫系統處於煞車狀態）

A-2
當樹突細胞表面的「B7」與T細胞的「CD28」結合，就會踩下免疫系統的油門，使T細胞活化。但若活化的T細胞與「CTLA-4」蛋白質結合，就會踩下煞車，抑制運作。

CD28
CTLA-4
STOP
B7

A-1
樹突細胞將癌細胞的成分攝入細胞內並加以分解。

樹突細胞（因免疫抑制而未活化）

癌細胞

C
癌細胞將抑制免疫反應的「調節T細胞」（regulatory T cell）聚集在周邊，以抑制樹突細胞及殺手T細胞等的運作機能。

調節T細胞

T細胞

STOP

CTLA-4

癌症患者

STOP

殺手T細胞（未活化）

A-3
踩下免疫系統的煞車，抑制T細胞變化（分化）為殺手T細胞。

癌細胞的資訊

B
癌細胞表面的「PD-L1」與殺手T細胞表面的「PD-1」結合時，便會產生煞車作用，使殺手T細胞停止攻擊。

PD-1
PD-L1
STOP

強調效果或安全性的宣傳，或者拿治療有效的個人經驗談作為廣告的，應特別留意。

重要的是撒下許多基礎研究的「種子」

得獎的兩位學者都強調了基礎研究的重要性。在得獎記者會上，本庶博士表示：「只著重應用會產生嚴重的問題。讓許多人儘量走遍山頭，理解該處有什麼寶物之後，再調查哪座山是真正關鍵的，這非常重要。」至於什麼是重要的，不做做看是不會知道的，因此才要儘可能撒下許多基礎研究的「種子」。

此外，艾利森博士也發表得獎感言：「我現在之所以會感到如此興奮，乃因為我是基礎科學的研究者。我不是為了要治療癌症才開始這項研究。而是想知道T細胞具有什麼功能。」

本庶博士在記者會上向中小學生喊話：「作為研究者最重要的是要有想了解某些事物的渴望。不會盡信教科書上所寫的內容，時常抱持懷疑，並有想要了解事實真相的想法。不到親眼證實、心服口服之前，千萬不要輕言放棄！希望有這種態度的中小學生都能以研究為志向。」

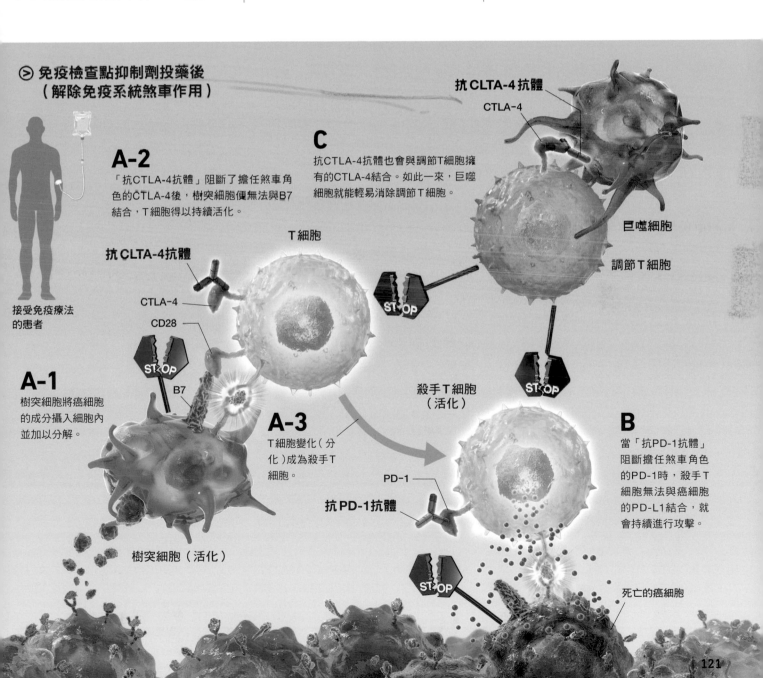

> 免疫檢查點抑制劑投藥後
（解除免疫系統煞車作用）

接受免疫療法的患者

A-2
「抗CTLA-4抗體」阻斷了擔任煞車角色的CTLA-4後，樹突細胞便無法與B7結合，T細胞得以持續活化。

C
抗CTLA-4抗體也會與調節T細胞擁有的CTLA-4結合。如此一來，巨噬細胞就能輕易消除調節T細胞。

抗CLTA-4抗體
CTLA-4
巨噬細胞
調節T細胞

T細胞

抗CLTA-4抗體
CTLA-4
CD28
STOP
B7

A-1
樹突細胞將癌細胞的成分攝入細胞內並加以分解。

A-3
T細胞變化（分化）成為殺手T細胞。

殺手T細胞
（活化）

PD-1
抗PD-1抗體

B
當「抗PD-1抗體」阻斷擔任煞車角色的PD-1時，殺手T細胞無法與癌細胞的PD-L1結合，就會持續進行攻擊。

樹突細胞（活化）

STOP

死亡的癌細胞

121

使用僅攻擊癌細胞的藥劑

發現「EPR效應」將藥劑送抵癌細胞的過程及後續發展

癌細胞原本就是人體的細胞，因此想要開發出可分辨癌細胞和正常細胞，又僅攻擊癌細胞的藥物就顯得非常困難。究竟要如何才能攻擊癌細胞呢？大約30年前，前田浩（Maeda Hiroshi，1938～）博士與松村保廣（Yasuhiro Matsumura，1955～）博士發現了在以藥物攻擊癌細胞時非常重要的「EPR效應」（高滲透長滯留效應）。該成就受到極高評價，兩人在2016年獲頒湯森路透引文桂冠獎（Thomson Reuters Citation Laureates），獲諾貝爾獎的呼聲極高。接下來，就請兩人談談發現「EPR效應」的過程，以及後續在癌症治療藥物方面的研究。

協助 ┊ **前田 浩**
日本熊本大學榮譽教授、大阪大學客座教授、東北大學特聘教授

松村保廣
日本國立癌症研究中心尖端醫療開發中心新藥開發部門負責人

於 1960年代，自美國回到日本的前田浩博士，從土壤的微生物「放線菌」中，發現非常強的抗菌物質「新抑癌素」（neocarzinostatin），該項發現對後來抗癌藥劑的研發有極為重大的貢獻。在摸索如何將該物質用作藥劑的過程中，發現分子量（組成該分子之所有原子量的總和）越大的物質越容易聚集在癌組織（病灶）的「EPR效應」。

癌細胞具有不斷增殖再「轉移」（transfer）的性質。其移動途徑是血管和淋巴管（回收剩餘的體液，調控體內環境的平衡的系統），目前已知，大多數癌細胞都是隨著淋巴液通過淋巴管來進行轉移。

來到熊本大學的前田博士，想利用藥劑攻擊隨著淋巴液在體內循環的癌細胞。前田博士說：「假設以戰爭來比喻的話，癌細胞的發生場所是『總指揮部』，攻擊企圖轉移的癌細胞就是『游擊戰』，以殲滅在外的小股敵對勢力。但若要進行『游擊戰』來攻擊這些轉移的癌細胞，藥就必須容易流入淋巴液。由於先前已知分子量大的藥，既易溶於水也易溶於油，很容易流入淋巴液中，所以，我想讓新抑癌素也具有這樣的性質。」

那該怎麼做才能達到預期的效果呢？前田博士注意到，有家美國公司在學會雜誌上刊登的廣告，是推銷用來打磨車體和地板的蠟，廣告詞上寫著：「該物質既溶於水也溶於油。」

他立即從該公司取來樣品，讓該物質與新抑癌素的分子結合。然後得到了想要的結果，製造出可以流入淋巴液中的藥劑。於是在1979年公開發表全世界第一款高分子型抗癌劑「SMANCS」。

從「游擊戰」改為攻擊癌組織的「總指揮部」

SMANCS原本的目的是防止癌細胞轉移，但在進行動物實驗的過程中發現，竟然有更多的藥是直接抵達相當於「總指揮部」的癌組織。這樣一來，前田博士的製藥方針就不是打「游擊戰」，而是直搗黃龍的「敵營總攻擊」。

前田博士在研究肝癌所在部

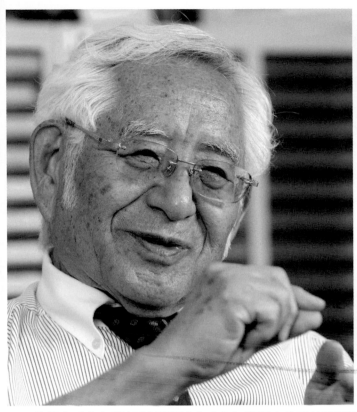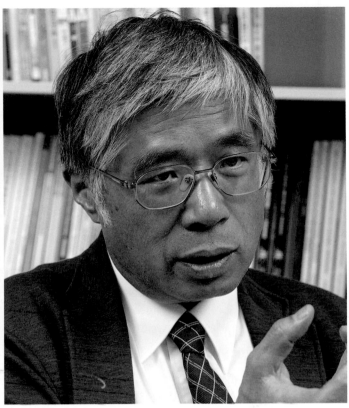

前田浩博士（左）與松村保廣博士（右）發現大分子的藥易聚集在癌組織之「EPR效應」（高滲透長滯留效應）。EPR效應是在開發癌症治療藥過程中，不可或缺的基本前提。

位的時候，曾經嘗試將新抑癌素「SMANCS」溶在注射到患者體內的「顯影劑」裡。事實上，熊本大學醫學部第一外科之前就已經發現「碘化油」（lipiodol）這種油性顯影劑有容易集中在肝癌組織的性質。

前田博士將SMANCS溶在碘化油中，從與癌組織相連的動脈注射入病體內，藥劑便聚集在肝癌組織，產生了明顯的治療效果。也就是說，SMANCS與顯影劑一起聚集在癌細胞的「總指揮部」。製藥公司將該成果予以商品化，1993年獲得日本厚生省（當時）的許可，1994年SMANCS／碘化油上市。

另外，在此時的臨床試驗中，是當時熊本大學醫學部的醫師松村保廣博士將SMANCS／碘化油注射到患者體內。在開發SMANCS的過程中，松村博士從第一外科轉到前田博士的研究室，成為研究生。

藥劑為何會聚集在癌組織呢？

前田博士和松村博士想釐清為何SMANCS會聚集在癌組織，就開始研究物質的分子量在多少程度較容易聚集在癌組織。他們將各種分子量的物質注射到罹患肝癌的小鼠，發現「IgG」這種抗體最易聚集在癌細胞（抗體又稱為免疫球蛋白immunoglobulin「Ig」，由免疫細胞漿細胞分泌，於免疫反應時中和毒素或抗原。在人體內有五種不同的抗體，分別為

IgA、IgD、IgE、IgG及IgM）。像IgG這類的高分子（分子量大的物質。IgG的分子量約16萬，是水的1萬倍）原本就不會從正常的血管滲漏出來，但是它會從癌組織附近的血管滲漏出來，聚集在癌細胞附近。

前田博士觀察IgG的動態時，回想起與抗癌劑同時進行的細菌感染研究中所看到的現象。在遭致細菌感染而發炎的兔子身上注射伊凡氏藍（Evans blue）時，這種藍色色素會從發炎部位的血管漏出。注射濃度低於10mg/kg的伊凡氏藍時，伊凡氏藍幾乎會與血液中的高分子蛋白——白蛋白（albumin，分子量約7萬）黏附在一起。換句話說，高分子物質從血管滲出來了。原因在於發炎時所製造出

來的成分，擴大了血管的間隙。前田博士思索著：「難道連癌組織也發炎了嗎？」

另一方面，一直都在臨床現場服務的松村博士，想到利用放射性鎵（gallium，低分子）診斷癌症時所使用的鎵閃爍檢查法（gallium scintigraphy）。這種低分子的鎵可與高分子的各種血清蛋白結合，這也進一步證實了EPR效應。鎵原本就具有與血液中的高分子蛋白「轉鐵蛋白」（transferrin，分子量約9萬）結合的性質，而鎵閃爍檢查法就是利用這種特性。換句話說，鎵閃爍檢查法利用了EPR效應。

從這些現象可推測出以下過程。首先因癌組織發炎，癌組織與發炎部位便生成同樣的發炎因子，導致癌組織的血管間隙變大，因此不容易從正常組織的血管滲漏的大分子（高分子），在癌組織的血管就容易漏出。這可能就是高分子SMANCS和IgG等容易聚集在癌組織的原因。

以上情形即使是結構正常的組織，血管還是會受到發炎因子的影響，何況腫瘤部位的血管具有結構的缺陷（與正常血管構築結構相比，有些根本的差異。例如沒有環繞在微血管外側所謂的「外皮細胞」（pericyte）平滑肌細胞，或者血液方向發生逆流等。具有這類缺陷的腫瘤血管結構也會增加高分子的滲漏性）。另一方面，低分子物質因為比較容易穿過血管間隙，即使從血管滲漏出來，只要1～3分鐘就能回收到血管中。相對地，高分子物質因為很難回收到血管中，可以在癌組織滯留3～4個月。

既然這樣，使用高分子的抗癌劑就能只攻擊癌細胞，再加上可長期滯留在癌組織中，更能加長攻擊時效。前田和松村兩位博士將該現象命名為「EPR效應」，1986年寫成新論文發表。EPR是「Enhanced Permeability and Retention effect of macromolecules and lipids」（高分子在癌組織的高滲透長滯留效應）的縮寫。

在開發傳送藥劑去狙擊癌組織的方法上，EPR效應逐漸受到重視。兩人也因該成就得到相當高的評價，在2016年獲頒湯森路透引文桂冠獎。

探究應用EPR效應的癌症治療法

在發現EPR效應之後，前田博士仍繼續力圖開發更有效的抗癌劑。

在癌組織的周圍，存在大量的乳酸和丙酮酸（pyruvic acid）。這些物質是癌細胞在無限增殖階段，攝取大量葡萄糖和胺基酸所產生的廢物。由於癌組織周圍的淋巴管吸收這些廢物的功能很弱，癌組織的周圍就會呈弱酸性。

前田博士正在開發的高分子型抗癌劑，目的是在弱酸環境中，將低分子抗癌藥從高分子抗癌藥中分離。當藥物分離後，會黏在運輸蛋白（transport protein）上。運輸蛋白扮演的角

▶ 何謂EPR效應？

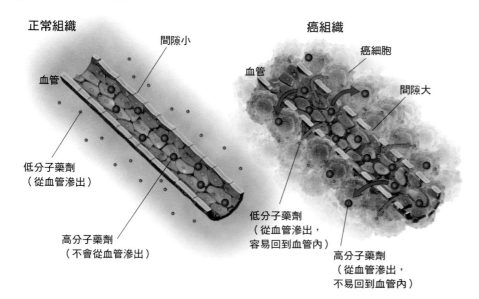

正常組織　間隙小　血管　低分子藥劑（從血管滲出）　高分子藥劑（不會從血管滲出）

癌組織　癌細胞　血管　間隙大　低分子藥劑（從血管滲出，容易回到血管內）　高分子藥劑（從血管滲出，不易回到血管內）

正常組織的血管因為血管壁的間隙小，只有低分子藥劑會滲漏。因此低分子的藥劑有可能會攻擊正常組織的細胞。另一方面，癌組織的血管因為血管壁有較大的間隙，因此不僅是低分子藥劑，連高分子藥劑都會從血管滲漏而流入癌組織。相對於低分子藥劑會再返回血管內，極易排出，高分子藥劑就很難再回到血管內。此外，在癌組織並無發達的淋巴管，很難經由淋巴管排出。所以，高分子藥劑可以長時間滯留在癌組織，治療效果頗受期待。

色是將葡萄糖運送到癌細胞，於是就像藉由運輸蛋白攝取葡萄糖一般，癌細胞本身會積極攝取黏附在運輸蛋白上的藥物。利用EPR效應將高分子型抗癌劑聚集在癌組織，進一步利用癌細胞的特徵將藥劑送到癌組織，就可更為提高「狙擊」的效果（127頁圖）。

再者，前田博士現今又在研發「光照射療法」。利用EPR效應將對光有回應的高分子化合物聚集在癌組織，再照射光，該高分子化合物就會產生活性氧（反應性高的氧化合物），利用活性氧集中攻擊癌組織。前田博士自己設立的研究所正在努力發展這樣的新治療法。

將藥劑送達癌組織內部！

另一方面，松村博士在發現EPR效應後，出國留學並專注於抗體的研究。抗體是一種稱為IgG的高分子，EPR效應便是由這種高分子IgG證明的。在醫界，也有人認為今後癌症的治療將會以抗體為核心。後來轉職到日本國立癌症研究中心的松村博士，將黏附著僅選擇與癌細胞結合之抗體的抗癌劑，密封在由脂質分子製成的膠囊中，開發出狙擊癌組織的藥物。然而，他也表示在過程中曾遭遇極大的挫折，藥物已經進入臨床試驗階段，但是讓患者使用後，竟然毫無效果。原來這個藥物並非僅是EPR效應，它還透過與抗體的黏合，使藥物本身可確實狙擊癌細

專欄　EPR效應最新研究

EPR效應原本是在早期癌症（體積還小的惡性腫瘤）的老鼠身上發現的。隨著腫瘤體積逐漸變大，造成組織壞死，部分血管內的血液凝固（血栓），導致血管栓塞，血流受阻，藥劑便無法順利運送。人體的癌症也會在腫瘤部位發生血流不足的情況，致使EPR效應呈現不均現象，這也讓藥效的送達效果變差。這就和心臟冠狀動脈血栓引起心肌梗塞同樣的狀態。

2018年，前田博士和松村博士等人發現，只要擴大血管並溶解血栓的話，應該就能解決這個問題。前田博士的團隊發現利用硝酸鹽類藥物（nitrate）和胺基酸中的精胺酸（arginine），能克服EPR效應因血流受阻的障壁，讓利用EPR效應之高分子型抗癌劑的治療效果增強2～3倍（其詳細內容請參見文獻：Mol.Cancer Therapeutics:17,2643-53,2018）。而松村博士的團隊則闡明了使用腫瘤引起血液凝固的最終產物——不溶性纖維蛋白抗體的「抗體抗癌藥複合體」（antibody-drug conjugate，ADC），在血流不均勻的癌組織中，EPR效應也能發揮作用（文獻：Scientific Reports 8 14211,2018）。

（前田・松村）

胞。大家都對該藥物抱持深切的期待，而且在動物實驗中，也曾表現出很好的效果。松村博士實在想不透為什麼用在人身上反而無效。經過這個痛苦經驗，松村博士認為，要在治療人類癌症方面有效果，光是EPR效應是不夠的，絕對還有必須衝破的難關。

為什麼對人類無效呢？松村博士將人類的胰臟癌組織，與人類胰臟癌移植到動物身上後所形成的組織進行比較，發現只有在人體內的癌組織周圍有「基質組織」（stroma，支撐或是黏附器官內細胞的組織）。似乎就是基質組織對藥劑送抵癌細胞產生了干擾。

究竟要怎麼越過基質組織的「障壁」呢？松村博士特地檢視癌組織周圍基質組織含量最多的物質，結果發現有一種稱為不溶性纖維蛋白（insoluble fibrin）的纖維。癌細胞藉由不斷溶蝕周圍的正常組織而增殖，致使體內發生出血現象。

一旦出血，就會形成不溶性纖維蛋白，將血管的小孔堵住。平常出血是不用擔心的，因為不溶性纖維蛋白會轉變為水溶性纖維蛋白而消失，然而癌組織周圍的血管一直在破裂，就不斷有新的不溶性纖維蛋白形成，於是在癌組織內部和周邊的基質組織中，就含有大量的不溶性纖維蛋白。

因此，松村博士先製造出只會和不溶性纖維蛋白結合的抗體，再製造出由該抗體與抗癌劑黏合組成的藥物。該藥物的機制是先藉由EPR效應將藥物送抵癌組織，等抗體與基質組織的不溶性纖維蛋白結合，然後抗體與抗癌劑分離，最後抗癌劑抵達癌細胞。松村博士將該治療法命名為「癌症靶向治療法」（CAST療法，CAST是CAncer Stromal Targeting 的簡稱，請參考129頁圖）。

前田博士和松村博士以發現EPR效應這個成果出發，正在各自摸索新的癌症治療法。

Newton Special Interview

專訪 前田 浩 博士

結合各種不同領域，
湧現出新想法

**前田博士發現了EPR效應，後來也以開發新的抗癌劑為目標，
全心投入研究。在此請他談談自己的研究人生。**

Galileo——聽說您在1962年從東北大學畢業後，就到加州大學的研究所就讀，是嗎？

前田——是的。我在大學期間研讀了許多領域的知識，深刻感覺到沒有去外面世界看看真的不行。當時美國算是全世界的頂尖國家，就想去那邊讀研究所。為此拚命學習英文做好準備。我原本就對英文很有興趣，從國中開始每天聽NHK廣播節目的基礎英語和英文會話等。進大學之後，還跟朋友組了ESS社團（英文會話部），每天都用英語交談。

然而，最大的問題在於學費。當時1塊美金可以換360日圓，而大學畢業生的起薪也才1萬3000日圓。一般人想要去美國讀書可說是難以達成的願望。因此，我決定利用傅爾布萊特計畫（Fulbright Program，外國公民接受美國資助前往美國學習）這個獎學金制度。我在大學畢業的前一年通過考試，畢業就直接前往加州大學的研究所就讀。傅爾布萊特的制度是一次給兩年的獎學金，修完兩年的碩士課程之後我就回日本了。

Galileo——留學期間您的研究主題是什麼呢？

前田——研究所的指導教授專門研究蛋白質化學，跟著這位老師，我才真正進入學問的世界。比起以前為了考試而讀書，現在才是為學問而讀。當時已經知道蛋白質是由胺基酸鏈結而成的，但那究竟是什麼樣的結構，卻完全摸不著頭緒。我在加州大學的研究室期間，只知道大概的基本結構。

蛋白質是高分子，而第一個將高分子帶進醫藥世界的人是我。會有這樣的發想，因為我在留學期間學的就是蛋白質。

從美國回到東北大學時，我念大學時的微生物學老師石田名香雄（原東北大學校長）邀我到他的研究室從事研究工作。因為我學的是蛋白質，老師希望我能夠研究干擾素（動物細胞在受到某些病毒感染後分泌的蛋白質，具有抑制病毒

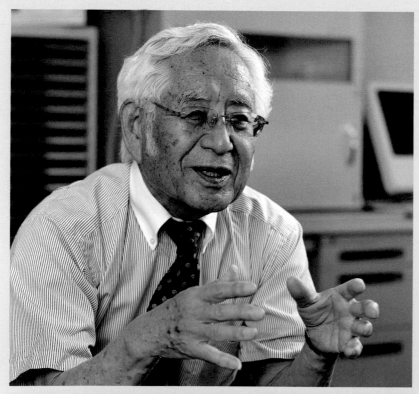

前田浩是日本熊本大學名譽教授，也是大阪大學客座教授及東北大學特聘教授，擔任日本一般財團法人生物動力學研究所（Biodynamics Research Foundation）理事長暨所長。1938年生於日本兵庫縣。獲東北大學博士學位。為醫學暨農學博士。發現EPR效應，於2016年獲頒湯森路透引文桂冠獎等，得獎無數。獲諾貝爾獎的呼聲極高。

複製、增強免疫系統的功能）。在當時，學界只知道干擾素跟蛋白質很像，但沒人知道它究竟是什麼。

全世界第一款高分子 藥物的發現之途

Galileo——是什麼樣的契機，讓您開始開發抗癌劑的呢？

前田——在研究干擾素時，石田研究室發現某種放線菌（土壤中的微生物）會分泌強烈的抗癌物質。該抗癌物質命名為「新抑癌素」（neocarzinostatin）」。在此之前，全世界還沒有以蛋白質為藥的例子，而它的藥效比目前已知的所有藥物都還要強，從來沒有發現過這麼有趣的物質。於是，我決定停止干擾素的研究，對新抑癌素做進一步的探索。

後來我又赴美留學，弄清楚新抑癌素的胺基酸序列後返回日本。這時候，應熊本大學的日沼賴夫老師（京都大學暨熊本大學的名譽教授）之邀，我就從東北大學轉到熊本大學，製造出全世界第一款連結高分子的蛋白質制癌劑（抗癌劑），就是SMANCS。

與各個領域的人交談，想出新的點子

Galileo——繼SMANCS之後，我們知道您仍然努力開發新的抗癌劑。您的研究遇到瓶頸時，是如何突破的呢？

前田——跟相同領域的夥伴或是與不同領域的人討論，可以碰撞出新的火花。舉例來說，我幾乎用20年的時間，每週進行臨床的血管造影。血管造影是

前田博士開發中的抗癌劑機制

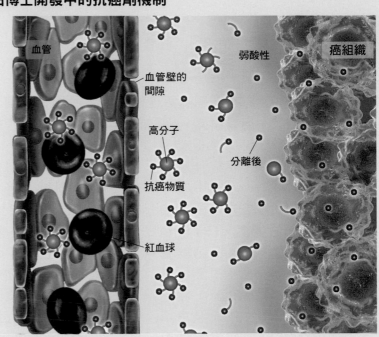

癌組織的周圍呈弱酸性。前田博士開發中的高分子藥劑設計成在弱酸性環境中會將抗癌物質切離，提高狙擊癌細胞的效果。

用X射線來觀察造影劑的活動情形。現在想來，藥學專家幾乎沒有機會親眼目睹藥物在體內運行的狀況。而在進行血管造影時，可以確實看到藥物從血管進入腫瘤內的情形。這樣的經驗非常寶貴！也就是說，綜合各種領域的知識成就了全世界最初的構想。

另外一點也很重要，就是讀書。人類是會遺忘的生物，但假設每天的工作時間8小時，若多1小時工作的話，就能累積10％以上的知識。一直持續下去，那就是利息又生利息，知識以複利計算，一定會大幅增長。

Galileo——能否請您給年輕讀者一個建議？

前田——希望他們能重視好奇心。首先我要對學校的老師呼籲，儘量培養年輕人的好奇

心。千萬不要一味斥責他們：「不要再胡思亂想了。」反而要說：「也許這個想法不錯，聽起來似乎滿有趣的。」只要給予鼓勵，年輕朋友就會有動力，這一點很重要。

Galileo——那年輕的研究者應該要有哪些鍛鍊呢？

前田 不要遇到挫折就放棄，要能堅忍努力，這樣的態度非常重要。持續抱持著好奇心，堅定信念去做，當有什麼改變發生時，應該就會知道「為什麼會變成這樣？」「這樣做應該會有好的結果吧！」堅持下去，我認為一定會開花結果。

Galileo——謝謝您接受我們的訪問。

專訪 **松村保廣** 博士

以工廠工匠的意志
製造新的東西

松村保廣博士同為EPR效應的發現者。他說：「我的態度
不是在從事研究，而是製造。」這句話是什麼意思呢？

Galileo——您小時候對什麼事物最感興趣呢？

松村——我的故鄉在熊本縣的人吉市，剛好位處九州的正中央，在山裡面。我最深刻的兒時回憶就是抓鰻魚，初夏放學回家的路上會經過田野，我們常把挖來的蚯蚓放到抓鰻魚用的竹籠中，再把竹籠放進球磨川。然後於隔天早上5點起床去收竹籠子。若有鰻魚鑽進竹籠，就拿到街上賣給收鰻魚的老伯，賺取零用錢。

在河裡玩累了，我就會躺在雜草叢生的堤防，仰望流雲，對未來有各種的憧憬。也常常看著對岸山上的雲朵，想像會變成什麼樣子。也會搭免費渡船，爬到山雲覆蓋的山頂。

我父親生前最常講的一句話就是「槍打出頭鳥」，他一直告誡我們不要太出風頭。可能是因為他太愛講這些了，導致我產生反抗的心理，結果我的生活態度恰好跟父親的告誡完全相反。

因各種不同緣份的牽引
走上研究之路

Galileo——您就讀醫學部是想要當醫生嗎？

松村——其實我在高中時代的願望是成為政治家，但我不善交際，也覺得拉攏眾人是件很困難的事，再加上醫生不怕失業，就決定考醫學部了。當時並不是因為崇高理想而選擇當醫生的。

Galileo——為什麼走向研究之路呢？

松村——從熊本大學醫學部畢業之後，就直接進入熊本大學醫學部附屬醫院第一外科工作。因為我學生時期曾在第一外科打工，工作內容是餵食實驗動物，對那裡比較熟悉。因此當第一外科的老師和前田老師構想出將SMANCS溶在血管造影的顯影劑時，我就接受他們的指示，在第一外科的關係醫院作執行SMANCS的注射工作。有一天，外科的指導老師跟我說：「你能去研究所一陣子，幫忙前田老師做一些研究嗎？」於

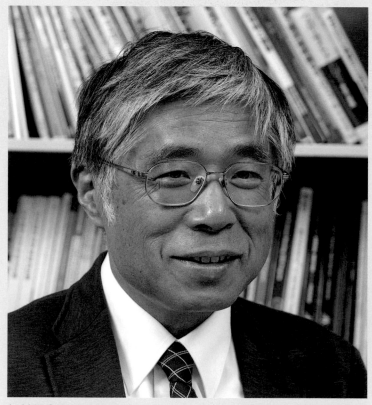

松村保廣是日本國立癌症研究中心尖端醫療開發中心新藥開發部門負責人。凜研究所董事副社長。1955年出生於日本熊本縣。熊本大學醫學研究科研究所博士班畢業。與前田博士一起發現EPR效應，2016年獲頒湯森路透引文桂冠獎等，得獎無數。獲諾貝爾獎的呼聲極高。

松村博士開發中的「CAST療法」機制

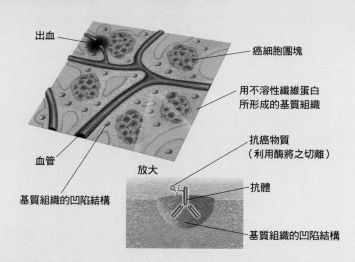

出血
癌細胞團塊
用不溶性纖維蛋白所形成的基質組織
血管
放大
基質組織的凹陷結構
抗癌物質（利用酶將之切離）
抗體
基質組織的凹陷結構

人類的癌組織周圍長著由不溶性纖維蛋白形成的「基質組織」，導致藥劑有時很難送抵癌組織。松村博士發現在基質組織中的不溶性纖維蛋白有特殊的凹陷組織。目前正在開發將該凹陷結構結合之抗體和抗癌物質連結起來的藥劑。抗體與凹陷組織結合的話，即可利用酶的功能將抗癌物質從抗體切離，藥物就可抵達癌組織。

是，我就開始到前田老師的身邊做研究了。

因此嚴格來說，我並不是因為喜歡研究而成為一個研究者，只是因緣際會。但我過去一直希望當個「製造者」，做出只有自己能做的東西。因此與其說我是個研究者，不如說比較像個工廠的工匠，想要自己做出點什麼，然後一直堅持到今天。

Galileo——在研究過程中，您是如何克服挫折的呢？

松村——因為一直在追求新的事物，挫折是家常便飯。不過當然也有特別順利的時候，這時就會讓人對研究工作更放不開了。這裡所說的研究是建立假說，然後進行驗證。然而，該假說最後很有可能會完全失敗。做研究的人必須要有接受這樣結果的勇氣。因為這會把之前所有的研究經費、時間、努力全都消耗光。

研究者都是非常單純的人，往往覺得最重要的事就是讓自己的假說持續下去。當假說是對的時候，當然很好。但如果假說是錯的呢？有時候甚至會釀成悲劇。

我的立場不是研究而是在製造，以工匠那種執著的心志在工作。製造東西是一個出口，若出現的資料是與我原先所設想的剛好相反，那我就不得不調整方向。

Galileo——在動物實驗中非常有效的藥，用到人類身上竟然無效。這樣的結果成為後來開發出「CAST療法」的契機，主要是因為您有強大的信念。您能對年輕的研究者說些什麼建議或提醒嗎？

松村——「不要跟著流行走」、「不要跟資料吵架」、「儘量不要找我商量」。

之所以說「不要跟著流行走」，是因為一旦跟著流行，絕對不會有創新，也就無法成為第一。製造東西是為了讓世界更發展、更進步，所以我們必須以某種程度的頻率生產出頂尖的東西才行。

「不要跟資料吵架」是指即使出來的資料跟期待的不同，還是要接受。在實驗的過程中，常常會出現跟預設完全相反的結果。這種情況會讓人沮喪到想放棄，心情上很難接受。但如果不接受的話，就無法往前進。

「儘量不要找我商量」是因為即使跟我商量，我也無法考慮到年輕人10、20年後的情形而給予適當的忠告。當然，我比年輕人多一點點的經驗，所以若論某種程度的事情，也許還能給點建議。別人幫忙決定的前途萬一失敗的話，可能會很後悔。倘若是自己決定的，萬一失敗了，即使後悔，傷害也不會太大。總而言之，最重要還是要自己決定未來的道路。

Galileo——謝謝您接受我們的訪問。

將藥物送到目標器官！

開創新世代醫療的「高分子微胞」

能在需要的時刻，將適當的藥量運送到需要的器官，這是醫療的理想期望。但實際狀況卻常常是藥效過強，產生副作用，或是得不到預期的療效。「藥物輸送系統」就是用來解決這個難題的。專攻合成化學的片岡一則（Kataoka Kazunori，1950～）博士開發出稱為「高分子微胞」（polymeric micelle）的化學膠囊，嘗試把藥物運送到目標器官。數種內含抗癌劑的藥物也已進入臨床試驗階段，實際用來治療指日可待。片岡博士至今已榮獲宏博研究獎（Humboldt Prize）及江崎玲於奈獎等獎項，深受全球矚目。

協助　片岡一則
日本東京大學名譽教授，
奈米醫療創新中心所長

多數靜脈注射的抗癌劑會循環全身，攻擊正常細胞，不分敵我，引起掉髮、嘔吐及肢體麻木等副作用。但這樣的抗癌劑只要放進片岡一則博士開發的獨特膠囊中，再注射到靜脈，膠囊就會聚集、停留在癌組織，並進入癌細胞釋放藥物。由於抗癌劑幾乎不會送到腫瘤以外的組織，因此可大幅減輕副作用，也讓消滅癌細胞的效果更好。

事實上，設計成只針對癌細胞攻擊的藥物早已問世，就是將癌細胞特有的分子異常當作目標攻擊的「分子標靶藥物」（target therapy）。不過這種藥物並非對所有患者都有效，僅限「特定基因突變造成的腫瘤」。另一方面，片岡博士開發的治療方法則是使用已累積有效資訊的既有抗癌劑，可望能在更多患者身上看到療效。

運送藥物至目標器官的「搬運工」很重要

將藥物送到目標位置並適時釋出的機制稱為「藥物輸送系統」（DSS），負責搬運任務的物質則稱為「藥物運送材料」（又稱藥物載體，drug carrier）。世界第一個載體是以高分子包覆青光眼治療藥。青光眼是因視神經異常而使眼睛可視範圍變窄的眼疾。將載體像隱形眼鏡般戴上，會在一週內慢慢釋出藥劑。

現在主要的DDS研究是著眼在「靜脈投藥並透過血管送至目標位置」。因此載體至少需滿足以下條件：①為直徑100奈米（1奈米是10億分之1公尺）以下的球體、②能溶於水、③結構必須穩定、④不可有毒性、⑤達到目的後不會殘留體內。

一開始設計出的是用磷脂膜製作的「脂質體」（liposome）膠囊。磷脂是構成細胞膜的物質，直徑約100～300奈米，在水中會自然形成球體，中心的空間可容納藥劑（右圖）。首先在1990年代問世的是內部放了真菌感染

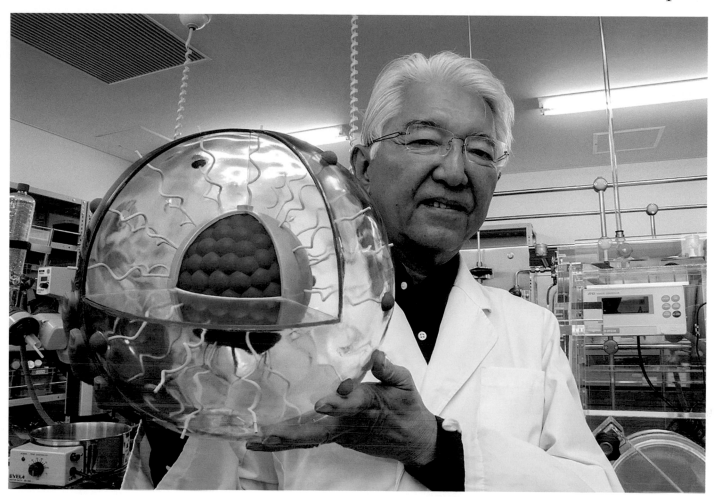

症藥劑的膠囊。2000年之後，內含抗癌劑的膠囊也上市了。不過，脂質體會碰到「無法製作得比之前尺寸更小」及「在肝臟等器官會被免疫系統認為是異物」等問題。

自然變小的「膠囊」

另一方面，片岡博士從1980年代起便著手開發稱為「高分子微胞」的膠囊。材料是將不溶於水的「疏水性」化合物，與易溶於水的「親水性」化合物連接，形成鎖鏈狀的高分子物質。將之放入水中，親水性的部分會朝外，

⊙ 將藥劑送到目標位置的「搬運工」

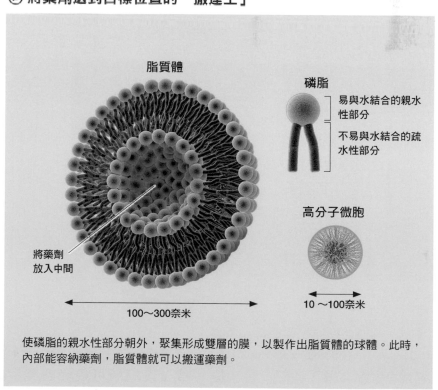

脂質體

磷脂

易與水結合的親水性部分

不易與水結合的疏水性部分

將藥劑放入中間

100～300奈米

高分子微胞

10～100奈米

使磷脂的親水性部分朝外，聚集形成雙層的膜，以製作出脂質體的球體。此時，內部能容納藥劑，脂質體就可以搬運藥劑。

疏水性的部分則會朝內，約100個高分子就會自然聚集成球體。在這些球體中，直徑小於100奈米的就稱為高分子微胞。中心疏水性的部分和脂質體相同，可容納各種不同藥劑。

片岡博士表示：「研究高分子微胞的開端，是源自於過去開發進入血液中也不會引發血栓的材料。我想到這種材料或許可以成為DDS的載體。」這種材料是將性質不同的高分子以塊狀排列連接的「嵌段共聚物」（block polymer）。當時也有將藥物與某種高分子結合後運送至患部的研究，但大多數都無法溶於水而沉澱，未能作為載體。

片岡博士回憶：「雖然現在已是理所當然的觀念。不過當時我已認為若是將『疏水性化合物鎖鏈』與『親水性化合物鎖鏈』連接，應該可以製造出放入水中時親水性部分自然朝外、疏水性部分朝內的高穩定性膠囊。然後只要將抗癌劑溶在水中，形成球體時藥劑應該就會自然包覆在膠囊中」（下圖）。

為了不被當作異物而「欺騙」免疫系統

用來運送藥物的高分子微胞對身體來說也是一種異物。由於一旦遭免疫系統判斷為異物就會被攻擊，因此必須「欺騙」免疫系統。片岡博士發現，柔軟性佳並與生物有良好相溶性的「聚乙二醇」（polyethylene glycol，PEG）最適合當作親水性的外殼。由於血液中的蛋白質容易附著在一般外殼的表面，會引起麻煩的免疫反應。但使用PEG製作的高分子微胞外殼──聚乙二醇化微胞（PEG化微胞）──擁有良好親水性，使蛋白質難以附著，藉此得以避開免疫反應。

片岡博士說明：「在血液中巡邏的免疫細胞（巨噬細胞）是以『某個特定蛋白質』當作標靶來判斷異物。用PEG膜包覆在微胞外側，可使作為標靶的蛋白質無法附著。這就像把微胞變成雷達搜索不到的隱形戰鬥機一樣，達到匿蹤的目的。」

此外，片岡博士製造的聚乙二醇化微胞，尺寸小如病毒，可設計成直徑10～100奈米。片岡博士表示：「若是100奈米的大小，有時即使用PEG外膜還是會觸動免疫系統，或無法通過纖細的血管。應用在醫療方面的脂質體，雖然也已聚乙二醇化，不過要做到小於50奈米還是很困難。

⊙ **利用對水的親和性差異，將抗癌劑包覆在「膠囊」中**

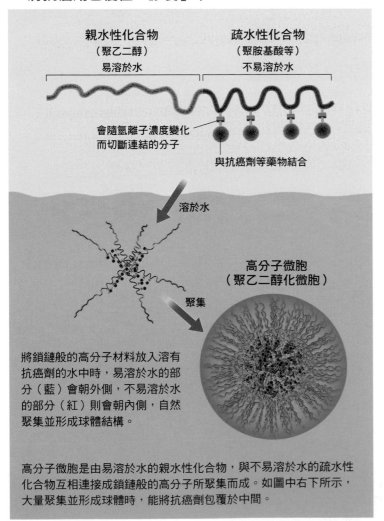

親水性化合物
（聚乙二醇）
易溶於水

疏水性化合物
（聚胺基酸等）
不易溶於水

會隨氫離子濃度變化而切斷連結的分子

與抗癌劑等藥物結合

溶於水

聚集

高分子微胞
（聚乙二醇化微胞）

將鎖鏈般的高分子材料放入溶有抗癌劑的水中時，易溶於水的部分（藍）會朝外側，不易溶於水的部分（紅）則會朝內側，自然聚集並形成球體結構。

高分子微胞是由易溶於水的親水性化合物，與不易溶於水的疏水性化合物互相連接成鎖鏈般的高分子所聚集而成。如圖中右下所示，大量聚集並形成球體時，能將抗癌劑包覆於中間。

⊙ 聚乙二醇化微胞抵達癌細胞並釋出藥劑的機制

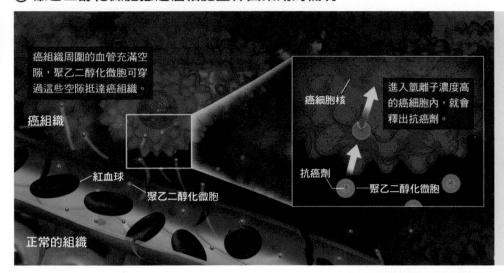

癌組織周圍的血管充滿空隙。聚乙二醇化微胞可穿過這些空隙抵達癌組織。

癌組織

紅血球

聚乙二醇化微胞

正常的組織

癌細胞核

進入氫離子濃度高的癌細胞內，就會釋出抗癌劑。

抗癌劑

聚乙二醇化微胞

癌組織周圍的血管，比正常組織周圍的血管較為脆弱，且血管壁上有許多空隙。由於聚乙二醇化微胞能通過這些空隙，就只會進入癌組織並侵入癌細胞。在氫離子濃度高的癌細胞內，聚乙二醇化微胞的結構會崩解，並釋出抗癌劑。

可自由控制大小，也可說是聚乙二醇化微胞的優勢。」

利用血管的「空隙」將藥劑送到癌細胞

聚乙二醇化微胞是如何將藥劑送至癌細胞的呢？關鍵就在於癌組織特有的「充滿空隙的血管」及「未成熟的淋巴管」。癌細胞為了獲取增殖所需的營養及氧氣，會在周圍製造出許多血管連結到自己身上。這種趕工製造出來的血管非常脆弱，血管壁充滿空隙。這些空隙大到裝著抗癌劑的聚乙二醇化微胞都能通過。此外，癌組織的淋巴管結構並不成熟，無法代謝組織中的異物。

片岡博士說明：「癌組織血管的內皮細胞（形成血管內側壁的細胞）空隙能讓無法通過正常血管的藥劑通過並進入癌組織中，且在通過後不會被免疫細胞排除。這就代表，只要將抗癌劑放入聚乙二醇化微胞並從靜脈注射，抗癌劑就只會從癌組織的血管壁滲入，並停留在癌組織中不會遭致排除。」

此外，片岡博士也設計了讓膠囊中的藥物送至癌組織並有效釋出的機制。他表示：「若只是認為讓聚乙二醇化微胞聚集在癌組織，就會發揮藥效，並不具任何意義。我們將癌細胞中氫離子濃度較高，且會讓聚乙二醇化微胞變得不穩定的這兩個現象結合起來，使藥物只在癌細胞中積極釋放出來。」

從血管壁滲入的聚乙二醇化微胞一旦進入癌細胞，細胞內的氫離子便會進入聚乙二醇化微胞，使中心部分的疏水性減弱，分子之間的結合力接著降低，並進一步使更多氫離子進入聚乙二醇化微胞內。當pH值※下降到5～6（環境呈弱酸性時），不穩定的聚乙二醇化微胞結構便會開始崩解，並釋出當中的抗癌劑。

讓膠囊進化，以對抗不同腫瘤

全球目前有5種包有抗癌劑的聚乙二醇化微胞在進行臨床試驗。其中治療胰臟癌的「順鉑」（cisplatin）已進入第三期臨床試驗，這是以人為對象進行治療效果比較的試驗。

不過，腦細胞癌化的「惡性腦瘤」與其他腫瘤不同，血管壁並沒有空隙，聚乙二醇化微胞便無法通過。為此片岡博士開發出新方法，在聚乙二醇化微胞表面加上只會與癌組織血管結合的分子。他也發現，若是胃癌與胰臟癌等容易纖維化的惡性腫瘤，聚乙二醇化微胞要做到直徑小於30奈米較好。片岡博士進行研究及開發，期望能針對不同癌症特徵進行治療。

※：表示溶液酸鹼性的數值。氫離子濃度愈高則酸性愈強，pH值也就愈小。

專訪**片岡一則** 博士

以設計出奈米機器人巡迴體內的「體內醫院」為目標

片岡博士的目標是透過「聚乙二醇化微胞」將藥劑送達目標位置，以進一步開發出更創新的醫療技術，像是功能不僅限於運送藥物 的「奈米機器人」機制。「體內醫院」便可利用這種在血管中巡邏的奈米機器人，及早發現惡性腫瘤或阿茲海默症等重大疾病並進行治療。

Gailieo——您是在什麼樣的環境中長大的呢？

片岡——我在日本東京的日本橋出生，老家在經營藥局。現今回想起來，也算是因緣際會走上了藥物輸送系統（DDS）的研究之路。12歲時因為家裡因素，我在美國住了兩年。接觸到從小就有強烈自我意識的美國人，讓我學到人生方向應該要自己決定的重要性。

Gailieo——從合成化學走向醫用工學的契機是什麼呢？

片岡——我考大學的時候，正好是日本全國各地都有嚴重公害問題的時期，化學系或相關學科不是很熱門。進入東京大學理科一類的我，新生訓練時聽到「不只是製造新物質或新材料，能造福世界才是我們的使命」這句話而深受啟發。對於社會普遍簡化成「化學＝公害」的想法，我也抱持著疑問，因此毫不猶豫地選擇了工學部合成化學科。大學時進行了染料合成的研究。碩士課程時則是在將我拉到當時屬高分子合成化學領域的鶴田禎二教授的研究室，進行有機金屬催化劑的合成化學研究。

進入博士課程時，鶴田教授建議：「往後能讓高分子對社會有益的應用研究也很重要。你要不要嘗試在醫療領域展開研究呢？」對我來說算是意料之外的意見，不過看到鶴田教授熱心將研究主題命名為「為人類福祉的化學」並投入研究，我便下定決心投入醫用工學的世界。當時的研究是放入血液中也不會引起血栓的材料。東京女子醫科大學讓我在學校進行動物實驗，也因為這個緣分，我結束博士課程後，便在東京女子醫科大學櫻井靖久教授的研究室擔任助理。櫻井研究室中聚集了東京大學、早稻田大學、慶應義塾大學、東京理科

奈米機器人的原料——高分子化合物的合成

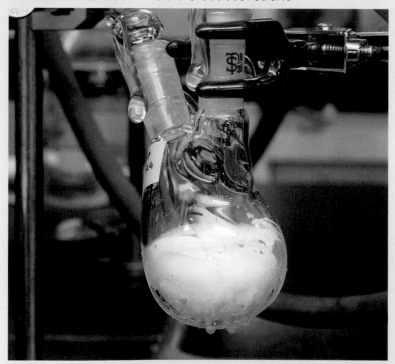

燒杯裡的白色粉末是構成奈米機器人的原料「高機能高分子化合物」團塊，必須在幾乎沒有雜質的乾淨環境中合成。

大學等大學的研究生，醫學與工學在此早已攜手合作。

製作跟病毒一樣小的膠囊

Gailieo——高分子微胞是如何發想出來的呢？

片岡——我在櫻井研究室進行的是可導入細胞的基材（形成成品根基的人工材料）研究，但在過程中，我的興趣轉移到能活用高分子合成知識的DDS領域。當時DDS載體是以直徑數百奈米的「脂質體」為主流。讀到相關研究報告時，我對於這麼大的粒子能穿透血管壁滲入組織，且不會被當作異物產生了疑問，於是更加深了我的興趣。

當時，我與曾一起共事的岡野光夫老師（現任東京女子醫科大學名譽教授）合作，利用親水性化合物與疏水性化合物結合成的化合物，研究血液不易凝固的特性。我們認為，親水性的「聚乙二醇」（PEG）與疏水性的「聚胺基酸」或許能成為可運用在生物體內的醫藥品。這就是高分子微胞研究的開端。

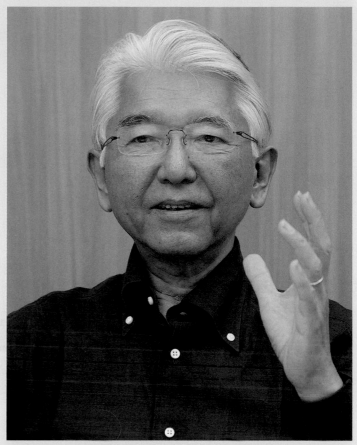

片岡一則，日本東京大學名譽教授。日本公益財團法人川崎市產業振興財團奈米醫療創新中心所長。工學博士。1950年生於日本東京。東京大學研究所工學系研究科博士課程修畢。專攻領域為合成化學、醫用生體工學及生體材料化學。進行的研究是應用高分子奈米科技開發DDS及奈米機器人。獲得了宏博研究獎、江崎玲於奈獎及古騰堡研究獎（Gutenberg Research Award）等多項獎項。

此外，在進行使前述化合物的一端與不溶於水的抗癌劑結合的實驗中，發現能製作出直徑50～60奈米的高分子微胞。而若把許多組合聚乙二醇與聚胺基酸的化合物結合起來，就能製作出具有微小膠囊結構的高分子微胞。當成功做出跟病毒一樣小的尺寸時，真的感到非常興奮。

完成高分子微胞後，我開始埋首於能將抗癌劑運送至腫瘤的DDS研究開發。現在與我們研究團隊合作的藥廠，已在對

包裹著治療胰臟癌藥劑「順鉑」的聚乙二醇化微胞，進行第三期臨床試驗。臨床試驗的第1期是測試安全性，第2期是效果，第3期則是與其他治療法進行驗證比較。順鉑已進入試驗的最後階段，相信不久後就能作為醫藥品讓患者使用。

若以核酸（DNA及RNA）取代抗癌劑並放入高分子微胞內，也能做到在目標位置製造出特定蛋白質的效果。例如「將阿茲海默症成因物質之生成予以抑制」、「將病毒或細菌

等病原體的RNA片段放入高分子微胞，當作疫苗使用」等。由於不是直接放入蛋白質，而是用「能製造蛋白質的RNA」，因此只要放入高分子微胞內並保持乾燥，就能長時間保存。比如可先儲備新型流感的疫苗，以備大流行時使用。

座落在羽田機場附近的醫療創新中心

Gailieo——您擔任所長的「奈米醫療創新中心」是什麼樣的機構呢？

片岡——是「川崎市產業振興財團」的研究開發機構，由日本神奈川縣川崎市的川崎殿町國際戰略基地，於2015年開始營運的公益財團法人。該區還有幾個研究據點，以生命科學及環境領域等研究成果開創新產業。奈米醫療創新中心在這些研究據點中，擔任中樞機關的角色。

具體來說，是邀請與我們願景方向一致的企業、研究機關及大學等研究人員進駐，一起進行開發研究。目前的成員，屬於大學及研究機關的實驗室有6間、企業的實驗室有7間，加上國外的特別研究員及大學的客座研究員等，共約100名研究人員。機構就在羽田機場附近，預計在2020年，連接奈米醫療創新中心及羽田機場等設施的空橋會竣工，將提高國際交流的便利性。

我本人則是與喜納宏昭研究員共同營運「片岡暨喜納研究室」。我們除了運用DDS之外，並也使用能感測及抑制生物體內分子運作的「生物感測器」（biosensor）與人工臟器等尖端裝置為核心素材，開發新的生物材料。

擁有多種功能的「奈米機器人」，不只是運送藥物

Gailieo——您最近進行什麼研究呢？

片岡——最近幾年，我不光是研發運送並釋出藥物的高分子微胞，同時還在研發可加載其他功能的系統。例如，我開發了在聚乙二醇化微胞中包入抗癌劑及顯影劑的系統，能辨識出抗癌劑，藉以確認藥物聚積在癌組織的狀況並進行治療。舉例來說，胰臟癌是非常難以造影發現的，但加入顯影劑的聚乙二醇化微胞，再利用磁振造影（MRI）就能清楚拍攝到癌細胞。

再者，加入顯影劑的聚乙二醇化微胞也能釋放輻射線。顯影劑中使用了釓（Gd）錯合物[※]，照射到熱中子輻射時會發生反應，釋放出輻射線並殺死細胞。在癌症治療中，只照射到癌細胞而不傷害正常細胞是非常重要的。而我們所開發加入釓錯合物的聚乙二醇化微胞會集中在癌組織，當到達癌細胞後再照射熱中子輻射，就能使輻射線只照射癌組織。

我們將這類除了運送藥劑之外，還加上各種功能的DDS載體稱為「奈米機器人」。最近，我們終於開發出能隨血糖變化

※：金屬的原子及離子位於中心，周圍是由稱為配位基（ligand）的分子及離子構成的化合物。

通過屏障的奈米機器人。腦部為了防止血液中有害物質的侵入，具有稱為「血腦屏障」（blood-brain barrier，BBB）的屏障功能。因此，要將藥物送至腦部是很困難的。但若使用稱為「BBB通過型奈米機器人」這種特殊聚乙二醇化微胞，就可以將多種的藥物送至腦部。

這種奈米機器人是在直徑約30奈米的聚乙二醇化微胞表面塗上葡萄糖分子（右頁圖）。由於腦部活動需要大量葡萄糖，當血糖升高時，血管壁的細胞就會開始出現許多將葡萄糖送往腦內的蛋白質。利用這個機制，就能使葡萄糖包裹的奈米機器人通過BBB。當奈米機器人表面的葡萄糖與這種蛋白質結合後，就會為血管壁細胞膜收縮形成的內質網攝入，並送往腦部。

注射包覆藥劑的BBB型奈米機器人後，只要在空腹時進食，奈米機器人就能隨著血糖上升通過BBB。若能推出，可望在阿茲海默症等腦神經疾病的治療上有顯著助益。

奈米機器人在體內「巡邏」並協助免疫系統

Gailieo——您所倡導的「體內醫院」是個什麼樣的系統呢？

片岡——體內醫院是利用聚乙二醇化微胞再追加功能的奈米機器人在血管中巡迴，於患者發現症狀之前，就提早檢查出癌症病灶或阿茲海默症等疾病，並進行治療。奈米機器人會時常在體內「巡邏」，若是偵測到異常，便釋放出內含的藥物。

在膠囊表面塗上「糖分」，以突破血腦屏障

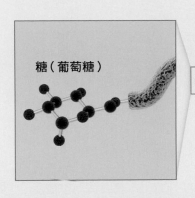

糖（葡萄糖）

易溶於水
的親水性部分

不易溶於水
的疏水性部分

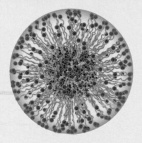

糖所包裹的聚乙二醇化微胞

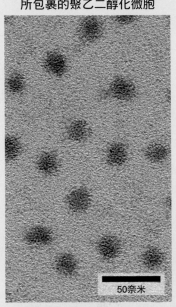

以電子顯微鏡觀察糖
所包裹的聚乙二醇化微胞

50奈米

為了不讓有害物質侵入，腦部血管具有稱為「BBB」的血腦屏障，會阻擋有害物質通過。不過，當血糖上升時，運送糖分的蛋白質會暫時活化，並將糖分送到腦內。片岡博士所開發的系統，能將糖附著在親水性部分（PEG）的末端，使得包覆藥劑的聚乙二醇化微胞偽裝成糖，運送進腦部。

人體內原本就有免疫系統，而體內醫院可以人工方式補強免疫系統。

　　未來，我認為奈米機器人能做到蒐集細胞的分子資訊，再送至體外機器進行分析等功能。在以日本為首的先進國家中，國民的平均壽命不斷提高，但如何延長能自立生活的健康壽命會是個重要的課題。不僅少子化問題嚴重，投入看護的人力也不足。若能實現體內醫院的構想，不僅能延長健康壽命、減少住院及手術的機會，而且需要經由口服的藥量也會減少，這對任何人的幸福生活都有很大的幫助。

　　要實現此構想，需要醫學、藥學、生物學、工學、資訊學等各種領域的專業知識。這種跨領域的創新科學，不僅需要

學校及企業，還需要各種背景的研究人員盡心討論並攜手合作。不只是我們的研究室，在奈米醫療創新中心裡的大學、研究機關、企業及新創事業的人員，都把這當作奈米醫療創新中心的任務，以開發日本的創新醫療為目標，共同努力進行研究開發。

Gailieo——最後，請您給想要成為研究人員的年輕讀者一些建議。

片岡——我的建議是，想成為研究人員，要確立自己想專精的領域。需要跨越並結合專業領域範疇進行研究的機會將愈來愈多，若是找不到為自己定位的立足點，就有可能被拉去做其他研究人員專長領域的研究，或是無法明確意識到自己工作的重要性。

　　此外，研究人員也要學習能夠清楚分辨合作與競爭的能力。對於研究及醫療的經費，國家的預算分配有諸多限制。即使是最尖端的醫療，若費用太高就無法普及。也就是說，我們不只需要科學技術的創新，也需要社會經濟的創新。我希望年輕研究人員能從這些視角，以新的想法思考出新的解決方案。

Gailieo——十分感謝您寶貴的分享。

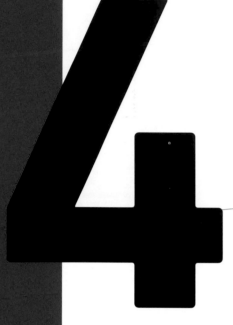

186種藥物彙典

從感冒、頭痛等日常生活中的不舒服，到高血壓、糖尿病等生活習慣病，人們每天都為各種疾病而困擾。第2、3章所介紹的研究，使我們了解，有許多疾病的特效藥已經研製成功。例如，以前視為重症的胃潰瘍，除了切除胃部外別無他法。不少人因胃潰瘍而喪命。但自1980年以後，出現了治療胃潰瘍的特效藥，只要服藥就能治療。在第4章中，我們將彙整每種疾病的代表性處方藥，並解說藥物的作用機制。

140. 解熱鎮痛藥物

141. 偏頭痛藥物
　　肩膀僵硬、腰痛、肌肉痛藥物

142. 感冒藥物／強心劑

143. 抗心律不整藥物
　　降血壓藥物

144. 胃炎、消化性潰瘍藥物

145. 便祕藥物、整腸劑、止瀉藥物
　　潰瘍性大腸炎藥物
　　痔瘡藥物

146. 肝臟藥物

147. 胰臟、膽道藥物
　　甲狀腺藥物

148. 女性激素藥物

149. 骨質疏鬆症藥物

150. 抗憂鬱症藥物
　　抗失智症藥物

151. 糖尿病治療藥物

152. 皮膚藥物

154. 眼科用藥

155. 白內障／
　　青光眼藥物

156. 點鼻液、點耳液
　　抗寄生蟲及原蟲藥

157. 泌尿系統用藥

158. 免疫抑制劑

159. 抗病毒藥

160. 抗生素

161. 抗結核藥

162. 抗癌藥

167. 抗高血脂藥
　　抗風溼病藥

168. 漢方藥

協助　中島惠美／西村友宏

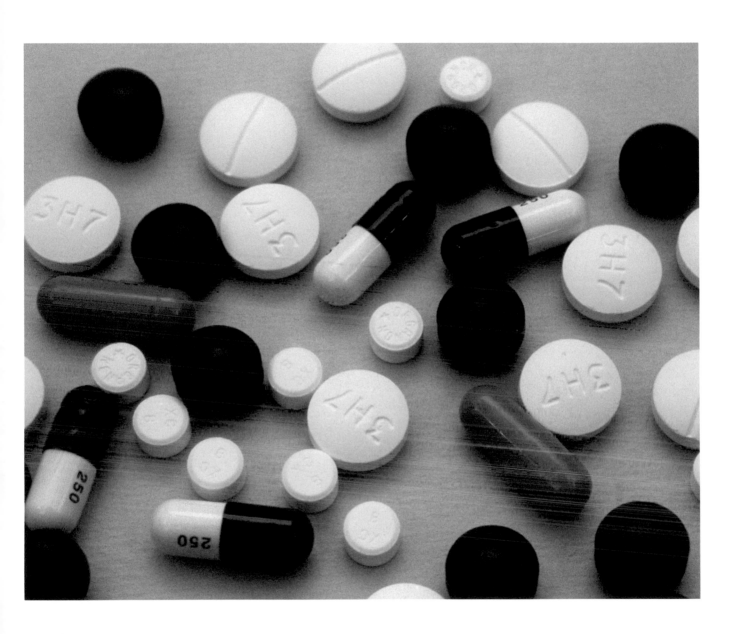

第 4 章的藥單表示法（凡例）

● 藥物分類 ─────────────── **非類固醇抗發炎藥（NSAIDs）**

● 藥物形狀（詳細請參考各頁下方）───── 🚫 **Brufen錠**（成分名：Ibuprofen）

● 商品名（顯示成分的成分名稱）──── 可抑制環氧合酶（COX）的作用、減少體內前列腺素的合
成，達到解熱及緩解疼痛、發炎的效果。可用於感冒伴隨
的發熱、頭痛和喉嚨痛、風溼病、關節痛、關節炎、神經
● 效能及用法說明 ────────── 痛、神經炎、腰背疼痛、子宮附屬器官發炎、月經困難症
以及紅斑性狼瘡等。

● 代表性學名藥 ───────────── ◆學名藥：Ibuprofen 顆粒等

※此章節所列之藥物以日本常用處方為主（內容成分也有複方藥物），有些藥物在台灣
並未上市，或是可能部分台灣常用之藥物並無列於其中，僅供讀者參考。

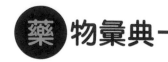

解熱鎮痛藥物

可解熱及緩解頭痛、月經痛、牙痛、喉嚨痛、關節痛、肌肉痛、神經痛、拔牙後、手術後及外傷後的疼痛等症狀。由於體內釋放前列腺素會引起疼痛和發炎，解熱鎮痛藥物係透過阻斷前列腺素的合成來緩解症狀。雖然具有鎮痛和解熱的效果，但無法根治疾病本身。

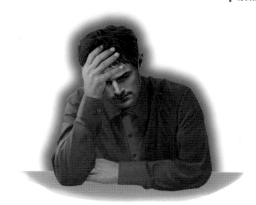

▶ 內服藥

非類固醇抗發炎藥（NSAIDs）

◎ Loxonin錠
（成分名：Loxoprofen sodium hydrate）

與其他的NSAIDs相較，即效性高。透過抑制COX酶的作用，達到解熱、鎮痛、消腫和制熱的效果。可用於感冒伴隨的發熱、頭痛和喉嚨痛、風溼病、腰痛和牙痛等。

◆學名藥：Lobu 錠等

※台灣無Loxoprofen，其特點是屬前體藥物（prodrug），即本身沒有生物活性，口服後迅速代謝之產物才具藥性，通常藥效快，30-50分鐘即達血液最高濃度。

◎ Infree S 膠囊
（成分名：Indometacin farnesil）

非類固醇抗發炎藥（NSAIDs）之一，具有強力鎮痛效果。透過抑制COX酶的作用，達到解熱及緩解疼痛和發炎的效果。可用於關節風溼病、變形性關節炎、腰痛、肩關節周圍炎（五十肩）以及頸肩腕症候群等。

◆學名藥：無

◎ Bufferin 組合錠
（成分名：Aspirin, di-Aluminate）

非類固醇抗發炎藥（NSAIDs）之一，對胃部造成的負擔較小。可使皮膚血管擴張，增加散熱以起解熱作用。透過抑制前列腺素的合成，達到緩解疼痛和發炎的效果。可用於頭痛、感冒伴隨的發熱等。由於可能有發生嚴重併發症的風險，原則上未滿15歲的兒童患水痘或流感時不要服用。

◆學名藥：Asphanate 組合錠A81等

◎ Brufen 錠（成分名：Ibuprofen）

可抑制COX作用、減少體內前列腺素的合成，達到解熱及緩解疼痛、發炎的效果。可用於感冒伴隨的發熱、頭痛和喉嚨痛、風溼病、關節痛、關節炎、神經痛、神經炎、腰背疼痛、子宮附屬器官發炎、經期不適以及紅斑性狼瘡等等症狀。

◆學名藥：Ibuprofen 顆粒等

乙醯胺酚（Acetaminophen）
◎ Acetaminophen 錠
（成分名：Acetaminophen）

作用於大腦下視丘的體溫調節中樞。幾乎沒有抑制發炎的效果，而是緩解發熱和疼痛，所以兒童也能服用。可用於感冒引起的發熱和頭痛、喉嚨痛、頭痛、耳朵疼痛、症狀性神經痛、腰痛、肌肉痛、撞傷、扭傷、月經痛、牙痛，以及癌症伴隨的疼痛等。

◆學名藥：Calonal 錠等

▶ 外敷藥

非類固醇消炎止痛貼布
Loxonin 貼布
（成分名：Loxoprofen sodium hydrate）

乃貼布型鎮痛藥。這是日本第一款搭配非類固醇抗發炎藥（NSAIDs）中的Loxoprofen sodium hydrate所製成的貼劑。透過皮膚吸收藥物成分，達到緩解疼痛和發炎的效果。直接貼在患部，每天一次，即可發揮效果。可用於變形性關節炎、肌肉痛以及外傷後的腫脹和疼痛。

◆學名藥：Loxoprofen Na 貼布等

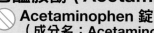 錠劑／ 膠囊／ 粉末、顆粒、吸入劑／ 貼布／ 外敷藥／ 注射、點滴／ 口服液／ 眼藥／ 點鼻液劑／ 栓劑

偏頭痛藥物

找不到致病原因，但又會反覆發作的頭痛稱為慢性頭痛，偏頭痛就是其中一種。有此一說，頭痛是因為掌管激素分泌和自律神經的大腦下視丘受到刺激，造成腦部血管擴張或圍繞大腦的三叉神經周圍發炎引起的。

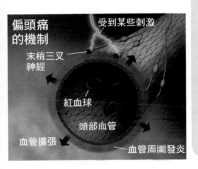

偏頭痛的機制
受到某些刺激
末梢三叉神經
紅血球
頭部血管
血管擴張
血管周圍發炎

肩膀僵硬、腰痛、肌肉痛藥物

肩膀堅硬是因為姿勢不良或運動不足等原因，引起頸部到肩膀、背部的斜方肌僵硬或隆起。肌肉痛是因為運動過度使用肌肉而產生的疼痛。雖然腰痛的原因很多，例如成長、年紀增長、外傷等，但有八成都是原因不明，慢性持續腰痛稱為慢性腰痛或腰椎症。

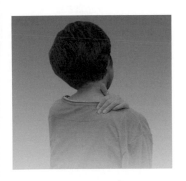

血清素1B/1D受體激動劑（血清素受體激動劑）

🔵 Imigran 錠（成分名：Sumatriptan succinate）

將擴張的腦部血管回復到正常狀態，並透過抑制過度反應的三叉神經來緩解疼痛。沒有疼痛時請勿使用。患有心肌梗塞、腦梗塞、未受控制的高血壓以及嚴重肝障礙者禁用。
◆學名藥：Sumatriptan 錠等

🔵 Zomig RM 錠（成分名：Zolmitriptan）

作用於接收肺血管收縮指令的血清素5-HT$_{1B}$受體和接收腦血管收縮指令的血清素5-HT$_{1D}$受體，使擴張的血管回復到正常狀態以緩解疼痛。沒有疼痛時或患有心肌梗塞、腦梗塞、嚴重高血壓者禁用。
◆學名藥：Zolmitriptan 口服分解錠等

🔵 Amerge 錠（成分名：Naratriptan hydrochloride）

使擴張的血管回復到正常狀態，抑制三叉神經發生過度反應、抑制發炎物質的釋放，達到減緩疼痛的效果。適用於疼痛時間較長的偏頭痛。沒有疼痛時或患有心肌梗塞、腦梗塞、嚴重高血壓和腎障礙者禁用。
◆學名藥：無

中樞性肌肉鬆弛劑

🔵 Arofuto 錠（成分名：Afloqualone）

中樞性肌肉鬆弛劑之一。透過作用於跟肌肉運動相關之的腦部和脊髓的神經反射來鎮靜過度興奮的神經。結果可舒緩肌肉，抑制肌肉變硬。用來緩解肩膀僵硬及改善腰痛。由於可能會引起頭暈目眩和嗜睡等副作用，服藥期間請避免開車和在高處作業。
◆學名藥：Afloqualone 錠等

🔵 Ternelin 錠（成分名：Tizanidine hydrochloride）

中樞性肌肉鬆弛劑之一。透過刺激接收腎上腺素指令的α2受體，抑制使肌肉緊張的神經傳遞。因抑制脊髓的反射，可達到緩解肌肉緊張、改善血流、減輕肌肉僵硬的效果。可用於肩膀僵硬和改善腰痛。由於有嗜睡等副作用，服藥期間請避免開車。
◆學名藥：Tizanidine 錠等

🔵 Myonal 錠（成分名：Eperisone hydrochloride）

中樞性肌肉鬆弛劑之一，效果較溫和。透過對γ神經元發出肌肉收縮訊號和抑制脊髓反射來緩和肌肉的緊張。此外，可讓因緊張而變得不靈活的肌肉恢復感覺。用於肩膀僵硬和腰痛。由於有嗜睡等副作用，服藥期間請避免開車。
◆學名藥：Atines 錠等

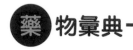 藥物彙典

感冒藥物

感冒是因鼻腔和咽喉感染病毒而在上呼吸道引起急性炎症的總稱。醫學上稱為「感冒症候群」。感冒可能會出現發燒、頭痛、關節痛等「全身症狀」或打噴嚏、流鼻水、喉嚨痛、喉嚨有痰等「呼吸器官症狀」。如果可透過人體免疫系統消滅病毒的話，即可自然痊癒，但若症狀嚴重，就需要靠藥物來緩解。

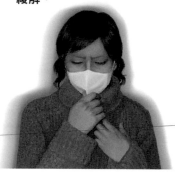

綜合感冒藥　PL 組合顆粒（成分名：複方藥物）

一種組合的感冒藥，包括解熱鎮痛藥、抗組織胺藥、止咳藥，去痰藥等。由於含有多種成分，所以可對應各種症狀。但由於乙醯胺酚有可能會傷肝，所以儘量避免與含有乙醯胺酚成分的藥物一同併服。
◆學名藥：Towathiem 組合顆粒等

中樞麻醉性鎮咳藥　Codeine 磷酸錠（成分名：Codeine phosphate hydrate）

使用已久的止咳藥，對痰少的咳嗽特別有效。能抑制興奮的大腦咳嗽中樞對灰塵、病毒等異物的過敏反應，達到鎮咳的作用。只在嚴重咳嗽時短期使用。也可用於鎮痛和改善腹瀉。
◆學名藥：無

中樞非麻醉性鎮咳藥

Medicon 錠（成分名：Dextromethorphan hydrobromide hydrate）

與磷酸可待因（Codeine phosphate）錠一樣，都是透過抑制大腦咳嗽中樞達到鎮咳的作用。也可緩解感冒、急性或慢性支氣管炎、支氣管擴張症、肺炎、肺結核、上呼吸道炎等伴隨的咳嗽。雖然作用於中樞神經，但即使持續使用也不會產生成癮症。
◆學名藥：Astomari 錠等

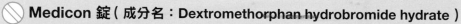

強心藥

心臟是由左心房、右心房、左心房、右心室等四個房室空間構成的袋狀肌肉（心肌）。心肌收縮產生的幫浦功能，把血液送到全身器官和組織。而強心藥可提高心肌收縮力，以增加心臟送出的血液量。根據藥物種類，作用和持續時間也會不同。

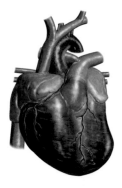

洋地黃製劑　Digoxin 錠（成分名：Digoxin）

使用已久的強心藥。用於先天性心臟疾病、瓣膜性心臟病、高血壓、缺血性心臟疾病（心肌梗塞、狹心症等）、肺原性心臟病、腎臟疾病等造成的鬱血性心衰竭以及心房顫動引起心跳過快。有不少藥物會改變本藥之藥效，在與其他藥物併服時須謹慎小心。
◆學名藥：無

輔酶 Q10　Neuquinon 錠（成分名：Ubidecarenone）

由可活化控制心肌收縮酶作用的輔酶Q10（ubiquinone）製成。用於基礎治療中的輕度及中度鬱血性心臟衰竭患者。作為輔助劑使用。與輔酶Q10相同成分而聞名。
◆學名藥：Ubidecarenone 錠等

咖啡因誘導體的強心藥

Monophylline 錠（成分名：Proxyphylline）

可提高心肌收縮力，具利尿作用，可將體內多餘的水分和鈉（鹽分）排出體外，改善鬱血性心臟衰竭症狀。也有抑制支氣管平滑肌痙攣的作用，可用於支氣管性氣喘、氣喘性支氣管炎。由於作用溫和，所以副作用較少。
◆學名藥：無

錠劑／ 膠囊／ 粉末、顆粒、吸入劑／ 貼布／ 外敷藥／ 注射、點滴／ 口服液／ 眼藥／ 點鼻液劑／ 栓劑

抗心律不整藥物

心臟通常每分鐘以60～80次的節律反覆跳動。「心律不整」就是這個節律出現異常的疾病總稱。大致可分為心跳感覺過早脈動的「期外收縮」、心搏過速的「頻脈」以及心搏過緩的「徐脈」。有不需治療的，也有攸關性命者，狀況繁多。

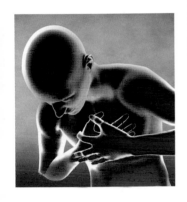

降血壓藥物

高血壓沒有自覺症狀，但它又會引發腦梗塞和中風等與生命攸關的疾病，有「隱形殺手」之稱。雖然主要是因年齡增長造成的血管老化，但也與生活習慣病有很深的關係。一般認為隨著鹽分攝取過量、肥胖、運動不足以及過度的抽菸喝酒都會導致動脈硬化，使血壓上升。若能持續改善生活習慣，並透過藥物降低血壓，應該就能預防重症發生。

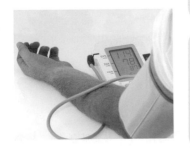

第 I 類抗心律不整藥（鈉通道阻斷劑）

Amisalin 錠（成分名：Procainamide hydrochloride）

基本的抗心律不整藥物。作用於心臟心房及心室，抑制心肌異常收縮。可用於期外收縮、陣發性室上心搏過速（PSVT）的預防和治療、預防新發生的心房顫動以及急性心肌梗塞造成的心室性心律不整。長期服用的話，須留意副作用。
◆學名藥：無

第 III 類抗心律不整藥 Ancaron 錠（成分名：Amiodarone hydrochloride）

抑制心肌的異常收縮。在其他抗心律不整藥物對攸關性命的反覆性心律不整無效時使用，包括心室纖維性顫動（ventricular fibrillation）、心室性心搏過速、心臟衰竭（心功能低下）及肥厚性心肌症伴隨的心房纖維顫動（atrial fibrillation）、等狀況。由於有致死副作用的風險，須在醫師的慎重管理下使用。
◆學名藥：Amiodarone hydrochloride 錠等

β 阻斷劑（適應症包含心律不整）

Inderal 錠（成分名：Propranolol hydrochloride）

透過「β受體」阻礙接收提高心臟興奮的指令，抑制心肌的異常收縮。可用於期外收縮、預防陣發性心室上心搏過速、心搏過速性心房顫動、竇性心搏過速、新發生的心房顫動、陣發性心房纖維顫動等。也可用於本態性高血壓和狹心症或偏頭痛。
◆學名藥：Propranolol hydrochloride 錠等

鈣離子拮抗劑（適應症只有高血壓症）

Atelec 錠（成分名：Cilnidipine）

鈉離子流入位於動脈血管壁平滑肌細胞形成的肌層時，會造成血管變細，血壓上升。本藥物乃是透過阻礙鈣離子流入平滑肌細胞內來降低血壓。由於效果穩定，可持續時間又長，每天只要服用1次就能發揮功效。
◆學名藥：Cilnidipine 錠等

血管收縮素 II 受體拮抗藥（ARB）

Olmetec 口服分解錠（成分名：Olmesartan medoxomi）

阻礙具有強力血管收縮作用的「血管收縮素 II」與受體結合，達到抑制血壓上升的作用。由於副作用較少，適合長期維持血壓穩定之用。每天只要服用1次就能發揮功效。
◆學名藥：Olmesartan 錠等

α β 阻斷劑　Artist 錠（成分名：Carvedilol）

阻礙可增加心跳速率和血管收縮相關的「β受體」作用，以及阻礙與血管收縮有關的「α受體」作用來使血壓降低。減輕心臟負擔，有助於長壽，因此對於伴隨狹心症、心肌梗塞或擴張型心肌症的慢性心衰竭等都需慎重應對處理。
◆學名藥：Carvedilol 錠等

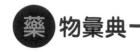
藥物彙典

胃炎、消化性潰瘍藥物

胃和十二指腸的黏膜是腸胃的防護屏障，可保護腸胃不受胃酸和胃液消化酶的傷害。因為幽門螺旋桿菌或非類固醇抗發炎藥（NSAIDs）的副作用、生活習慣（食物、喝酒、抽菸，壓力等）而使該防禦屏障減弱時，就會使黏膜受損引起發炎，甚至導致部分黏膜或組織消失，引起胃炎或消化性潰瘍（胃潰瘍和十二指腸潰瘍的合稱）。

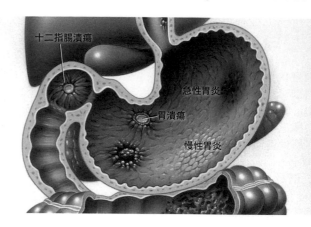

十二指腸潰瘍
急性胃炎
胃潰瘍
慢性胃炎

防禦因子增強劑

Ulcerlmin內服液
（成分名：Sucralfatehydrate）

日本開發的消化性潰瘍治療藥。抑制胃液中的消化酶——胃蛋白酶的活性，以及中和刺激胃黏膜的胃酸。可改善胃潰瘍、十二指腸潰瘍、急性胃炎，慢性胃炎急性發作期的胃黏膜病變（糜爛、出血、發紅、腫脹）。對胃痛和胃灼熱時的頓服（西醫無此用語，但中醫所指的頓服是指一次性較快地將一份藥物服完）特別有效。

◆學名藥：Sucralfate 微粒等

Selbex 膠囊（成分名：Teprenone）

保護胃黏膜的效果極佳。透過增加前列腺素來促使胃黏液分泌，以保護受傷的胃黏膜，幫助胃黏膜修復。可改善胃潰瘍、急性胃炎，慢性胃炎急性發作期的胃黏膜病變。由於可預防胃部不適，因此有時會搭配非類固醇抗發炎藥使用。

◆學名藥：Teprenone 膠囊等

Mucosta 錠（成分名：Rebamipide）

直接作用於胃黏膜，藉由血流量增加，或有助於形成胃黏膜材料的蛋白質合成，以及大量分泌黏液來提高防禦功能，達到抑制發炎、胃潰瘍、出血、腫脹等效果，可幫助修復受傷的胃黏膜。達到改善胃潰瘍、急性胃炎以及慢性胃炎急性發作期的胃黏膜病變。

◆學名藥：Rebamipide 錠等

氫離子幫浦抑制劑（PPI）

Nexium 膠囊
（成分名：Esomeprazole magnesium hydrate）

藉由阻礙與胃酸分泌相關的「氫離子幫浦」（proton pump）酶作用，強力抑制胃酸分泌，進而改善胃潰瘍、十二指腸潰瘍、吻合部潰瘍、逆流性食道炎等症狀。抑制胃酸的分泌，可使胃內pH值升高，提高抗生素消滅幽門螺旋桿菌的抗菌效果。

◆學名藥：無

H₂受體拮抗劑

Gaster 錠（成分名：Famotidine）

視為治療消化性胃潰瘍的劃時代藥物。透過阻斷胃黏膜細胞的組織胺 H₂受體，強力抑制刺激胃黏膜的胃酸分泌，因此也稱為「H₂受體阻斷劑」。可以改善胃潰瘍、十二指腸潰瘍、吻合部潰瘍（stomal ulcer），逆流性食道炎、急性胃炎、慢性胃炎急性發作期的胃黏膜病變。

◆學名藥：Famotidine 錠等

抗潰瘍胺基酸藥

Marzulene S 組合顆粒
（成分名：sodium Azulene sulfonatehydrate L-Glutamine）

修復組織和抑制發炎效果極佳。直接作用於發炎的胃部和十二指腸潰瘍的黏膜，達到消炎和促進修復的作用。可以改善胃潰瘍、十二指腸潰瘍及胃炎。成分中的Azulene 硫酸鈉液，可以抑制發炎，因此漱口藥水、外皮用藥，眼藥水也都會使用到該種成分。

◆學名藥：Azulemin 組合微粒等

錠劑／ 膠囊／ 粉末、顆粒、吸入劑／ 貼布／ 外敷藥／ 注射、點滴／ 口服液／ 眼藥／ 點鼻液劑／ 栓劑

便祕藥、整腸劑、止瀉藥物

腸道內存活著對人體有益的「益菌」和有害的「壞菌」，共存共生，維持一定的平衡。便祕和腹瀉等症狀就是因為腸道壞菌增殖，造成腸道內環境紊亂而引起的。如果症狀一直持續，就有可能潛藏著重大疾病，建議最好是去腸胃消化科接受檢查。

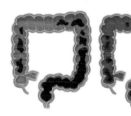

便祕
大腸運動減弱等原因，使得糞便水分含量變少的狀態。

腹瀉
消化液過度分泌等原因，導致糞便水分含量變多的狀態。

潰瘍性結腸炎藥物

潰瘍性結腸炎是一種大腸黏膜發生糜爛或潰瘍而引起發炎的疾病。原因不明（為一自體免疫疾病），也沒有確定的治療法，因此被認定為難治的疾病，在日本為醫療補助對象。

痔瘡藥物

痔瘡可分為「痔核」※（內痔、外痔）、「肛裂」、「肛瘻」等數種。痔核是因為肛門附近血流不順形成靜脈瘤或血栓而成的。肛瘻則由肛門周圍形成的膿腫所引起。

植物性便祕藥　Adjust-A Kowa 錠（成分名：senna萃取）

番瀉草（*Senna alexandrina*）是非洲原產植物，自古就用作瀉藥。葉子和果實目前已認定可作為醫藥品使用。直接作用於大腸黏膜，可促進腸道蠕動並抑制水分吸收，達到以接近自然狀態通便的功效。有成癮性，應避免連續使用。
◆學名藥：Yodel-S糖衣錠等

合成類便祕藥

Laxoberon 內服液（成分名：sodium Picosulfate hydrate）

口服液，因可配合通便狀況調整內服量而成為廣泛使用的便祕藥。幾乎不會作用於胃和小腸，係透過大腸內細菌的分解，使大腸蠕動活躍，並抑制水分吸收，因而可促進排便。
◆學名藥：Shinluck 錠等

活菌製劑

Biofermin 組合粉末（成分名：Lactomin, Amylolytic Bacillus）

促使雙叉乳酸桿菌（比菲德氏菌）在腸內增殖，產生乳酸，抑制大腸桿菌等病原菌的繁殖，讓雙叉乳酸桿菌在腸道內取得優勢。可改善腸道細菌不平衡所引起的各種症狀（腹瀉、軟便、便祕、腹脹等）。
◆學名藥：Lactomin 粉末等

上皮功能轉化藥

Amitiza 膠囊（成分名：Lubiprostone）

促使小腸分泌腸液，使糞便軟化，容易通過腸道而排出。用於改善慢性便祕症狀。因腫瘤或疝氣而可能患有腸阻塞者，以及孕婦和可能懷孕的婦女禁用。
◆學名藥：無

皮質類固醇

Rinderon 栓劑（成分名：Betamethasone）

用於治療直腸炎的皮質類固醇藥。與腎上腺皮質微量分泌出的激素有相同作用，可以抑制發炎和止血等，具有多種功效。本藥主要用於中度到重度的病症。
◆學名藥：Betamethasone 錠等

循環改善藥物　Hemocuron 膠囊（成分名：Tribenoside）

具有抑制直腸和肛門附近形成血栓、抑制出血和紅腫的作用。此外，可防止組織胺等致炎物質通過血管壁所引起的腫脹。用於抑制痔核的出血和腫痛。
◆學名藥：Hemotait 膠囊等

※痔核由痔靜脈叢及肛門軟組織組成。痔靜脈叢因不正常擠壓導致血管充血曲張及腫大，而結締組織遭受強力牽扯後可能脫垂、出血、疼痛，形成痔瘡。

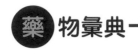
肝臟藥物

引起肝臟問題的原因有很多種，例如病毒、酒精中毒、服用的藥物或自體免疫系統等。在日本最多是因感染肝炎病毒引起肝臟發炎的「病毒性肝炎」。其中以「B 型肝炎病毒」和「C 型肝炎病毒」占多數。如果放任不管，可能會有肝硬化或肝癌的危險，所以藉由檢查早期發現，並且施予適當的治療是非常重要的。

從慢性肝炎發展到肝硬化的過程
肝小葉屬於肝臟的微小結構。比較健康狀態、慢性肝炎、肝硬化時的變化狀態。

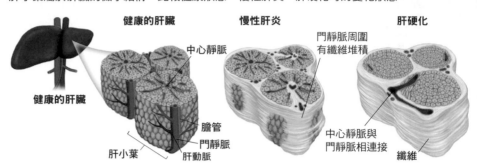

C 型肝炎治療藥
Rebetol 膠囊（成分名：Ribavirin）

包含阻礙 C 型肝炎病毒繁殖所需蛋白質作用的成分，以及妨礙參與病毒增殖之酶的成分。這些成分的複合作用抑制了病毒的繁殖。干擾素及其他抗病毒性藥物若與 C 型慢性肝炎中對基因 2 型（血清群 2 型）有效的「索華迪膜衣錠」（Sovaldi tablets，成分名Sofosbuvir）併用，可以發揮療效。
◆學名藥：Ribavirin 錠等

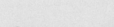 Sunvepra 膠囊（成分名：Asunaprevir）

2014年於日本販售的藥物。對 C 型肝炎病毒繁殖不可或缺的蛋白酶（protease），具阻滯效用，可藉此抑制病毒的生長。和Daklinza 錠（成分名：Daclatasvir hydrochloride）併用，具有消滅病毒的效果，不單獨使用。用於療治血清群 1 型（基因 1 型）的 C 型慢性肝炎和代償性肝硬化。
◆學名藥：無

Harvoni 組合錠（成分名：Ledipasvir acetonate Sofosbuvir）

每片藥錠中都含有直接作用於 C 型肝炎病毒的兩種成分。藉此對病毒生長時所需核酸的生成造成阻礙，來抑制病毒的增殖。可用於改善血清群 1 型（基因1型）和血清群 2 型（基因 2 型）的 C 型慢性肝炎和代償性肝硬化。台灣於2015年12月開始販售。
◆學名藥：無

Maviret 組合錠（成分名：Glecaprevir hydrate, Pibrentasvir）

2018年 2 月於台灣販售的藥物。所包含的兩種成分，對 C 型肝炎病毒繁殖時不可或缺的蛋白質和酶具阻礙作用。可預防病毒的增加。可用於改善血清群 1 型（基因 1 型）和血清群 2 型（基因 2 型）的 C 型慢性肝炎和代償性肝硬化。與傳統C型肝炎藥物相比，服用期間較短。
◆學名藥：無

鉀鎂製劑
Aspara 組合錠（成分名：Potassium L-Aspartate, magnesiumL-Aspartate）

體內鉀和鎂不足時的補給藥物。除了可用於肝臟疾病造成的低鉀狀態，也用於連續使用降壓利尿劑、皮質類固醇、強心配醣體（cardiac glycoside）、胰島素和某種抗生素時。此外也可使用在低血鉀週期性麻痺症、心臟疾病時的低鉀狀態、嚴重嘔吐及腹瀉等。
◆學名藥：無

B 型肝炎治療藥
Zefix 錠（成分名：Lamivudine）

原本是開發用來作為治療HIV（愛滋病毒）感染的藥物，但經證實對 B 型肝炎病毒也有效，因此當作口服抗病毒藥使用。具有干擾 B 型肝炎病毒繁殖過程的作用。經診斷為 B 型肝炎病毒增殖造成肝功能異常時，用來抑制 B 型慢性肝炎病毒。
◆學名藥：無

錠劑／ 膠囊／ 粉末、顆粒、吸入劑／ 貼布／ 外敷藥／ 注射、點滴／ 口服液／ 眼藥／ 點鼻液劑／ 栓劑

胰臟、膽道藥物

胰臟會製造消化酶（胰液）和分泌胰島素。在胰臟產生的疾病有急性胰臟炎、慢性胰臟炎等。膽道是將肝臟生成的消化液（膽汁）傳送到十二指腸的「膽管」，與儲存膽汁的「膽囊」兩者總稱。膽道產生的疾病有膽結石和膽囊炎、膽管炎等。

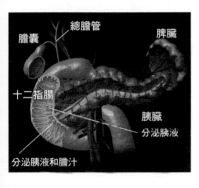

促膽汁排泌藥　○ Cospanon 錠（成分名：Flopropione）

可緩解消化道、胰管、膽管、尿道等平滑肌異常收縮引起的痙攣性疼痛，並可放鬆總膽管和胰管匯合部位的肌肉緊張，促進膽汁和胰液排泌至十二指腸，抑制膽囊和胰臟等疾病造成的疼痛。

◆學名藥：無

蛋白質分解酶抑制劑

○ Foipan 錠（成分名：Camostat mesilate）

藉由妨礙造成胰臟發炎的異常活性蛋白質分解酶的作用，來緩和腹痛等症狀。也具有活化胰液中澱粉酶的作用。手術後消化液逆流到食道，可抑制其中所含的蛋白質分解酶之作用。

◆學名藥：Camostat mesilate錠等

促膽汁分泌藥物

○ Urso 錠（成分名：Ursodeoxycholic acid）

熊去氧膽酸（Ursodeoxycholic acid）是中藥「熊膽」中所含的有效成分。可以溶解小的結石、使肝臟血流順暢，達到保肝的功能。也具有幫助消化吸收的功能。

◆學名藥：Ursodeoxycholic acid 錠等

甲狀腺藥物

甲狀腺所分泌的甲狀腺激素具有促進各組織新陳代謝的功能。因甲狀腺激素分泌過度的「甲狀腺機能亢進症」患者會出現微熱、疲勞感、手顫抖、眼球突出等症狀。而甲狀腺功能低下的「甲狀腺機能低下症」患者，則會出現浮腫、體重增加、便祕及無力等症狀。

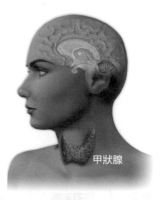

甲狀腺

甲狀腺激素製劑

○ Thyradin-S 錠（成分名：Levothyroxinesodium hydrate）

因甲狀腺手術或障礙而分泌不足時，這是透過補充甲狀腺激素來活化新陳代謝的藥物。本藥物是由消化道吸收並合成後，形成稱為三碘甲狀腺胺酸（liothyronine）的激素。可用於甲狀腺機能低下症及呆小症等。

◆學名藥：無

○ Thyronamin 錠（成分名：Liothyroninesodium）

補充甲狀腺激素的藥物。用於甲狀腺機能低下症（原發性或腦下垂體性）及呆小症等。與其他甲狀腺激素製劑相比，效果較快呈現，但作用的持續時間較短。由於容易出現副作用，只限於需要即效性時使用。

◆學名藥：無

抗甲狀腺藥　○ Mercazole 錠（成分名：Thiamazole）

對抑制甲狀腺激素分泌過度最有效的藥物。透過甲狀腺吸收來抑制激素的合成。用於甲狀腺機能亢進症。副作用大多是造血組織發生異常，需要特別注意白血球的減少。

◆學名藥：無

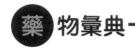
女性激素藥物

聽從大腦指令運作的卵巢，所生成的兩種激素作用控制女性的身體。這兩種激素，一種是雌激素（雌性素），另一種是黃體素（助孕素）。為了維持平衡，它們會在一定週期內不斷變化分泌量，以達到正常功能，因而形成月經、懷孕、分娩的狀態。但另一方面，如果分泌異常就會對身心造成各種傷害。

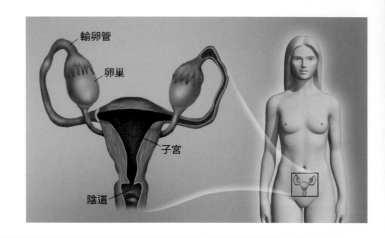

輸卵管
卵巢
子宮
陰道

低劑量避孕藥

Marvelon 21（成分名：Desogestrel/Ethinylestradiol複方劑）

有抑制濾泡成熟的效果，由兩種少量女性激素組合的口服避孕藥。除了可確保月經週期規律之外，也具有減輕經痛和消除月經不順等效果。從月經來的第一天服用，之後就在固定時間服用 1 錠。服用21天後，休息 7 天不服藥。重複這個服用法即可避孕。
◆學名藥：無

Triquilar 21錠（成分名：Ethinylestradiol/Levonorgestrel複方劑）

包含雌激素與黃體素的口服避孕藥。於腦下垂體作用，阻礙與懷孕有關的激素分泌，從而抑制排卵，也有妨礙精子到達子宮的效果。包含 6 錠棕色、5 錠白色以及10錠淡黃褐色。每天 1 錠，服用21天，休息 7 天。重複這個服用方法。
◆學名藥：無

黃體素

Duphaston錠（成分名：Dydrogesterone）

黃體素與雌激素合作，可使受精卵容易著床並維持容易懷孕的狀態。這是合成的黃體素藥物，即使服用後也不會在體內分解，具有與黃體素同樣的效果。可用於先兆性流產（妊娠前半期發生陰道出血）、習慣性流產、閉經症、經期週期異常、子宮內膜症，黃體功能不全引起的不孕症等。
◆學名藥：無

緊急避孕藥

Norlevo 錠（成分名：Levonorgestrel）

2011年在日本開始販售的緊急避孕藥。含有Levonorgestrel成分的錠劑具有強力抑制排卵的作用，是世界衛生組織（WHO）推薦的一款緊急避孕藥。在性交後72小時內服用，即可得到避孕效果。
◆學名藥：Levonorgestrel 錠

排卵誘發劑

Clomid 錠（成分名：Clomifene Citrate）

這是排卵障礙引起不孕症的首選藥物。作用於擔任自律神經調節中樞的間腦，與體內稱為「雌激素」的女性激素結合，促進促性腺激素（gonadotropic hormone）分泌。由於該刺激，使得腦下垂體分泌濾泡刺激素（follicle-stimulating hormone）和黃體激素（luteinizing hormone），誘發排卵。可用於排卵障礙造成的不孕症。
◆學名藥：無

濾泡激素和黃體激素複方藥

YAZ 組合錠（成分名：Ethinylestradiol/Drospirenone複方劑）

作用於腦下垂體，藉由控制性腺刺激激素的分泌來抑制排卵，可抑制子宮運動、緩和經痛。可用於改善經期不適。每天固定時間服用 1 錠，按規定的順序服用28天為一個週期。從第29天起又進入下個週期，反覆服用。
◆學名藥：無

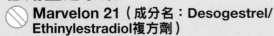

錠劑／ 膠囊／ 粉末、顆粒、吸入劑／ 貼布／ 外敷藥／ 注射、點滴／ 口服液／ 眼藥／ 點鼻液劑／ 栓劑

骨質疏鬆症藥物

骨質疏鬆症是因為營養或運動不足，這種長年生活習慣引起骨質空洞而容易造成骨折的疾病，常發生於停經期後的女性和高齡男性。為一種沒有自覺症狀的疾病，大部分都是因為發生腰痛或背痛，才發現罹患了骨質疏鬆症。骨質疏鬆症患者一旦骨折就容易臥床。年輕人因營養不良或使用類固醇藥物等也會罹患此症。

骨的結構

骨骼因破骨細胞（osteoclast，OC）和成骨細胞（osteoblast，OB）的作用，不斷新生重建。破骨細胞是一種會用酸腐蝕骨質的細胞（釋放乳酸、檸檬酸、碳酸、碳酸酐酶及溶酶體酶等，對骨組織進行分解破壞）。成骨細胞則是一種在破骨細胞腐蝕骨質後，使用膠原纖維和鈣生成新骨組織的細胞，最後包覆在骨中，變成骨細胞。

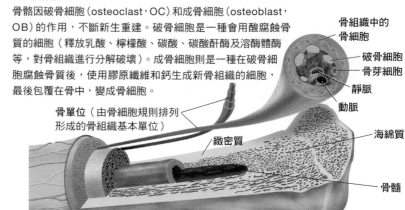

骨單位（由骨細胞規則排列形成的骨組織基本單位）

緻密質

骨組織中的骨細胞
破骨細胞
骨芽細胞
靜脈
動脈
海綿質
骨髓

鈣片

Aspara-CA 錠
（成分名：Calcium L-Aspartatehydrate）

鈣是形成骨骼和牙齒不可或缺的物質，也在神經調整、肌肉收縮，血液凝固上扮演重要角色。由於這是補充鈣的藥物，可改善低鈣血症引起的痙攣（肌肉硬直狀態），也可用於骨質疏鬆、軟骨病、發育期的鈣質補充、孕婦的鈣質補充等。

◆學名藥：Calcium L-Aspartate錠等

選擇性動情激素受體調節劑

Evista 錠
（成分名：Raloxifene hydrochloride）

隨著女性停經，女性激素之一的雌激素（動情素）分泌就會隨之下降，造成鈣質從骨骼中溶出，便容易發生骨質疏鬆症。這類藥物會藉由與雌激素受體結合，活化雌激素，達到抑制鈣從骨骼中溶出的效果。

◆學名藥：Raloxifene hydrochloride錠等

雙磷酸鹽類藥物

Didronel 錠
（成分名：Etidronate disodium）

在雙磷酸鹽類藥物中，有些藥物具有強力抑制骨質吸收的作用。可抑制破骨細胞在骨骼新生重建時擔任破壞功能的作用，進而延緩骨質溶解速度及抑制骨量和骨強度的減弱。可用於骨質疏鬆症、骨髓病以及抑制脊髓損傷後及股關節形成手術後的異位性骨化（heterotopic ossification）。

◆學名藥：無

副甲狀腺激素

Teribone 皮下注射
（成分名：Teriparatide acetate）

是一種可自行注射的藥物。這是基因重組技術所製造的人類副甲狀腺激素中，活性部分的 N 端34個胺基酸所構成的藥物，可活化成骨細胞製造新骨骼，具有增加骨質密度的效果。可用於骨折風險性高的骨質疏鬆症。投藥期間建議不超過24個月。

◆學名藥：無

活性型維生素 D₃ 製劑

Alfarol 膠囊
（成分名：Alfacalcidol）

維生素 D 可促進腸道對鈣的吸收和幫助骨骼形成。本藥可以補充人體維生素 D，用於慢性腎臟病、副甲狀腺功能低下症、抗維生素 D 佝僂症等。也可改善伴隨軟骨病的維生素 D 代謝異常症和骨質疏鬆症。

◆學名藥：California 錠等

維生素 K₂ 製劑

Glakay 膠囊（成分名：Menatetrenone）

維生素 K 能活化成骨細胞製造骨骼的作用，促進骨骼形成。也可在出血時活化止血的凝血因子，凝固血液。本藥物的主要成分「Menatetrenone」，也稱為維生素 K₂，藉由促進骨骼形成，抑制骨質吸收來提高骨骼強度。用於改善骨質疏鬆症的骨量減少及其引起的疼痛。

◆學名藥：Menatetrenone 膠囊等

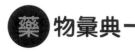
抗憂鬱症藥物

憂鬱症被認為是精神壓力、體質等因素複雜交纏在一起而引發的疾病。會持續出現情緒低落、空洞感的症狀，嚴重時甚至會自殺。雖然目前尚未清楚闡明發病機制，但一般認為應該與掌控情感相關的腦內神經傳遞物質平衡失調等有關。

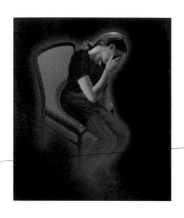

三環類抗鬱藥　Tryptanol 錠（成分名：Amitriptylinehydrochloride）

最早開發出來的一種抗憂鬱症藥。具有強烈鎮靜效果，特別用於有不安感、焦躁感或有尋死情緒等嚴重症狀時。有增強腦內神經傳遞物質作用的效果。除了可用於憂鬱症或有憂鬱狀態者外，也能應用在夜尿症、末梢神經性病變疼痛上。
◆學名藥：無

四環類抗鬱藥　Tetramide 錠（成分名：Mianserin hydrochloride）

是四環抗鬱藥中效果較佳的一種藥物。對於不安感、強烈焦躁感等有效。該藥物藉由阻斷與集中力和覺醒等相關的正腎上腺素（noradrenaline）這類神經傳遞物質的再吸收，來增加腦內正腎上腺素釋放量。
◆學名藥：無

※Tetramide的藥理機轉除了抑制正腎上腺素再吸收，也有抗組織胺及抗血清素之作用（antagonism to histamine and serotonin receptors）。

選擇性血清素回收抑制劑
Jzoloft 錠（成分名：Sertraline hydrochloride）

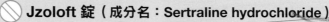

抗憂鬱症的首選藥物之一。不太會出現三環類和四環類抗憂鬱症藥的口乾、便祕、排尿困難等副作用。透過選擇性作用於腦內神經傳遞物質「血清素」（serotonin），提高血清素濃度來改善症狀。也可用於恐慌症和創傷後壓力症候群（PTSD）疾患。
◆學名藥：Sertraline 錠等

抗失智症藥物

失智症是因後天性腦部病變引起認知功能喪失而造成生活障礙的一種疾病。原因可分成很多種，例如有部分腦部萎縮的「阿茲海默症型失智症」，或會有明顯幻視或幻覺的「路易氏體失智症」，或因腦中風而引起的「腦血管性失智症」，以及顯著人格變化或不合理行為的「額顳葉型失智症」等。

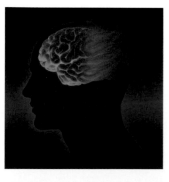

失智症治療藥 （乙醯膽鹼酯酶抑制劑）
Aricept 錠（成分名：Donepezil hydrochloride）

用於抑制阿茲海默症型失智症或路易氏體失智症的症狀發展。乙醯膽鹼（acetylcholine）是一種腦內神經傳遞物質，透過阻礙乙醯膽鹼脂酶（acetylcholinesterase）這種酶分解乙醯膽鹼的作用，可抑制乙醯膽鹼的減少狀況，減緩症狀的發展。
◆學名藥：Donepezil hydrochloride錠等

Reminyl 錠（成分名：Galantamine hydrobromide）

用來抑制輕度至重度阿茲海默症型失智症的發展。透過阻礙乙醯膽鹼脂酶的作用來提高乙醯膽鹼的濃度。具有延緩記憶力或判斷力低下等症狀的效果。
◆學名藥：無

失智症治療藥 （NMDA受體拮抗劑）　Memary 錠（成分名：Memantine hydrochloride）

2011年於日本開始販售，是治療中度至重度阿茲海默症型失智症的藥物。一般認為，引起阿茲海默症型失智症的原因之一，是因記憶等有關的腦內麩胺酸（glutamic acid）這類神經傳遞物質過度活化所致。本藥物可以抑制麩胺酸的活化，延緩症狀的發展。
◆學名藥：無

糖尿病治療藥物

糖尿病是一種因胰島素這類使血糖降低的激素分泌不足或作用低落，導致血液中糖分增多的高血糖慢性持續性疾病。隨著糖尿病症狀加劇，全身血管都會受到傷害，進而引發各種併發症。台灣大多是遺傳性因素與飲食過量及運動不足等生活習慣的多重原因而引發的「第2型糖尿病」。此外，還有「第1型糖尿病」和「妊娠糖尿病」等。

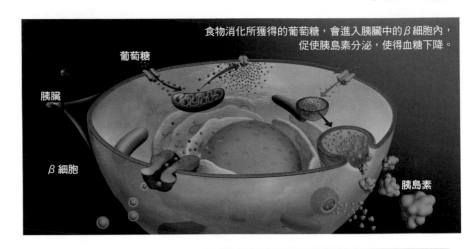

食物消化所獲得的葡萄糖，會進入胰臟中的 β 細胞內，促使胰島素分泌，使得血糖下降。

葡萄糖

胰臟

β 細胞

胰島素

四氫噻唑衍生物
 Actos 錠
（成分名：Pioglitazone hydrochloride）
藉由胰島素抗性的作用改善胰島素功效變差的狀況，來降低血糖。只透過食物療法、運動療法無法得到顯著效果，並推測為胰島素抗性時，或使用磺醯脲素類（sulfonylureas）、α-葡萄糖酶抑制劑、雙胍類（biguanide）、胰島素製劑等各類藥物，也無法得到充分效果時，使用於第2型糖尿病。
◆學名藥：Pioglitazone錠等

雙胍類藥物
 Metgluco 錠
（成分名：Metformin hydrochloride）
藉改善胰島素抗性來降低血糖的藥物。可抑制肝臟中糖分的產生，促進肌肉和脂肪組織中糖的消耗。在罹患第2型糖尿病時，只透過飲食、運動等療法無法得到顯著效果時，或使用磺醯脲素類藥物（sulfonylureas）也無法得到顯著效果時，均可使用。老年人應確認肝腎功能後再謹慎用藥。
◆學名藥：Metformin hydrochloride 錠等

※目前台灣及各國糖尿病最新治療指引都將Metformin列為第一線糖尿病使用藥物（若無Metformin使用之禁忌症）。

磺醯脲素類
 Amaryl 錠（成分名：Glimepiride）
作用於胰臟，透過促進胰島素分泌和細胞內糖分的吸收來降低血糖。與同類藥物相比，作用較為溫和。罹患第2型糖尿病時，僅限於透過飲食及運動療法無法得到顯著效果時使用。由於會有引起嚴重性或持續性低血糖症的情況，必須嚴守服用方法。
◆學名藥：Glimepiride 錠等

腸促胰島素藥物（DPP-4抑制劑）
 Equa 錠（成分名：Vildagliptin）
DPP-4 酶具分解腸泌素（incretin）的作用，本藥可藉抑制 DPP4- 酶這類與維持血糖恆定機制相關的消化道酶，來提高腸泌素的濃度。腸泌素可活化胰島素的分泌，抑制會提升血糖的升糖素（glucagon）的分泌，達到改善血糖的效果。用於第2型糖尿病。
◆學名藥：無

飯後高血糖改善藥
 Basen 錠（成分名：Voglibose）
藉由妨礙在體內將碳水化合物分解成葡萄糖的酶——α-葡萄糖酶（α-glucosidase）作用，來抑制飯後血糖的上升。單獨服用，效果薄弱，因此大多是與其他藥物併用。在發病前服用可達到預防糖尿病的效果。
◆學名藥：Voglibose 錠等

胰島素製劑
 Apidra 注射 100 U/ml，Apidra 注射針劑
（成分名：Insulin glulisine，速效型）
適用於胰島素療法之糖尿病患者。糖尿病的藥物療法中，除了內服藥之外，還會使用胰島素製劑。透過注射來補充體內不足的胰島素，並具有促進葡萄糖攝取而降低血糖的作用。根據作用時間可分成數種類型。本藥物屬於速效型，注射後15分鐘內就會出現效果。
◆學名藥：無

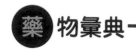

皮膚藥物

皮膚覆蓋人體表面，能保護人體不受外界各種刺激和傷害，當感知冷熱、摩擦、毒物等刺激時，就會透過神經傳遞到大腦的感覺中樞進行辨識。皮膚會出現問題的原因有很多種，主要的因素有特定食品及添加物引起的疾病，或藥物的副作用、真菌（致病性黴菌）或細菌病毒的感染，抑或是氣溫的變化、紫外線、蟲咬、壓力、內衣內褲等的刺激。

⊙ 內服藥

H₁受體拮抗劑（第 2 代）

◎ Allegra 錠
（成分名：Fexofenadine hydrochloride）

體內若有過敏原進入，就會從肥大細胞（mast cell）釋放出「組織胺」等化學傳導物質，引起過敏症狀。本藥物乃是透過遮斷組織胺H₁受體的功能，減緩發癢症狀。可用於蕁麻疹及伴隨皮膚疾病（溼疹、皮膚炎、皮膚搔癢症，過敏性皮膚炎）的發癢以及過敏性鼻炎等。

◆學名藥：Fexofenadine hydrochloride 錠等

◎ Alesion 錠
（成分名：Epinastine hydrochloride）

組織胺這種化學傳導物質藉由接收器組織胺H₁受體，引發過敏反應。此藥即阻礙受體作用，也同時會抑制白三烯（leukotriene）和血小板活化因子（PAF）等物質的作用。用於支氣管哮喘、過敏性鼻炎、蕁麻疹、皮膚搔癢症、疹癢以及伴隨瘙疹的尋常性牛皮癬。

◆學名藥：Epinastine hydrochloride 錠等

◎ Allelock 錠
（成分名：Olopatadine hydrochloride）

除了內服藥之外，也以使用於眼藥水的Olopatadine hydrochloride為主要成分。組織胺這種化學傳導物質藉由接收器組織胺H₁受體，引發過敏反應。此藥即阻礙H₁受體作用，也抑制與過敏發病相關的各種化學傳導物質之作用。用於過敏性鼻炎、蕁麻疹、伴隨皮膚疾病（溼疹、皮膚炎、皮膚搔癢症）所產生的發癢等。

◆學名藥：Olopatadine hydrochloride 錠等

◎ Xyzal 錠
（成分名：Levocetirizine hydrochloride）

組織胺這種化學傳導物質作用於組織胺H₁受體，引發過敏反應。此藥亦為阻礙H₁受體作用，達到改善過敏症狀的效用。用於過敏性鼻炎、蕁麻疹、伴隨皮膚疾病（溼疹、皮膚炎、皮膚搔癢症等）所產生的發癢等。效果出現較快且持續時間長。嗜睡的副作用也較少。

◆學名藥：無

抗深部或淺表真菌感染藥

◎ Lamisil 錠（Terbinafine hydrochloride）

一種足癬藥物，藉阻礙麥角固醇（ergosterol）之合成，使真菌（致病性黴菌）生成細胞膜時所需不足，以抑制其繁殖。使用於外用抗真菌藥治療困難的病症，諸如毛癬菌性肉芽腫、孢子絲菌病、產色黴菌病（chromomycosis）、手足癬、體癬、頭癬、化膿禿髮癬、鬚部髮癬菌病、毛髮急性深部白癬等。

◆學名藥：Terbinafine 錠等

疱疹病毒感染症治療藥

◎ Valtrex 錠
（成分名：Valaciclovir hydrochloride）

在體內轉化成稱為Acyclovir的抗病毒藥，會為帶狀疱疹病毒感染的細胞吸收，從而阻礙病毒DNA的複製，達到抑制病毒增加的效果。由於比Acyclovir更容易為消化道吸收，很快就有減痛效果。可用於帶狀疱疹、單純疱疹及抑制生殖器疱疹再復發。

◆學名藥：Valaciclovir錠等

◎錠劑／ 膠囊／ 粉末、顆粒、吸入劑／ 貼布／ 外敷藥／ 注射、點滴／ 口服液／ 眼藥／ 點鼻液劑／ 栓劑

皮膚的結構
皮膚剖面示意圖。皮膚是由表皮、真皮、皮下組織這三層所構成。表皮和真皮厚約1～4毫米。

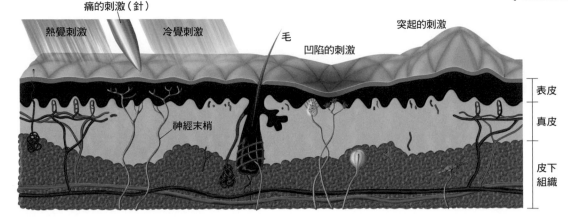

痛的刺激（針）　熱覺刺激　冷覺刺激　毛　凹陷的刺激　突起的刺激

神經末梢

表皮
真皮
皮下組織

⊙ 外敷藥

腎上腺皮質類固醇外敷藥

強 ↑　效果分級　↓ 弱

最強效

Dermovate 軟膏（成分名：Clobetasol propionate）

用於溼疹、皮膚炎類、癢疹、乾癬、蟲咬、掌蹠膿疱症、藥疹、中毒疹、蟹足腫（keloid）、肉芽腫病、苔癬性類澱粉症、天疱瘡症候群、惡性淋巴瘤及斑禿等。
◆學名藥：Glydil 軟膏等

強效

Myser 軟膏（成分名：Difluprednate）

用於溼疹、皮膚炎類、乾癬、紅皮症、掌蹠膿疱症、藥疹、中毒疹、蟲咬、紅斑症、特發性色素性紫斑、肥厚性瘢痕、瘢痕疙瘩、皮膚類澱粉沉積症、天疱瘡症候群以及斑禿等。
◆學名藥：Saivase 軟膏等

中效

Rinderon-V 軟膏（成分名：Betamethasone valerate）

用於溼疹、皮膚搔癢症、癢疹、蟲咬、乾癬、掌蹠膿疱症、扁平苔癬、光澤苔蘚、紅斑症、紅皮症、藥疹、中毒疹、蟲咬、斑禿、燙傷、凍瘡、天疱瘡症候群等。
◆學名藥：Kellgroll 軟膏等

中弱效

Almeta 軟膏（成分名：Alolometasone dipropionate）

用於溼疹、皮膚炎類、乾癬、癢疹、蟲咬、掌蹠膿疱症、扁平苔癬、玫瑰糠疹、紅斑症、藥疹、中毒疹、紅皮症、特發性色素性紫斑、慢性圓盤狀紅斑性狼瘡等。副作用較少。
◆學名藥：Talmea 軟膏等

弱效

Terra-Cortril 軟膏（成分名：Oxytetracycline hydrochloride, Hydrocortisone）

用於深層皮膚感染症、慢性膿皮症、皮膚潮溼、糜爛及結痂，或者併發二次感染的溼疹及皮膚炎類、外傷‧燙傷及手術創傷等的二次感染、牙周炎、感染性口腔炎、舌炎等。
◆學名藥：無

咪唑衍生物　Lulicon 軟膏（成分名：Luliconazole）

治療香港腳等的藥物。透過阻礙真菌生成細胞膜時所需的麥角固醇之合成，抑制真菌的繁殖。對皮膚角質的滲透力強，可長時間停留在患部。通常1天擦1次。
◆學名藥：無

眼科用藥

人接收到的資訊，有八成是透過眼睛所獲得的。眼睛有角膜、水晶體等各個部位，各有各的重要功能，以達到視物的目的。眼睛的病變會根據部位及異常狀況，出現不同的症狀、病名及治療方法。

眼睛的結構

眼球壁是由最外層的「角膜」、「鞏膜」，中間層的「虹膜」、「睫狀體」、「脈絡膜」以及最內層的「視網膜」三層所構成。內含「水晶體」、「玻璃樣液」等。

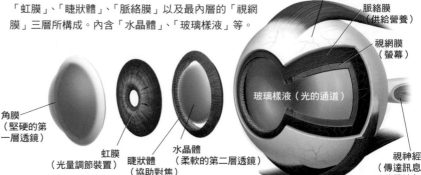

鞏膜（「暗房」的牆壁）
脈絡膜（供給營養）
視網膜（螢幕）
玻璃樣液（光的通道）
視神經（傳達訊息的纜線）
角膜（堅硬的第一層透鏡）
虹膜（光量調節裝置）
睫狀體（協助對焦）
水晶體（柔軟的第二層透鏡）

⊘ 外敷藥

抗過敏藥

◎ Alesion 點眼液（成分名：Epinastine hydrochloride）

組織胺藉由接收器組織胺H₁受體，引發過敏反應。而此藥即阻礙受體作用，並抑制肥大細胞釋出的化學傳導物質，緩解搔癢和充血等症狀。1次1滴，1天4次（早、中、晚及睡前）。不含防腐劑（羥基氯苯胺，benzalkonium chloride）。

◆學名藥：無

◎ Intal 點眼液（成分名：Sodium Cromoglicate）

藉由阻礙組織胺等化學傳導物質從脂肪細胞（肥大細胞）釋出，也阻礙發炎細胞（嗜酸性球，嗜中性球，單核球）的活化，來抑制過敏症狀。用於春季結膜炎和過敏性結膜炎。1次1～2滴，1天4次（早、中、晚及睡前）。

◆學名藥：Cromoglicate Na點眼液等

◎ Livostin 點眼液（成分名：levocabastine hydrochloride）

組織胺作用於組織胺H₁受體，引發過敏反應。此藥即阻礙受體作用，改善因過敏引起的眼睛充血及腫脹等症狀。溶液會有沉澱，使用時要充分搖勻。1次1～2滴，1天4次（早、中、晚及睡前）。須朝上存放。

◆學名藥：Levocabastine hydrochloride 點眼液等

◎ Patanol 點眼液（成分名：Olopatadine hydrochloride）

組織胺作用於組織胺H₁受體，引發過敏反應。而此藥即妨礙受體作用，來抑制化學傳導物質的生成及釋放。藉由這些作用可減緩發癢及充血等症狀。1次1～2滴，1天4次（早、中、晚及睡前）。

◆學名藥：無

鈣調磷酸酶抑制劑

◎ Talymus 點眼液（成分名：Tacrolimus hydrate）

與免疫相關的T細胞所分泌的生物活性蛋白，統稱為細胞介素，可誘發發炎，藉由阻礙其產生來抑制發炎。用於春季結膜炎，但僅限於抗過敏藥效果不足時使用。充分搖勻後使用。1次1滴，1天2次。不要去除容器本身的薄膜。

◆學名藥：無

⊘ 內服藥

暗適應改善劑

◎ Adaptinol 錠（成分名：Helenien）

主要成分的Helenien，是名為黃素脂肪酸混合物的色素成分，從菊科植物萬壽菊的花瓣萃取而成。可促進視網膜的代謝，改善視野變窄現象、減緩視野變小的症狀，即使在黑暗中也很快就能視物。用於視網膜色素病變中暫時性視野缺損和黑暗適應的改善。

◆學名藥：無

◎錠劑／◎膠囊／◎粉末、顆粒、吸入劑／◎貼布／◎外敷藥／◎注射、點滴／◎口服液／◎眼藥／◎點鼻液劑／◎栓劑

白內障藥物

白內障通常是透明的「水晶體」變白變濁，導致視力下降的一種疾病。當水晶體渾濁時，所聚集的光會散射，造成視野模糊，並會出現影像重疊和眩光的症狀。白內障最常見的原因是老化，此外還有先天性、外傷、異位性、藥物、放射線以及其他眼疾等原因。

白內障治療藥物

◎ Tathion 點眼液（成分名：Glutathione）

主要成分的麩胺基硫（glutathione），是由分布在體內的三種胺基酸組成的化合物。本藥物可增加眼球內麩胺基硫的濃度，防止白內障惡化，並減輕角膜損傷。也可用於角膜潰瘍、角膜上皮剝離和角膜炎。1 次 1～2 滴，1 天 3～5 次。
◆學名藥：無

◎ Catalin 點眼液（成分名：Pirenoxine）

本藥會妨礙奎諾物質（quinoid）的作用，以免水晶體中所含之水溶性蛋白質變性。藉此保持水晶體的透明性，延緩白內障的惡化。用於控制早期老年性白內障的惡化。1 次 1～2 滴，1 天 3～5 次。
◆學名藥：Kary Uni 點眼液等

青光眼藥物

眼內有稱為房水的液體循環，藉此維持眼壓恆定，並保持眼球的形狀。青光眼是因為老化等原因引起眼壓上升，造成從眼睛進入的訊息傳達到腦部的視神經受到壓迫，使視野變窄的一種疾病。即使視力嚴重衰退都無自覺症狀，因此一旦延誤治療，恐有失明之虞。

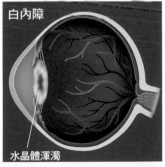

白內障

水晶體渾濁

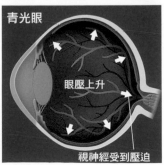

青光眼

眼壓上升

視神經受到壓迫

交感神經阻斷劑　◎ Mikelan LA 點眼液（成分名：Carteolol hydrochloride）

藉由阻斷 β 受體、刺激交感神經，來抑制房水的產生，並降低眼壓。本藥由於增加黏性，可使藥物停留在患部的時間較長，具有持續長效的特點。用於青光眼、高眼壓症。通常成人劑量 Mikelan 持續性點眼液 1%，1 次 1 滴，1 天 1 次。
◆學名藥：Carteolol hydrochloride LA 點眼液等

酒石酸溴莫尼定

◎ Aiphagan 點眼液（成分名：Brimonidine tartrate）

透過與腎上腺素接收器的腎上腺素 α_2 受體結合來抑制房水產生，以促使房水從所謂葡萄膜鞏膜流出通道的路徑排出，降低眼壓。於治療青光眼的其他藥物無法使用或效果不佳時採用。
◆學名藥：無

前列腺素製劑

◎ Xalatan 點眼液（成分名：Latanoprost）

本藥物會促使房水從葡萄膜鞏膜流出通道的途徑排出，來降低眼壓。用於青光眼和高眼壓症。頻繁使用可能會減弱降低眼壓的療效，因此一天不可超過 1 次。
◆學名藥：Latanoprost 點眼液等

◎ Lumigan 點眼液（成分名：Bimatoprost）

透過作用於前列腺素受體，降低葡萄膜鞏膜流出通道的抵抗力，來促進房水排出並降低眼壓。該藥功效強且副作用相對較少。用於治療青光眼和高眼壓症。頻繁使用可能會減弱降低眼壓的療效，因此一天不可超過 1 次。
◆學名藥：Bimatoprost 點眼液等

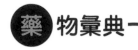 藥物彙典

點鼻液、點耳液

鼻腔（鼻子內部）或鼻竇（與臉部骨骼的鼻腔相連接的空洞）所發生的疾病，包括花粉症等過敏性鼻炎、鼻竇炎等疾病。若持續有流鼻涕、鼻塞、嗅覺障礙及鼻腔出血等症狀，或連接鼻子的耳朵有任何異常時，應去耳鼻喉科就診並接受治療。

頭部正剖面

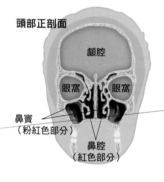

顱腔

眼窩　眼窩

鼻竇
（粉紅色部分）

鼻腔
（紅色部分）

抗寄生蟲及原蟲藥

寄生蟲寄生於人類或動物體表或體內，以獲取營養，可能會對宿主（所寄生的人或動物）造成傷害，引發感染病。原蟲是單細胞微生物，根據種類不同，可能會使宿主產生嚴重疾病，最具代表性的就是以蚊子為媒介的瘧疾原蟲。

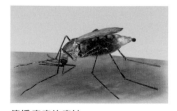

傳播瘧疾的瘧蚊

抗過敏藥 　Zaditen 點鼻液（成分名：Ketotifen fumarate）

透過抑制組織胺等引發過敏反應以及引起發炎之物質的作用，來改善打噴嚏、流鼻涕、鼻塞等症狀。通常每次噴各鼻腔 1 次，1 天 4 次（早、中、晚、睡前）。
◆學名藥：Ketotifen 點鼻液等

腎上腺皮質類固醇
　Nasonex 點鼻液（成分名：Mometasone furoate hydrate）

用於過敏性鼻炎的點鼻藥。1 天點 1 次效果可期，特點是對全身的影響很少。具有抗過敏及消炎的作用，可直接作用於鼻黏膜，改善打噴嚏、流鼻水、鼻塞及鼻子癢等症狀。
◆學名藥：無

　　Rinderon-A點眼、鼻液
（成分名：Betamethasone sodium phosphate／Fradiomycin sulfate）

此複方藥物由強力抑制發炎的腎上腺皮質類固醇藥與具有抗菌作用的抗生素所組成。眼藥水用於併發細菌感染的發炎性疾病；點鼻藥是用於過敏性鼻炎或是耳鼻喉科的術後處置。持續使用會出現副作用，需謹慎使用。
◆學名藥：Berbesolone F 點眼、鼻液等

驅寄生蟲藥
　Stromectol 錠（成分名：Ivermectin）

直接作用於寄生蟲（糞小桿線蟲、疥癬蟲），將之殲滅消除。副作用少，驅蟲率高。用於治療腸道糞小桿線蟲感染症和疥癬，成人一次都約使用主成分的200μg/kg劑量，空腹時以冷開水服用，但前者須間隔兩週，服用兩次。
◆學名藥：無

　Combantrin 錠（成分名：Pyrantel pamoate）

透過阻礙寄生於人類腸道之寄生蟲的神經傳導功能，麻痺其運動，使其隨糞便及小便排出體外。用於驅除蛔蟲、鉤蟲、蟯蟲、東方毛圓線蟲等，服用一次即見效，之後無須服用瀉藥。
◆學名藥：無

抗瘧疾藥
　Malarone 組合錠（成分名：Atovaquone, Proguanil hydrochloride）

阻礙瘧原蟲之核酸合成的抗瘧疾藥。用於治療時，成人 1 天 1 次，每次 4 顆，於飯後服用，持續 3 天。用於預防時，1 天 1 次，每次 1 顆，在抵達瘧疾流行地區前的24～48小時開始服用，逗留期間以及離開後 7 日內持續飯後服用。
◆學名藥：無

◯ 錠劑／ ◖ 膠囊／ ◣ 粉末、顆粒、吸入劑／ ◥ 貼布／ ◢ 外敷藥／ ◆ 注射、點滴／ ◣ 口服液／ ◎ 眼藥／ ◡ 點鼻液劑／ ♠ 栓劑

泌尿系統用藥

泌尿系統的問題會隨著年齡增長而變多。男、女性都會發生漏尿（尿失禁）、頻尿，最大原因就是老化，其中男性以前列腺肥大，女性則是骨盆底肌鬆弛占主要原因。另外，男性代表性疾病的勃起障礙，主要即老化、抽菸、代謝症候群等因素所造成。

男女下腹部剖面圖

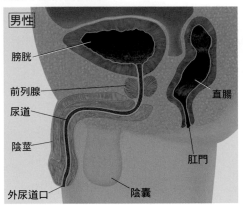

男性　膀胱　前列腺　尿道　陰莖　外尿道口　陰囊　直腸　肛門

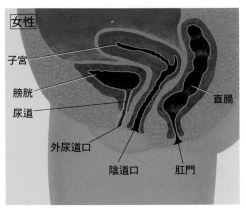

女性　子宮　膀胱　尿道　外尿道口　陰道口　肛門　直腸

勃起功能障礙治療藥

Cialis 錠（成分名：Tadalafil）

用於改善勃起功能障礙的口服藥。透過阻斷PDE-5酶的功能，來增加陰莖海綿體中cGMP的物質。可使血管平滑肌變得鬆弛，流向陰莖組織的血液增加，患者得以勃起。特點是持效性長達36小時。需要醫生處方，台灣健保不補助。如有需要請諮詢泌尿科醫生。

◆學名藥：無

Viagra 錠（成分名：Sildenafil citrate）

用於改善勃起功能障礙的口服藥。透過阻斷PDE-5酶的功能，來增加海綿體中的cGMP物質，使血管平滑肌變得鬆弛。可提高海綿體的鬆弛反應，誘發或增強勃起。由於也會影響到陰莖以外的血管平滑肌，因此需要確認有無心肌梗塞等心血管疾病。台灣健保不補助。

◆學名藥：Sildenafil 錠

尿頻／膀胱過動症治療藥

Vesicare 錠（成分名：Solifenacin succinate）

阻礙與膀胱收縮相關之膀胱平滑肌的蕈鹼類受體（Muscarinic receptor）功能，可抑制膀胱無法自主控制的過度收縮，使膀胱愈易儲存尿液。藉增加排尿量來減少排尿次數。用於膀胱過動症的急尿、頻尿、急切性尿失禁。

◆學名藥：無

BUP-4 錠（成分名：Propiverine hydrochloride）

直接作用於與尿液儲存及排出有關的膀胱平滑肌，來抑制膀胱平滑肌的過度收縮。可增加膀胱的容量，進而儲存正常的尿量。用於神經性膀胱障礙、神經性頻尿、不穩定性膀胱，或是膀胱刺激狀態下的頻尿、尿失禁，以及膀胱過動症的急尿、頻尿、急切性尿失禁。

◆學名藥：Propiverine hydrochloride 錠等

植物成分前列腺肥大治療藥

Cernilton 錠（成分名：Cernitin 花粉萃取）

主要成分是由牧草、玉米、黑麥、榛、貓柳、白楊、法國菊和松樹等8種植物的花粉混合物所提煉出的藥物。具有抑制前列腺發炎、促進排尿的功能。用於慢性前列腺炎、早期前列腺肥大所導致的排尿困難、頻尿、殘尿、殘尿感、排尿疼痛、尿線細小、會陰部不適。

◆學名藥：無

改善排尿困難的 α_1 受體阻斷劑

Urief 錠（成分名：Silodosin）

用於改善因前列腺肥大所造成的排尿困難。與位於尿道及前列腺，和肌肉收縮相關的 α_1 A 受體結合，阻斷其接收來自交感神經的指令。可舒解前列腺的緊張，降低尿道內部的壓力及阻力，從而促進排尿。由於會降低血壓，起立性低血壓患者須謹慎使用。

◆學名藥：Silodosin 錠

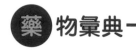

免疫抑制劑

免疫抑制劑是抑制人體發生過度異常免疫反應（攻擊侵入體內異物的反應）的藥物。除了可用於抑制器官移植時的排斥反應外，在僅用皮質類固醇治療自我免疫疾病（腎病群候群、結締組織病、風溼病等）而作用不足時，也經常使用。

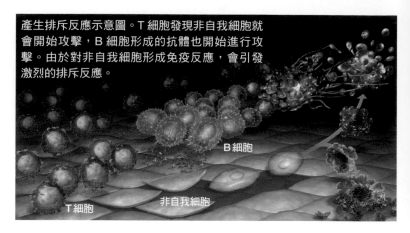

產生排斥反應示意圖。T細胞發現非自我細胞就會開始攻擊，B細胞形成的抗體也開始進行攻擊。由於對非自我細胞形成免疫反應，會引發激烈的排斥反應。

B細胞
T細胞　　　非自我細胞

抗代謝藥物（嘌呤拮抗劑）

 Azanin 錠（成分名：Azathioprine）

核酸攜有DNA等細胞訊息，藉阻礙核酸之合成即可發揮免疫抑制作用。器官移植後，免疫機制會將新植入的器官視為異物，而產生排斥反應，須加抑制以促進移植器官的穩定性，使之正常發揮作用。本藥即用於抑制器官移植（腎臟、肝臟、心臟及肺）後的排斥反應。
◆學名藥：無

 Cellcept 膠囊
（成分名：Mycophenolate mofetil）

主要透過阻礙與免疫反應相關的淋巴球增殖，抑制器官移植後的異常免疫作用。用於腎臟移植後的難治性排斥反應，抑制腎、心、肝、肺、胰臟等器官移植後的排斥反應以及狼瘡性腎炎。由於有使胎兒產生畸形的風險，所以孕婦禁用。
◆學名藥：Mycophenolate mofetil 膠囊等

 Bredinin 錠（成分名：Mizoribine）

透過阻礙與免疫反應相關之淋巴球或嘌呤（purine）的合成，使免疫反應物質無法生成，從而抑制免疫反應。除了可用於抑制腎臟移植時的排斥反應，也可用於由原發性腎小球疾病引起的腎病症候群（僅限於使用皮質類固醇治療困難的情況下，且頻繁復發型腎病症候群除外）等。
◆學名藥：Mizoribine 錠等

細胞增生訊號抑制劑

 Certican 錠（成分名：Everolimus）

透過阻礙與免疫反應物質相關的T細胞之增殖來抑制異常的免疫反應，使移植的器官可在受體患者內發揮正常的功能。用於抑制器官移植（心臟、腎臟等）的排斥反應。必須在專精免疫抑制療法和移植患者管理的醫生指示下方可使用。
◆學名藥：無

鈣調磷酸酶抑制劑

 Sandimmun膠囊
（成分名：Ciclosporin）

透過活化淋巴球中的輔助T細胞來阻礙傳遞訊息的鈣調磷酸酶之作用，抑制與發炎相關的IL-2等細胞激素合成，進而抑制異常的免疫反應。用於抑制器官移植（腎臟、肝臟、心臟、肺及胰臟）後的排斥反應，或是骨髓移植後的排斥反應，及移植物抗宿主疾病（graft versus host disease，GVHD）等。
◆學名藥：Ciclosporin 膠囊等

 Prograf 膠囊
（成分名：Tacrolimus hydrate）

透過作用於與免疫相關的T細胞來抑制與發炎相關的IL-2等細胞激素合成，進而預防或抑制免疫反應。除了可用於抑制器官移植（腎臟、肝臟，心臟、肺、胰臟、小腸、骨髓）後的排斥反應，也能用於移植物抗宿主疾病、重症肌肉無力症、多發性肌炎或皮膚肌炎引起的間質性肺炎
◆學名藥：Tacrolimus 錠等

錠劑／　膠囊／　粉末、顆粒、吸入劑／　貼布／　外敷藥／　注射、點滴／　口服液／　眼藥／　點鼻液劑／　栓劑

抗病毒藥

代表性的抗病毒藥有抗HIV藥和抗流感藥等。HIV就是人類免疫不全症病毒（Human Immunodeficiency Virus），又稱愛滋病毒，以血液、精液、陰道分泌液等為媒介傳染。如果感染了HIV，一般可能有長達數年，甚至超過10年的潛伏期，然後隨著免疫功能低下而出現伺機性感染，接著即進入愛滋病（AIDS，後天性免疫不全症候群）的發病階段。

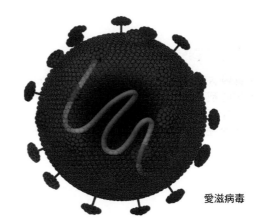

愛滋病毒

抗 HIV 藥

 Stocrin 錠（成分名：Efavirenz）

引起愛滋病的HIV大致可分為HIV-1型和HIV-2型。HIV-1是大多數國家中最主要造成愛滋病的病因，HIV-2則主要分布在西非。台灣目前全數患者皆為HIV-1，尚無HIV-2之病例報導。兩種病毒的致病力並不相同，感染HIV-1後超過90%的患者會在10-12年內發病成為愛滋病。感染HIV-2則往往沒有相關的病症。本藥物是用於治療HIV-1型感染。藉由妨礙將HIV基因RNA反轉錄成DNA時的酶作用，抑制HIV-1的增殖。須與其他抗HIV藥併用。空腹服用，最好於睡前服用。

◆學名藥：無

 Truvada 組合錠
（成分名：Emtricitabine,Tenofovir disoproxil fumarate）

用於治療HIV-1型的HIV感染症。本藥物是組合了非核苷酸反轉錄酶抑制劑中Emtricitabine和Tenofovir disoproxil fumarate的藥物。藉由妨礙將HIV基因RNA反轉錄成DNA時的酶活性，抑制具有強感染力的HIV增殖。須與其他抗HIV藥併用。

◆學名藥：無

抗流感病毒藥

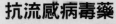 **Tamiflu 膠囊**
（成分名：Oseltamivir phosphate）

世界最早的口服型抗流感病毒藥品，用於治療 A 型和 B 型流感。受到感染的氣管黏膜細胞會釋出病毒，本藥即可藉阻礙其釋出來抑制病毒的繁殖。對於10歲以上但尚未成年的青少年，除非是醫生判斷為高風險患者，否則原則上禁用。

◆學名藥：Oseltamivir膠囊等

※在台灣曾有10歲以上之未成年人患者於使用Tamiflu後發生行為及感覺異常、幻覺、嗜睡或意識障礙等情況，在日本亦有類似之案例，雖然此臨床事件之確切成因未明，但對於這個年齡層之患者須謹慎使用。

 Inavir 粉末吸入劑
（成分名：Laninamivir octanoate hydrate）

日本國內最早開發的流感治療藥。藉抑制 A 型和 B 型流感病毒表面的「神經胺酸酶」（neuraminidase）作用，妨礙新生的病毒從細胞釋出，進而預防細胞的增殖。發病後48小時內服用。吸入 1 次即有效。

◆學名藥：無

 Relenza（成分名：Zanamivir hydrate）

阻礙 A 型和 B 型流感病毒從細胞中釋出，從而預防病毒的增殖。發病後48小時內服，每天吸 2 次，連續 5 天。也可用於預防家中65歲以上的老年人、慢性心臟疾病或糖尿病患者免受同居家人或共同生活者的感染。

◆學名藥：無

 Xofluza 錠
（成分名：Baloxavir marboxil）

用於治療 A 型和 B 型流感。與其他抗流感病毒藥不同，可直接作用於病毒，具有預防病毒增殖的效果。建議發病後儘早服用。只服 1 次即有效果。

◆學名藥：無

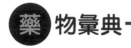藥物彙典

抗生素

可抑制引起感染症的細菌繁殖或消滅細菌的藥物，稱為「抗生素」。大致分為從細菌中發現以及化學合成。最近，因抗生素的不當使用，產生對該藥物具有抗性的「抗藥性細菌」，而抗藥性細菌的產生和蔓延也已成為全球的問題。最重要的是要依照處方指示的用法與劑量服用。

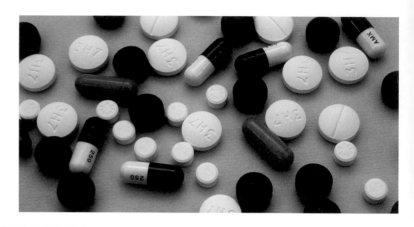

第三代口服頭孢烯類藥物

Flomox 錠（成分名：Cefcapene pivoxil hydrochloride hydrate）

藉妨礙細菌細胞壁的合成，使細胞死亡。對大部分病原菌都有效，對抗青黴素肺炎鏈球菌或抗流行性感冒嗜血桿菌也有效。適用於呼吸器官、膽道、眼睛、耳朵、鼻腔、泌尿系統、女性生殖器官、皮膚、牙齒、口腔等部位的感染症，以及外傷、燙傷、手術創傷等的二次感染和乳腺炎等。

◆學名藥：Cefcapene pivoxil hydrochloride 錠等

Meiact MS 錠（成分名：Cefditoren pivoxil）

藉妨礙細菌細胞壁的合成，使細胞死亡。對大部分病原菌都有效，尤其是流感嗜血桿菌（引起Hib感染症等的革蘭氏陰性短桿菌）（Haemophilus influenzae type b，Hib）和肺炎鏈球菌。適用於呼吸器官、眼睛、耳朵、鼻腔、膽道、泌尿系統、女性生殖系統、皮膚、牙齒、口腔等部位的感染症，以及外傷、燙傷、手術創傷等傷口的二次感染。

◆學名藥：Cefditoren pivoxil 錠等

巨環內酯類藥物

Clarith 錠（成分名：clarithromycin）

藉妨礙細菌繁殖過程中必要蛋白質的合成來抑制繁殖。適用於呼吸器官、耳朵、鼻腔、皮膚、牙齒、口腔等部位的感染症及外傷、燒燙傷、手術創傷等的二次感染，以及尿道炎、子宮頸炎、感染性腸炎等。對於大部分感染症皆有效，也可使用於愛滋病引起的全身性MAC（Mycobacterium avium complex，鳥型分枝桿菌）疾病以及包含MAC疾病的非結核性抗酸菌症。

◆學名藥：Clarithromycin 錠等

林可黴素類藥

Dalacin 膠囊（成分名：Clindamycin）

藉妨礙細菌繁殖過程中必要蛋白質的合成來抑制繁殖。雖然有效的菌種不多，但對於引起感染症的葡萄球菌、鏈球菌和肺炎鏈球菌等格蘭氏陽性細菌具有強大的殺菌作用。此外，對厭氧菌也有效。適用於呼吸器官、眼睛、耳朵、鼻腔、皮膚、口腔等部位的感染症。

◆學名藥：無

糖肽類藥物

Vancomycin粉末（成分名：Vancomycin hydrochloride）

藉妨礙細菌繁殖過程中必要蛋白質的合成來消滅細菌。適用於骨髓移植時的消化道內殺菌，或是困難梭狀芽孢桿菌（Clostridium difficile）引起的感染性腸炎（包含偽膜性大腸炎）、MRSA（耐甲氧西林金黃色葡萄球菌）等。近年來，對於本藥主成分的萬古黴素（vancomycin）產生抗藥性的抗菌菌逐漸增加，已成嚴重問題。

◆學名藥：Vancomycin hydrochloride 粉末等

四環黴素類藥物

Achromycin V 膠囊（成分名：Tetracycline hydrochloride）

藉妨礙細菌繁殖過程中必要蛋白質的合成來抑制增殖。適用於呼吸器官、耳朵、鼻腔、膽道、泌尿器官、生殖器官、皮膚、牙齒、口腔等部位的感染症。特別是對披衣菌（chlamydia）引起的感染症，或是立克次體（rickettsia，寄生在活細胞中的一種細菌）引起的恙蟲病和日本斑點熱，以及鼠斑疹傷寒等病症均具有很好的療效。

◆學名藥：無

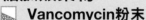

錠劑／ 膠囊／ 粉末、顆粒、吸入劑／ 貼布／ 外敷藥／ 注射、點滴／ 口服液／ 眼藥／ 點鼻液劑／ 栓劑

抗結核藥

結核病是「結核菌」引起的一種傳染病。不只會使肺部受到感染，還會擴及全身，進而引起呼吸困難、器官衰竭，因此曾是相當可怕的一種傳染病。雖經醫療系統努力防治，讓結核病大幅減少，但近年來又出現了多重抗藥性結核等的新種細菌。治療的基本方法就是服藥，最重要的是要遵循醫囑。

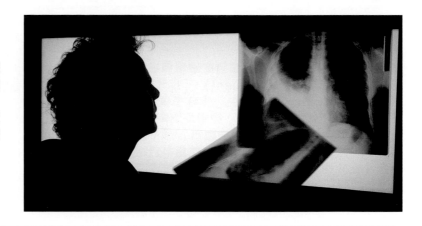

抗結核藥

Pyramide 粉末（成分名：Pyrazinamide）

阻礙結核菌的生長。用於肺結核或其他結核病，單獨使用的效果沒那麼好，但如果與異菸酸酊（isoniazid）等其他抗結核藥併用，即可提高療效。此外，具有可延遲結核菌對異菸酸酊產生抗藥性的功效。

◆學名藥：無

Iscotin 錠（成分名：Isoniazid）

很早之前即開始使用的結核化學治療藥。用於肺結核或其他結核病。藉抑制結核菌的繁殖達到抗菌作用。雖然具有強力功效，但由於容易出現抗此藥性的抗藥菌，大多會和其他抗結核藥併用。有重度肝功能障礙者禁用。

◆學名藥：無

Tubermin 錠（成分名：Ethionamide）

藉妨礙結核菌的DNA或發育過程中必要蛋白質的合成來抑制增殖。用於肺結核或其他結核病。對Isoniazid有抗性的抗藥菌也有效，與其他抗結核藥併用，可延遲抗藥菌的出現。由於可能會有重度肝臟損害的副作用，服用期間須定期接受肝功能檢查。

◆學名藥：無

Rifadin 膠囊（成分名：Rifampicin）

藉阻礙結核菌基因的合成來殺死結核菌。大多與其他抗結核藥併用。藥效強且持續時間長，副作用相對較少。適用於肺結核或其他結核病，以及包含MAC（鳥形分枝桿菌）疾病的非結核分枝桿菌病。也可用於痲瘋病的治療。

◆學名藥：Rifampicin 膠囊等

Esanbutol 錠（成分名：Ethambutol hydrochloride）

藉阻礙與結核菌、非結核分枝桿菌（nontuberculous mycobacterlal，NTM）細胞分裂相關的核酸合成路徑，抑制細菌繁殖的化學療法藥。適用於肺結核或其他結核病，以及包括MAC疾病的非結核分枝桿菌病。雖然具有高效抗結核作用，副作用是容易引起視力障礙，服用期間必須定期接受視力檢查。

◆學名藥：無

Cycloserine 膠囊（成分名：Cycloserine）

由黴菌產生的抗生素，經由阻礙結核菌細胞壁的合成來達到抗菌作用。抗菌作用雖然不強，但若與鏈黴素（streptomycin）或異菸酸酊等其他抗結核藥併用的話，會有增強藥效的作用。適用於肺結核或其他的結核病。有癲癇等精神障礙者禁用。

◆學名藥：無

抗癌藥

抗癌藥物主要有抑制癌細胞繁殖或破壞癌細胞本身的「烷化劑」（alkylating agent）、「抗代謝藥」、「抗惡性腫瘤劑」、「類固醇」、「分子標靶藥」、「抗生素」、「賀爾蒙藥物」、「微管抑制劑」，以及提高人體本身免疫力之「免疫刺激劑」、「干擾素製劑」等。此外，還有以緩和藥物副作用為目標的止吐劑（止吐藥），以及處理癌症引起直接或間接疼痛為目標的止痛藥。

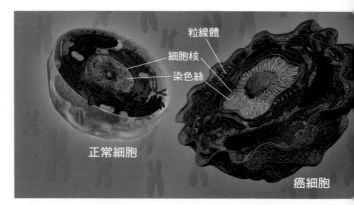

正常細胞（左）和癌細胞（右）示意圖。與正常細胞相比，癌細胞的細胞核較大，細胞形狀也較不規則，且具有異常的染色體。

烷化劑

Alkeran 錠（成分名：Melphalan）

藉阻礙癌細胞DNA的合成來抑制增殖，以達到抗癌作用。為多發性骨髓瘤的標準治療藥，可改善多發性骨髓瘤引起的腰痛和全身性倦怠感等自覺症狀，也可療治貧血和血小板減少以及腎障礙等症狀。此外，也用於白血病、惡性淋巴腫瘤的治療及兒童固態腫瘤之造血幹細胞移植的前處理。

◆學名藥：無

Treakisym 點滴靜脈注射（成分名：Bendamustine hydrochloride）

具有可將癌細胞DNA轉化成帶有烷基（alkyl group）結構的分子，以阻礙DNA合成的「烷化劑」，以及妨礙癌細胞代謝之「抗代謝藥」的化學結構等共同組合而成的化合物。適用於低惡度B細胞非何杰金氏淋巴瘤（non-Hodgkin's lymphom）、被套細胞淋巴瘤（Mantle cell lymphoma）、慢性淋巴性白血病等。

◆學名藥：無

Endoxan 錠（成分名：Cyclophosphamide hydrate）

與癌細胞DNA結合阻礙其分裂，達到抗癌作用。雖然可以用在各種癌症的治療上，但由於作用較弱，大多會與其他抗癌藥物併用。多發性骨髓瘤、惡性淋巴瘤、乳癌、急性白血病、真性紅血球增多症、肺癌、神經系統瘤、骨瘤等可單獨使用。

◆學名藥：無

抗代謝藥

Methotrexate 錠（成分名：Methotrexate）

細胞合成核酸需要葉酸，而此藥物阻斷酶將葉酸轉變為活性型葉酸，能使癌細胞處於欠缺葉酸狀態，進而抑制癌細胞的增殖。此外，也會經由攝入正常細胞和高敏感性癌細胞，以達到發揮殺細胞效應（cytocidal effect）。適用於急性白血病、慢性淋巴性白血病、慢性骨髓性白血病、滋養層細胞疾病等。

◆學名藥：無

TS-1 組合膠囊（成分名：Tegafur, Gimeracil, Oteracil potassium）

這種藥物會在肝臟中代謝，並轉化成與合成核酸所需物質相似結構的氟尿嘧啶（抗代謝藥）。誤攝入這種物質的細胞，由於其核酸無法合成，增殖便受到阻礙。適用於胃癌、結腸癌、直腸癌、頭頸部癌、非小細胞肺癌、無法手術或復發性乳癌、胰臟癌、膽管癌等。

◆學名藥：Esueewan 組合膠囊等

Cylocide 注射液（成分名：Cytarabine）

藉阻礙癌細胞合成DNA來抑制增殖，達到抗癌效果。可用於急性白血病（包括紅白血病、慢性骨髓性白血病的急性轉化期）、膀胱腫瘤。而消化器官癌（胃癌、胰臟癌、肝癌、結腸癌等）、肺癌、乳癌、女性性器官癌等，則必須與其他抗癌藥物併用。

◆學名藥：Cytarabine 點滴靜脈注射液等

⊘錠劑／ 膠囊／ 粉末、顆粒、吸入劑／ 貼布／ 外敷藥／ 注射、點滴／ 口服液／ ◎眼藥／ 點鼻液劑／ 栓劑

抗惡性腫瘤劑

Nexavar 錠
（成分名：Sorafenib tosilate）

世界最早治療轉移性腎細胞癌的藥物。藉阻礙癌細胞增殖，並阻斷血管供應血液給癌細胞時，與血管形成相關之激酶的酶作用，抑制腫瘤生長。用於治療無法根治切除或轉移性的腎細胞癌，以及無法切除的肝細胞癌與無法根治切除的甲狀腺癌等。

◆學名藥：無

Elplat I.V. 點滴靜脈注射液
（成分名：Oxaliplatln）

藥劑結構中含有鉑（platinum）的一種鉑製劑。藉阻礙癌細胞合成DNA達到抗癌作用。適用於結腸癌、直腸癌、胰臟癌、胃癌、小腸癌等的治療。可能會引起過敏性休克的嚴重副作用，所以投予後要仔細觀察是否出現過敏症狀。

◆學名藥：Oxaliplatin I.V. 點滴靜脈注射液等

Taxol 注射液
（成分名：Paclitaxel）

大部分的固態腫瘤標準治療藥。藉阻礙細胞分裂時所需的管狀結構——微管（microtubule）的形成，抑制癌細胞的增殖。可用於卵巢癌、非小細胞肺癌、乳癌、胃癌、子宮內膜癌、頭頸部癌、食道癌、血管肉瘤、子宮頸癌、胚細胞腫瘤（睪丸瘤、卵巢瘤，性線外腫瘤）的治療。

◆學名藥：Paclitaxel 注射液等

Glivec 錠
（成分名：Imatinib mesllate）

酪胺酸激酶（tyrosine kinase）為一促進骨髓性白血病細胞異常增殖的酶；本藥會與酪胺酸激酶結合，以抑制白血病的發展。可用於慢性骨髓性白血病、KIT（CD117）陽性胃腸道間質瘤、費城染色體陽性之急性淋巴芽細胞白血病（簡稱Ph+ ALL）等癌症的治療。對90%以上的白血病患者有效，副作用也相對較少。

◆學名藥：Imatinib 錠等

Revlimid 膠囊
（成分名：Lenalidomide hydrate）

藉抑制癌細胞增殖，以及阻礙為癌細胞供血的血管生成等各種綜合性效果，以抑制疾病發展。除了對多發性骨髓腫瘤和復發或難治性的成人T細胞白血病／淋巴瘤等有效之外，也被視為治療骨髓發育不良症候群十分有效的新型藥物而備受期待。

◆學名藥：無

Oncovin 注射液
（成分名：Vincristine sulfate）

藉阻礙細胞分裂時扮演重要角色的管狀結構「微管」之作用，阻止癌細胞的分裂，進而抑制癌細胞增殖。可以單獨使用於白血病、惡性淋巴瘤、兒童腫瘤。若要用於多發性骨髓腫瘤，則須與抗惡性腫瘤劑等併用。

◆學名藥：無

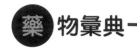

分子標靶藥

Blincyto 點滴靜脈注射液
（成分名：Blinatumomab）

2018年於日本開始販售。同時具有結合 T 細胞（免疫細胞）的抗體與結合白血病細胞（癌化的 B 細胞）的抗體。藉串聯白血病細胞和T細胞，從而誘導T細胞破壞白血病細胞。可用於復發或是難治性的B細胞急性淋巴性白血病的治療。

◆學名藥：無

Opdivo 點滴靜脈注射液
（成分名：Nivolumab）

藉阻礙淋巴球表面一種與免疫相關的PD-1受體作用，促進T細胞的增殖和活化，達到抗癌效果。用於無法切除根治的惡性黑色素瘤、不能切除的非小細胞肺癌、不能根治切除且轉移性的腎細胞癌、復發性或難治性的典型何杰金氏淋巴瘤（Hodgkin lymphoma）等。

◆學名藥：無

Rituxan 注射液
（成分名：Rituximab，基因重組）

藉結合在 B 細胞（淋巴球）表面，與癌細胞增殖相關的「CD20抗原」蛋白來抑制癌化的 B 細胞增殖。用於CD20陽性的B細胞非何杰金氏淋巴瘤、免疫抑制狀態下CD20陽性B細胞淋巴增生性疾病、華格納氏肉芽瘤（Wegener's granulomatosis）、顯微多血管炎、難治性的腎病群候群等。

◆學名藥：Rituximab BS點滴靜脈注射等

Avastin 點滴靜脈注射液
（成分名：Bevacizumab）

阻礙與癌細胞增殖相關的VEGF（vascular endothelial growth factor，血管內皮成長因子）蛋白質的作用，抑制癌細胞增殖。用於不能治癒切除的進行中或復發的結腸癌和直腸癌、無法切除之表皮樣癌除外的非小細胞肺癌、不能手術或是復發性乳癌、進行中或復發性子宮頸癌、卵巢癌、惡性神經膠瘤。

◆學名藥：無

Herceptin 點滴靜脈注射液
（成分名：Trastuzumab）

藉阻礙與癌細胞增殖相關的HER2（human epidermal growth factor receptor 2，第2型人類上皮細胞生長因子受體）蛋白質之作用，抑制癌細胞增殖。用於經確認為HER2過度反應的乳癌，或是不能治癒切除的進行中或復發的胃癌。由於可能會有心血管疾病或過敏反應等嚴重副作用，投藥前和投藥期間需接受心臟功能的檢查。

◆學名藥：Trastuzumab BS 點滴靜脈注射液等

Besponsa 點滴靜脈注射液
（成分名：Inotuzumab ozogamicin）

2018年於日本開始販售。是以急性淋巴性白血病相關的CD22抗原為標的單株抗體，和透過破壞細胞，發揮抗癌作用的MMAE（monomethyl auristatin E，一種小分子抗癌藥物）結合而成的抗體藥物複合體（Antibody-drug conjugate，ADC）。藉切斷CD22陽性細胞的DNA，抑制癌細胞的發展。用於復發或難治性CD22陽性急性淋巴性白血病的治療。

◆學名藥：無

※抗體藥物複合體（ADC）乃是將「有細胞毒性的小分子抗癌藥物」結合到「單株抗體」所構成的藥品。單株抗體的功能為尋找標的細胞（癌細胞），使藥物針對癌細胞有較高選擇性；而小分子抗癌藥物則以單株抗體作為載體，於標的細胞內發生作用。

抗生素

Adriacin 注射液
（成分名：Doxorubicin hydrochloride）

與癌細胞的DNA形成複合體，阻礙DNA和RNA合成酶的反應，進而抑制癌細胞增殖。用於緩和惡性淋巴瘤、肺癌、消化器官癌、乳癌、膀胱腫瘤、骨肉瘤等症狀。此外，乳癌（手術前、後的化學治療）之類病症則需要與其他抗癌藥物併用，也可用於泌尿道上皮細胞癌的M-AVC療法。

◆學名藥：Doxorubicin hydrochloride 注射液等

Pepleo注射液
（成分名：Peplomycin sulfate）

藉阻礙癌細胞合成DNA來抑制增殖，還透過切斷癌細胞的DNA鏈等作用，達到縮小癌細胞的效果。用於皮膚癌、頭頸部惡性腫瘤（上顎癌、舌癌及其他的口腔癌、咽頭癌、喉頭癌）、肺癌（鱗狀細胞癌）、前列腺癌、惡性淋巴瘤等。

◆學名藥：無

 錠劑／ 膠囊／ 粉末、顆粒、吸入劑／ 貼布／ 外敷藥／ 注射、點滴／ 口服液／ 眼藥／ 點鼻液劑／ 栓劑

激素藥劑

Aromasin 錠（成分名：exemestane）

芳香酶（aromatase）可促進合成女性荷爾蒙的動情素（或稱雌激素），而乳癌的增殖與動情素具有關連。此藥抑制芳香酶的活性，抑制動情素的濃度，進而阻止動情素依賴型乳癌（因動情素的刺激而發病，且正在擴散中的乳癌）的生長，達到抗癌效果。適用於停經後的乳癌。

◆學名藥：Exemestane 錠等

Fareston 錠（成分名：Toremifene citrate）

用於停經後的乳癌。如上述，乳癌的增殖與動情素有關聯。本藥物透過與乳癌細胞的動情素受體結合來阻礙動情素作用，達到抑制癌細胞增殖的效果。由於副作用較少，可藉由長期服用預防復發。

◆學名藥：Toremifene 錠等

Prostal 錠（成分名：Chlormadinone acetate）

用於前列腺癌。在癌細胞發生轉移時，以其他療法治療困難的情形下使用。前列腺癌的增殖與男性激素有關。本藥物會攝入前列腺內，透過妨礙男性激素「睪固酮」（testosterone）的作用，與阻礙睪固酮在精巢中的生成，即可抑制癌細胞增殖。

◆學名藥：Prostat 錠等

Leuplin 注射液（成分名：Leuprorelin acetate）

用於前列腺癌和停經前乳癌。化學結構類似從腦下垂體分泌的性腺刺激激素「促性腺激素」（gonadotropin）釋放的物質。透過抑制男性荷爾蒙中的「睪固酮」或女性激素中的一種卵泡激素「雌二醇」（estradiol）分泌，達到抗癌功效。

◆學名藥：Leuprorelin acetate 注射套件等

癌症疼痛治療藥

Onetram 錠（成分名：Tramadol hydrochloride）

與中樞神經系統的 μ 型類鴉片受體（μ opioid receptor）結合，抑制傳遞興奮和疼痛的神經傳遞物質釋出。此外，也阻擾血清素和去甲腎上腺素這類神經傳遞物質的再攝取，增加它們在神經之間的含量，從而抑制疼痛的刺激傳遞。用於非類鴉片鎮痛藥難以治療的各種癌症疼痛和慢性疼痛。

◆學名藥：無

Oxycontin 錠（成分名：Oxycodone hydrochloride hydrate緩釋劑）

作用於中樞神經系統的 μ 型類鴉片受體，以達到抑制疼痛的效果。用於癌症所引起中度到重度疼痛的止痛治療。經特殊設計，效果可持續12小時。對於瞬間疼痛增加的突發性疼痛，其補救劑量基本上是使用相同成分的速放劑型。

◆學名藥：Oxycodone緩釋錠等

Tapenta 錠（成分名：Tapentadol hydrochloride）

同時擁有兩種作用，分別是與中樞神經系統的μ型類鴉片受體結合之作用，以及阻擾正腎上腺素這種神經傳遞物質再攝取之作用，增加正腎上腺素濃度。這兩種作用的結合，發揮了強力的止痛效果。用於癌症中度到重度疼痛的止痛治療。為了防止咀嚼等誤用情形，劑型經過特別設計。

◆學名藥：無

Anpec栓劑（成分名：Morphine hydrochloride hydrate）

一種嗎啡類止痛栓劑，用於各種癌症引起的強烈疼痛。當口服困難時使用。在中樞神經系統和末梢神經中分布，可調節控制傳遞疼痛神經路徑方向的類鴉片受體（opioid receptor）。本藥物透過與類鴉片受體結合，活化該受體，達到強力鎮痛效果。

◆學名藥：無

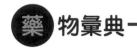 **藥物彙典**

類固醇

 LenaDex 錠（成分名：Dexamethasone）

多發性骨髓瘤用藥。主成分dexamethasone是種長期常用的皮質類固醇藥物。對於多發性骨髓瘤，可誘導骨髓瘤細胞凋亡，達到減少和防止骨髓瘤細胞增殖的效果。透過與其他抗多發性骨髓瘤藥物的併用，能增強功效。
◆學名藥：無

免疫刺激劑

 Bestatin 膠囊（成分名：Ubenimex）

以某種線菌培養液中發現的物質成分製成。目前雖然尚未闡明該藥物的有效機制，但一般認為應該是藉由提高人體的免疫功能，間接達到抗癌作用。成人急性非淋巴性白血病患者經完全誘導緩解後，可通過與維持性（maintenance）和鞏固性（consolidation）化學治療藥物的併用來延長壽命。
◆學名藥：無

干擾素製劑

 Sumiferon 注射液（成分名：Interferon α）

干擾素是一種蛋白質，具有抑制癌細胞和病毒增殖、提高免疫力的作用，原本為白血球細胞產生。由這種干擾素所製成藥物，就是「干擾素製劑」。除了可用於腎臟癌、骨髓瘤、慢性骨髓性白血病外，也能用於B型肝炎病毒和C型肝炎病毒的感染症。
◆學名藥：無

其他藥物

 Gran 皮下注射液（成分名：Filgrastim）

經由抗癌藥物的治療方式，大多會因藥物副作用造成白血球減少、免疫力低下而提高罹患感染症的風險。本藥物會促進骨髓中的白血球——嗜中性球的前驅細胞增殖，有助於嗜中性球增加，保護身體免受感染。用於因使用抗癌藥物造成的嗜中性白血球減少症。
◆學名藥：Filgrastim BS 皮下注射液等

 Photofrin 靜脈注射液（成分名：Porfimer sodium）

以豬血為原料的藥物，易與癌細胞結合，也容易吸收光能。當本藥物被癌細胞吸附後，再通過低功率雷射光照射產生的活性氧來殺死癌細胞，以抑制癌細胞增殖。用於早期肺癌、早期淺表性胃癌、淺表性食道癌、初期子宮頸癌和細胞分化不良。
◆學名藥：無

 Ranmark 皮下注射液（成分名：Denosumab）

癌細胞轉移到骨骼後，會產生劇烈疼痛和骨折等骨病變。骨病變與促進骨質吸收的破骨細胞在形成時所需的RANKL蛋白質有關。本藥物會直接作用在RANKL蛋白質，藉由減弱破骨細胞的作用來抑制骨病變的發展。用於多發性骨髓瘤、固態腫瘤（solid tumor）骨轉移產生的骨病變，以及破骨細胞瘤。
◆學名藥：無

 Kytril 注射液（成分名：Granisetron hydrochloride）

日本最早的5-HT$_3$受體拮抗型止吐劑。藉與消化道中大量的5-HT$_3$受體結合，阻礙會引起噁心嘔吐的血清素神經傳遞物質所產生的刺激傳導。可抑制因抗惡性腫瘤劑或放射線治療產生的急性噁心嘔吐等副作用。通常只用於會引起強烈噁心或嘔吐的抗惡性腫瘤藥物時使用。
◆學名藥：Granisetron 點滴靜脈注射液

Emend 膠囊（成分名：Aprepitant）

藉與腦內的NK1受體結合，具有對NK1受體高度的選擇性和親和力，以抑制抗惡性腫瘤藥副作用的噁心嘔吐。需在投予抗惡性腫瘤藥前1～1.5小時之前服用。與過去僅對應急性嘔吐的傳統止吐藥不同，對發生在投予抗惡性腫瘤藥24小時以後所出現的延遲性嘔吐也有效。
◆學名藥：無

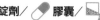 錠劑／ 膠囊／ 粉末、顆粒、吸入劑／ 貼布／ 外敷藥／ 注射、點滴／ 口服液／ 眼藥／ 點鼻液劑／ 栓劑

抗高血脂藥

健康人血液中的低密度脂蛋白膽固醇（壞膽固醇）正常值應小於130mg/dL，高密度脂蛋白膽固醇（好膽固醇）正常值應大於40mg/dL，而三酸甘油酯（中性脂肪）則應小於150mg/dL。若有一項偏離標準值，就有可能是罹患高血脂症（異常血脂症）。隨著高血脂的發展，很容易傷害到全身血管，引起動脈硬化，最後可能會導致心肌梗塞或腦梗塞。

壞膽固醇與好膽固醇

LDL（壞膽固醇）將膽固醇自肝臟運送到全身，HDL（好膽固醇）則是將多餘的膽固醇送回肝臟。

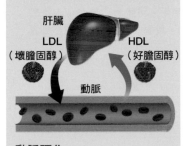

肝臟
LDL（壞膽固醇）
HDL（好膽固醇）
動脈

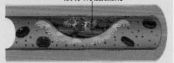

動脈硬化
積存的膽固醇

抗風溼藥

類風溼關節炎是一種因自體免疫異常而使包裹關節的滑膜發炎，逐漸使骨頭和軟骨受到破壞的疾病。原因目前尚未闡明。

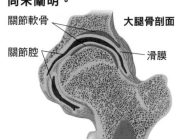

關節軟骨　　大腿骨剖面
關節腔
滑膜

他汀類（HMG-CoA還原酶抑制劑）

 Mevalotin 錠（成分名：Pravastatin sodium）

日本最早的statin類藥物。直接作用於肝臟和小腸，可以迅速抑制與膽固醇合成相關的酶作用，如此便可增加肝臟從血液中攝取膽固醇的量，並減少血液中的膽固醇和中性脂肪。用於高血脂症、家族性高膽固醇血症的治療。
◆學名藥：Pravastatin Na 錠等

纖維酸鹽衍生物異常血脂症治療藥

 Bezatol SR 錠（成分名：Bezafibrate）

藉阻礙肝臟中膽固醇和三酸甘油酯（中性脂肪）的合成，促進脂質代謝，使血液中的膽固醇和中性脂肪減少。設計上是讓主成分緩慢溶解，因此可以持續發揮效用。用於高血脂症、家族性高膽固醇血症的治療。
◆學名藥：Bezafibrate 緩釋錠等

 Clofibrate 膠囊（成分名：Clofibrate）

藉阻礙肝臟中脂質的合成，促進脂質排到膽汁裡，使血液中過剩的膽固醇和三酸甘油酯（中性脂肪）減少。相較之下，三酸甘油酯減少的效果比膽固醇佳。用於高血脂症的治療。
◆學名藥：無

小腸膽固醇轉運蛋白抑制劑

 Zetia 錠（成分名：Ezetimibe）

作用於小腸壁，抑制膽固醇的吸收，以使肝臟和血液中的膽固醇減少。對不能經由飲食和運動控制脂質的人也有效。用於高膽固醇血症、家族性高膽固醇血症的治療，以及豆固醇血症（Sitosterolemia）的治療。
◆學名藥：無

生物學製劑

 Humira皮下注射液（成分名：Adalimumab基因重組）

抑制與發炎和疼痛相關的 TNF-α（腫瘤壞死因子）物質作用。用於類風溼關節炎、尋常性乾癬、關節症性乾癬、僵直性脊柱炎、幼年型特異性關節炎的治療。每2週給藥1次。
◆學名藥：無

 Enbrel 皮下注射液（成分名：Etanercept基因重組）

藉抑制TNF-α（腫瘤壞死因子）物質的作用，防止關節、骨骼發炎及疼痛。與其他抗風溼藥相比，安全性高，且老年人也能使用。用於類風溼關節炎、幼年型特異性關節炎的治療。每週給藥2次。
◆學名藥：Etanercept BS 皮下注射液等

漢方藥（中藥）

日本的漢方藥是從中國傳入並在日本發展形成。它是將植物、礦物、動物等經過簡單加工後形成的生藥，再經組合而成，配合體質和症狀使用。雖然一般大多認為沒有副作用，但也可能會引起間質性肺病和肝功能障礙等嚴重副作用（和台灣俗稱的中藥不是完全相同）。

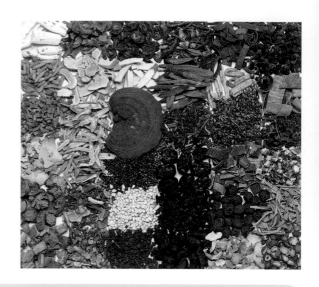

葛根湯

可改善感冒、鼻炎、熱性病初期、發炎性疾病（結膜炎、角膜炎、中耳炎、扁桃腺炎、乳腺炎、淋巴腺炎）及肩膀僵硬等症狀。也可用於無自然出汗，或因發熱和惡寒等所造成的體力欠佳者。體質虛弱、腸胃較弱及易出汗者容易出現噁心、胃部不適等副作用，不建議服用。

大建中湯

可以改善胃下垂、胃弛緩、弛緩性腹瀉、弛緩性便祕、慢性腹膜炎、腹痛。用於有脘腹寒痛、腹脹想吐、嘔吐等症狀的人。有肝功能障礙者須謹慎使用。可能會引起發疹、蕁麻疹、腹痛、腹瀉、肝功能障礙、黃疸、間質性肺炎等多種副作用。

小青龍湯

可以改善支氣管哮喘、鼻炎、過敏性鼻炎、過敏性結膜炎、感冒，以及支氣管炎的伴隨症狀（水狀痰、水狀鼻涕、鼻塞、噴嚏、哮喘、咳嗽、流眼淚等）。用於較有體力或稍微虛弱的人。身體虛弱、腸胃不佳、易出汗者容易出現噁心等副作用，不建議服用。

六君子湯

可以改善胃炎、胃下垂、胃弛緩、胃擴張、胃神經官能症、胃潰瘍、慢性腸胃炎、胃痛、消化不良、食慾不振、嘔吐、孕吐等。適用於貧血、四肢冰冷、胸悶、容易發生軟便、腸胃弱而易疲勞的人。可能會有假性醛固酮增多症、肌肉病變、肝功能障礙、黃疸等嚴重副作用。

麥門冬湯

可以改善咯痰不順的咳嗽、支氣管炎、支氣管哮喘。用於體力較好但猛烈咳嗽，或咳嗽時臉會變紅，或喉嚨乾燥時會空咳，抑或聲音沙啞等類的人，伴隨有稠痰或喉嚨有異物感時使用。不適合水狀痰較多者。

牛車腎氣丸

可以改善下肢疼痛、腰痛、手足麻痺、老人視力模糊、發癢、排尿困難、頻尿、浮腫等問題。適用於手腳冰冷、尿量少、頻尿、口乾、容易疲勞的人。體力充沛者、上火者、腸胃明顯不佳者須謹慎使用。可能會出現心悸、容易上火、舌頭發麻、間質性肺炎、肝功能障礙、黃疸等副作用。

錠劑／ 膠囊／ 粉末、顆粒、吸入劑／ 貼布／ 外敷藥／ 注射、點滴／ 口服液／ 眼藥／ 點鼻液劑／ 栓劑

補中益氣湯

可改善虛弱體質、疲勞倦怠、病後衰弱、結核性疾病、胸部疾病等引起的體力衰弱、夏季咳嗽、胃弱、胃下垂、貧血症、低血壓症、多汗症、痔瘡、脫肛、子宮下垂、感冒等疾病。適合因腸胃功能不佳而容易疲勞的人。患有溼疹、皮膚炎等人服用後，會有症狀惡化的可能，不建議服用。可能會出現假性醛固酮增多症、肌肉病變、間質性肺炎、肝功能障礙、黃疸等副作用。

 ## 當歸芍藥散

可以改善月經不順、月經困難、經痛、子宮內膜炎、不孕症、產前產後或流產等引起的症狀（孕吐、貧血、疲勞倦怠、暈眩、腹痛等）以及更年期障礙等。適用於體質虛寒易疲倦者，或容易有肩膀僵硬、暈眩、耳鳴、心悸等問題者。可能會引起嘔吐、腹痛、腹瀉、肝功能障礙等副作用。

 ## 加味逍遙散

可改善虛寒體質、月經不順，月經困難、更年期障礙、神經疾病、失眠、胃神經官能症、胃弛緩、胃下垂、胃擴張、便祕、溼疹等。腸胃明顯不佳、食慾不振、噁心想吐的人須謹慎使用。可能會出現假性醛固酮增多症、肌肉病變、間質性肺炎、肝功能障礙、黃疸、腸繫膜靜脈硬化症等副作用。

 ## 桂枝茯苓丸

可以改善月經不順、月經過多、經痛、子宮內膜炎、子宮肌炎、卵巢炎、子宮外膜炎、更年期障礙、皮膚炎、腹膜炎、睪丸炎等。適用於容易上火、肩膀僵硬、暈眩，或伴有下腹部疼痛症狀等的體格結實者。可能會引起發疹、蕁麻疹、食慾不振、噁心、腹瀉、肝功能障礙等副作用。

 ## 防風通聖散

除了可以改善因高血壓造成的心悸、肩膀僵硬，上火外，還可以改善肥胖、浮腫、便祕、胃酸過多、腎臟病、慢性腎炎、心臟衰弱、動脈硬化、痔瘡、溼疹、腦溢血。適用於有大量皮下脂肪，且帶有便祕、肩膀堅硬、尿液減少等症狀者。腸胃不佳、體力衰弱、有容易發汗傾向、循環器官系統有問題者皆須謹慎使用。

 ## 八味地黃丸

可以改善下肢疼痛、腰痛、五十肩、肩膀僵硬、麻痺、發癢、排尿困難、頻尿、浮腫、糖尿病、動脈硬化、前列腺肥大、老人視力模糊等症狀。特別適合中年後容易疲勞的人服用。體力充沛、上火者須謹慎使用。可能會引起腹瀉、便祕、心悸、舌頭發麻、肝功能障礙等副作用。

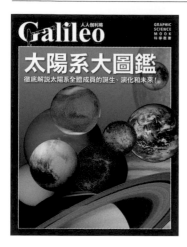

人人伽利略 科學叢書 01

太陽系大圖鑑

徹底解說太陽系的成員以及
從誕生到未來的所有過程！　　　售價：450元

　　本書除介紹構成太陽系的成員外，還藉由精美的插畫，從太陽系的誕生一直介紹到末日，可說是市面上解說太陽系最完整的一本書。在本書的最後，還附上與近年來備受矚目之衛星、小行星等相關的報導，以及由太空探測器所拍攝最新天體圖像。我們的太陽系就是這樣的精彩多姿，且讓我們來一探究竟吧！

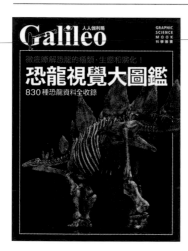

人人伽利略 科學叢書 02

恐龍視覺大圖鑑

徹底瞭解恐龍的種類、生態和
演化！830種恐龍資料全收錄　　售價：450元

　　本書根據科學性的研究成果，以精美的插圖重現完成多樣演化之恐龍的形貌和生態。像是恐龍對決的場景等當時恐龍的生活狀態，書中也有大篇幅的介紹。

　　不僅介紹暴龍和蜥腳類恐龍，還有形形色色的恐龍登場亮相。現在就讓我們將時光倒流到恐龍時代，觀看這個遠古世界即將上演的故事吧！

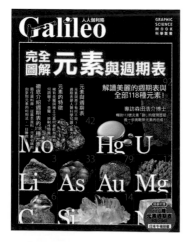

人人伽利略 科學叢書 03

完全圖解元素與週期表

解讀美麗的週期表與
全部118種元素！　　　售價：450元

　　所謂元素，就是這個世界所有物質的根本，不管是地球、空氣、人體等等，都是由碳、氧、氮、鐵等許許多多的元素所構成。元素的發現史是人類探究世界根源成分的歷史。彙整了目前發現的118種化學元素而成的「元素週期表」可以說是人類科學知識的集大成。

　　本書利用豐富的插圖以深入淺出的方式詳細介紹元素與週期表，讀者很容易就能明白元素週期表看起來如此複雜的原因，也能清楚理解各種元素的特性和應用。

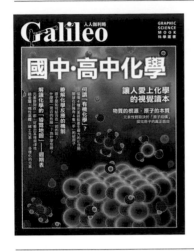

人人伽利略 科學叢書 04

國中・高中化學　讓人愛上化學的視覺讀本　　售價：420元

　　「化學」就是研究物質性質、反應的學問。所有的物質、生活中的各種現象都是化學的對象，而我們的生活充滿了化學的成果，了解化學，對於我們所面臨的各種狀況的了解與處理應該都有幫助。

　　本書從了解物質的根源「原子」的本質開始，再詳盡介紹化學的導覽地圖「週期表」、化學鍵結、生活中的化學反應、以碳為主角的有機化學等等。希望對正在學習化學的學生、想要重溫學生生涯的大人們，都能因本書而受益。

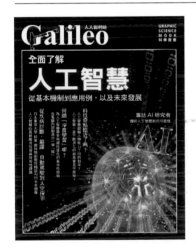

人人伽利略 科學叢書 05

全面了解人工智慧　從基本機制到應用例，以及未來發展　　售價：350元

　　人工智慧雖然方便，但是隨著 AI 的日益普及，安全性和隱私權的問題、人工智慧發展成智力超乎所有人類的「技術奇點」等令人憂心的新課題也漸漸浮上檯面。

　　本書從人工智慧的基本機制到最新的應用技術，以及 AI 普及所帶來令人憂心的問題等，都有廣泛而詳盡的介紹與解說，敬請期待。

★臺北醫學大學管理學院院長／大數據研究中心主任　謝邦昌 編審

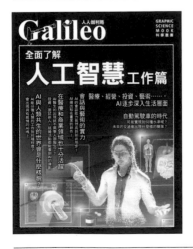

售價：350元

人人伽利略 科學叢書 06

全面了解人工智慧　工作篇　醫療、經營、投資、藝術……，AI逐步深入生活層面

　　讀者中，可能有人已養成每天與聲音小幫手「智慧音箱」、「聊天機器人」等對話的習慣。事實上，目前全世界各大企業正在積極開發的「自動駕駛汽車」也搭載了AI，而在生死交關的醫療現場、災害對策這些領域，AI也摩拳擦掌地準備大展身手。

　　我們也可看到 AI 被積極地引進商業現場。在彰顯人類特質的領域，舉凡繪畫、小說、漫畫、遊戲等藝術和娛樂領域。

★臺北醫學大學管理學院院長／大數據研究中心主任　謝邦昌 編審

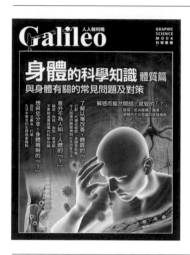

人人伽利略 科學叢書 07

身體的科學知識 體質篇

與身體有關的
常見問題及對策　　售價：400元

　　究竟您對自己身體的機制了解多少呢？

　　本書嚴選了生活中與我們身體有關的50個有趣「問題」，如路癡、耳鳴、鬼壓床、自然捲等，並對這些機制和對應方法加以解說。只要了解這些對應方法，相信大家更能與自己的身體好好相處。不只如此，還能擁有許多可與人分享的「小知識」，破除迷思。希望您在享受閱讀本書的同時，也能獲得有關正確的人體知識。

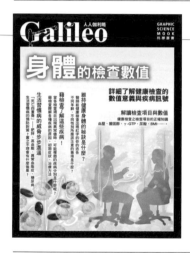

人人伽利略 科學叢書 08

身體的檢查數值

詳細了解健康檢查的
數值意義與疾病訊號　　售價：400元

　　健康檢查不僅能及早發現疾病，也是矯正我們生活習慣的契機，對每個人來說都非常重要。

　　本書除了帶大家解讀健康檢查結果，了解WBC、RBC、PLT等數值的涵義，還將檢查報告中出現紅字的項目，羅列醫生的忠告與建議，可借機認識多種疾病的成因與預防方法，希望可以對各位讀者的健康有幫助。

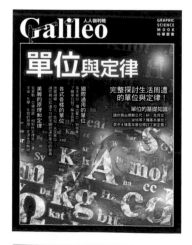

人人伽利略 科學叢書 09

單位與定律　完整探討生活周遭的單位與定律！　售價：400元

　　本國際度量衡大會就長度、質量、時間、電流、溫度、物質量、光度這7個量，制訂了全球通用的單位。2019年5月，針對這些基本單位之中的「公斤」、「安培」、「莫耳」、「克耳文」的定義又作了最新的變更。本書也將對「相對性原理」、「光速不變原理」、「自由落體定律」、「佛萊明左手定律」等等，這些在探究科學時不可或缺的重要原理和定律做徹底的介紹。請盡情享受科學的樂趣吧！

★國立臺灣大學物理系退休教授 曹培熙 審訂、推薦

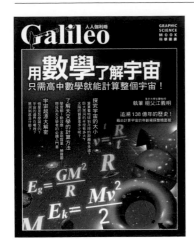

人人伽利略 科學叢書 10

用數學了解宇宙

只需高中數學就能
計算整個宇宙！

售價：350元

　　每當我們看到美麗的天文圖片時，都會被宇宙和天體的美麗所感動！遼闊的宇宙還有許多深奧的問題等待我們去了解。

　　本書對各種天文現象就它的物理性質做淺顯易懂的說明。再舉出具體的例子，說明這些現象的物理量要如何測量與計算。計算方法絕大部分只有乘法和除法，偶爾會出現微積分等等。但是，只須大致了解它的涵義即可，儘管繼續往前閱讀下去瞭解天文的奧祕。

★台北市天文協會監事　陶蕃麟 審訂、推薦

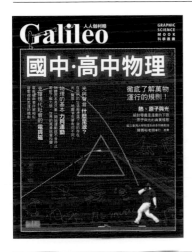

人人伽利略 科學叢書 11

國中・高中物理

徹底了解萬物運行的規則！

售價：380元

　　物理學是探究潛藏於自然界之「規則」（律）的一門學問。人類驅使著發現的「規則」，讓探測器飛到太空，也藉著「規則」讓汽車行駛，也能利用智慧手機進行各種資訊的傳遞。倘若有人對這種貌似「非常困難」的物理學敬而遠之的話，就要錯失了解轉動這個世界之「規則」的機會。這是多麼可惜的事啊！

★國立臺灣大學物理系教授　陳義裕 審訂、推薦

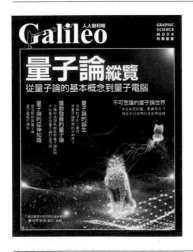

人人伽利略 科學叢書 12

量子論縱覽

從量子論的基本概念到量子電腦

售價：450元

　　本書是日本Newton出版社發行別冊《量子論增補第4版》的修訂版。本書除了有許多淺顯易懂且趣味盎然的內容之外，對於提出科幻般之世界觀的「多世界詮釋」等量子論的獨特「詮釋」，也用了不少篇幅做了詳細的介紹。此外，也收錄多篇介紹近年來急速發展的「量子電腦」和「量子遙傳」的文章。

★國立臺灣大學物理系退休教授　曹培熙老師 審訂、推薦

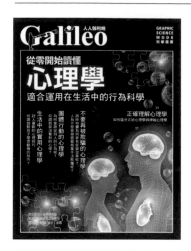

人人伽利略 科學叢書 13

從零開始讀懂心理學

適合運用在生活中
的行為科學　　　　售價：350元

　　心理學即是研究肉眼無法看到之心理作用及活動，而了解自己與他人的心理，對我們的日常生活會有極大幫助。

　　本書先從心理學的主要發展簡單入門，再有系統且完整地帶領讀者認識不同領域的理論與應用方式。舉凡我們最關心的個人性格、人際關係與團體、記憶、年紀發展等，都在書中做了提綱挈領的闡述說明，可藉此更瞭解自己、瞭解社會、及個人與社會間的關係。

★國立臺灣大學特聘教授／臺大醫院神經部主治醫師　郭鐘金審訂、推薦

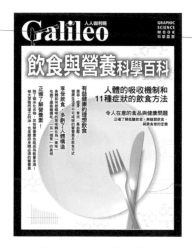

人人伽利略 科學叢書 14

飲食與營養科學百科

人體的吸收機制和11種症狀
的飲食方法　　　　售價：350元

　　「這樣吃真的健康嗎？」「網路資訊可信嗎？」本書內容涵蓋生理學、營養學和家庭醫學，帶您循序漸進，破除常見的健康迷思，學習營養素的種類、缺乏時會造成的症狀、時下流行的飲食法分析，以及常見疾病適合的飲食方式等等。無論是對消化機制有興趣、注重健康，或是想瘦身的讀者都能提供幫助！想過健康的生活，正確飲食絕對是必要的。本書教你如何吃才「正確」，零基礎也能快速理解！

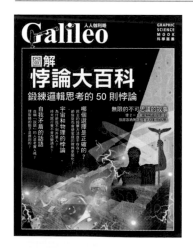

人人伽利略 科學叢書 15

圖解悖論大百科　鍛練邏輯思考的50則悖論　　售價：380元

　　所謂的「悖論」（paradox），是指從看似正確的前提和邏輯，推演出難以接受的結論。本書以圖解的方式列舉50則精彩悖論，範圍涉及經濟、哲學、物理、數學、宇宙等等，例如電車難題、雙生子悖論、芝諾悖論……，形式也各不相同，深富趣味性，有許多悖論至今仍然沒有正確解答，讓科學家傷透了腦筋。讀者可以藉此培養邏輯思考的能力，讓我們擴展視野，發展出看待事物的新觀點！

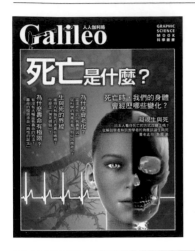

人人伽利略 科學叢書 16

死亡是什麼？

死亡時，我們的身體
會經歷哪些變化？

售價：380元

　　「死亡」是所有來到這個世上的生物無可避免的宿命，而「老化」即是死亡前的必經過程。

　　除了身體的老化現象，本書以介於生與死之間的植物人、腦死為例，探究人體在生死之境會出現的變化，以及臨終前的迴光返照、瀕死體驗等目前科學上無法解釋的現象。而生物之所以會有壽命的限制，一般認為與「性別」有密切的關聯。將從生物種的壽命如何決定等各方觀點來看壽命的奧秘。

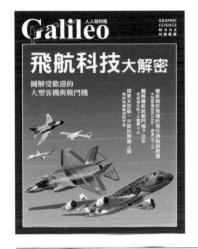

人人伽利略 科學叢書 17

飛航科技大解密　圖解受歡迎的大型客機與戰鬥機

售價：500元

　　客機已是現在不可或缺的交通工具之一。然而這樣巨大的金屬團塊是如何飛在天空上的？各個構造又有什麼功能呢？本書透過圖解受歡迎的大型客機A380及波音787，介紹飛機在起飛、飛行直到降落間會碰到的種種問題以及各重點部位的功能，也分別解說F-35B、F-22等新銳戰鬥機與新世代飛機，希望能帶領讀者進入飛機神祕的科技世界！

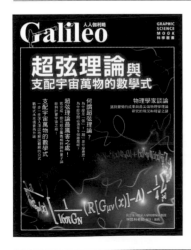

人人伽利略 科學叢書 18

超弦理論　與支配宇宙萬物的數學式

售價：400元

　　「支配宇宙萬物的數學式」是愛因斯坦、馬克士威等多位物理學家所建構之理論的集大成。從自然界的最小單位「基本粒子」到星系，以及它們的運動和力的作用，幾乎宇宙的所有現象皆可用這個數學式來表現。該數學式可以說人類累世以來的智慧結晶。

　　而超弦理論是具有解決這些問題之潛能的物理學理論。現在，就讓我們進入最尖端物理世界，一起來探索自然界的「真實面貌」吧！

★國立臺灣師範大學物理學系教授　林豐利老師　審訂、推薦

【 人人伽利略系列 22 】

藥物科學
藥物機制及深奧的新藥研發世界

作者／日本Newton Press
執行副總編輯／陳育仁
編輯顧問／吳家恆
審訂／郭鐘金
翻譯／曾文媛
編輯／林庭安
商標設計／吉松薛爾
發行人／周元白
出版者／人人出版股份有限公司
地址／231028 新北市新店區寶橋路235巷6弄6號7樓
電話／（02）2918-3366（代表號）
傳真／（02）2914-0000
網址／www.jjp.com.tw
郵政劃撥帳號／16402311 人人出版股份有限公司
製版印刷／長城製版印刷股份有限公司
電話／（02）2918-3366（代表號）
經銷商／聯合發行股份有限公司
電話／（02）2917-8022
第一版第一刷／2021年1月
定價／新台幣500元
　　　港幣167元

國家圖書館出版品預行編目（CIP）資料

藥物科學：藥物機制及深奧的新藥研發世界／
日本Newton Press作；曾文媛翻譯. -- 第一版. --
新北市：人人, 2021.01
面；公分. —（人人伽利略系列；22）
ISBN 978-986-461-230-7（平裝）
1.藥學 2.醫學

418　　　　　　　　　　　　　109018939

NEWTON BESSATSU KUSURI NO KAGAKU
CHISHIKI ZOHO DAI 2 HAN
Copyright ©Newton Press 2019
Chinese translation rights in complex
characters arranged with Newton Press through
Japan UNI Agency, Inc., Tokyo
Chinese translation copyright © 2021 by Jen
Jen Publishing Co., Ltd.
www.newtonpress.co.jp

●版權所有·翻印必究●

Staff

Editorial Management	木村直之
Editorial Staff	疋田朗子
	伊藤あずさ（Part4）
Writer	前田 武（36〜43，46〜47ページ）
	島田祥輔（76〜83，92〜97ページ）
	今井明子（86〜87，98〜105，122〜129ページ）
	荒舩良孝（88〜89ページ）
	西村尚子（130〜137ページ）

Photograph

2	Anyka-Fotolia.com	89	UT-Heart by the University of Tokyo	119	University of Texas MD Anderson Cancer Center/
3	Science Photo Library/アフロ，アフロ		（J Okada, T Washio, S Sugiura and T Hisada）		UPI/アフロ
5	Anyka-Fotolia.com	93	AFP＝時事	123	西﨑壽一/Newton Press，日野道生/Newton Press
15	アフロ	94	北里大学北里生命科学研究所 池田治生	126	西﨑壽一/Newton Press
21	アフロ	95	ロイター/アフロ	128	日野道生/Newton Press
29	Anyka-Fotolia.com	96	WHO/TDR/OCP，MSD株式会社，時事	131	安友康博/Newton Press
33	アフロ	97	AP/アフロ，Science Photo Library/アフロ，	134	片岡研究室
37	近畿大学病院 戸田宏文臨床検査技師,		Science Photo Library/アフロ，国立感染症研究所	135	安友康博/Newton Press
	ユニフォトプレス	99	安友康博/Newton Press，（株）バイオファーム研	137	片岡研究室
43	近畿大学病院 古垣内美智子臨床検査技師		究所	139	Science Photo Library/アフロ
47	理化学研究所 生命機能科学研究センター	102	安友康博/Newton Press	160	Science Photo Library/アフロ
63	毎日新聞/アフロ	103〜105	（株）バイオファーム研究所	161	Agence Phanie/アフロ
70-71	西澤 丞/Newton Press	106〜107	アフロ	168	アフロ
73	東京大学大学院理学系研究科 小林 修	115	毎日新聞社/アフロ		

Illustration

Cover Design	米倉英弘（細山田デザイン事務所）	72	Newton Press		J.-C., and Olson, A.J. (1996) Reduced
	（イラスト：Newton Press）	74〜82	Newton Press		surface: an efficient way to compute
1	Newton Press	83	カサネ・治・Newton Press		molecular surfaces. Biopolymers, Vol.
2〜3	Newton Press	85〜87	Newton Press		38, (3),305-320) を使用して作成）
6〜13	Newton Press	91	Newton Press	108〜113	Newton Press
16	Newton Press	95	Newton Press	116〜118	Newton Press
22〜27	Newton Press	98	Newton Press	120〜121	Newton Press
30〜32	Newton Press	100-101	Newton Press（PDB ID: 1QAXを元に	124	Newton Press
34-35	Newton Press		ePMV(Johnson, G.T. and Autin, L., Goodsell, D.S.,	127〜129	カサネ・治
37〜42	Newton Press		Sanner, M.F., Olson, A.J. (2011). ePMV Embeds	131〜133	Newton Press
44〜45	Newton Press		Molecular Modeling into Professional Animation	137	Newton Press
47〜62	Newton Press		Software Environments. Structure 19, 293-303) と	140〜159	Newton Press
64〜69	Newton Press		MSMS molecular surface(Sanner, M.F., Spehner,	162〜167	Newton Press